Série Terapias de Suporte em Oncologia
Um Cuidado Centrado no Paciente
Introdução à Oncogeriatria

STSO | **Série Terapias de Suporte em Oncologia**
Um Cuidado Centrado no Paciente
Organizadores da Série
Marcus Vinícius Rezende Fagundes Netto
Denise Tiemi Noguchi

- Nutrição Clínica na Oncologia
- Nutrologia na Oncologia
- Odontologia na Oncologia
- Psicologia na Oncologia
- Medicina Integrativa na Oncologia
- Cuidados Paliativos na Oncologia
- Oncogeriatria – Especificidades no Cuidado Onco-Hematológico

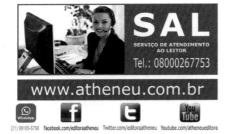

**Série Terapias de Suporte em Oncologia
Um Cuidado Centrado no Paciente**

Organizadores da Série
**Marcus Vinícius Rezende Fagundes Netto
Denise Tiemi Noguchi**

Introdução à Oncogeriatria

Editores do Volume
Ludmila de Oliveira Muniz Koch
Morgani Rodrigues
Polianna Mara Rodrigues de Souza

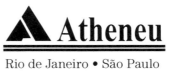

Rio de Janeiro • São Paulo
2021

EDITORA ATHENEU

São Paulo — Rua Avanhandava, 126 – 8º andar
Tel.: (11) 2858-8750
E-mail: atheneu@atheneu.com.br

Rio de Janeiro — Rua Bambina, 74
Tel.: (21) 3094-1295
E-mail: atheneu@atheneu.com.br

CAPA: Equipe Atheneu
PRODUÇÃO EDITORIAL: Adielson Anselme

CIP-BRASIL. CATALOGAÇÃO NA PUBLICAÇÃO
SINDICATO NACIONAL DOS EDITORES DE LIVROS, RJ

I48

Introdução à oncogeriatria/editores do volume Ludmila de Oliveira Muniz Koch, Morgani Rodrigues, Polianna Mara Rodrigues de Souza ; organizadores da série Marcus Vinícius Rezende Fagundes Netto, Denise Tiemi Noguchi. – 1. ed. – Rio de Janeiro: Atheneu, 2021.

264 p.: il.; 24 cm. (Terapias de suporte em oncologia : um cuidado centrado no paciente)

Inclui bibliografia e índice
ISBN 978-65-5586-153-2

1. Câncer em idosos. 2. Câncer - Tratamento. 3. Qualidade de vida. I. Koch, Ludmila de Oliveira Muniz. II. Rodrigues, Morgani. III. Souza, Polianna Mara Rodrigues de. IV. Netto, Marcus Vinícius Rezende Fagundes. V. Noguchi, Denise Tiemi. VI. Série.

21-69022
CDD: 618.976994
CDU: 616-006-053.9

Camila Donis Hartmann – Bibliotecária – CRB-7/6472

29/01/2021   29/01/2021

NETTO, M.V.R.F.; NOGUCHI, D.T.
Série Terapias de Suporte em Oncologia – Um Cuidado Centrado no Paciente – Volume Introdução à Oncogeriatria

© *Direitos reservados à EDITORA ATHENEU – São Paulo, Rio de Janeiro, 2021.*

Organizadores da Série

Marcus Vinícius Rezende Fagundes Netto

Psicanalista. Psicólogo do Centro de Hematologia e Oncologia do Hospital Israelita Albert Einstein (HIAE). Pós-Graduado em Psicanálise, Subjetividade e Cultura pela Universidade Federal de Juiz de Fora (UFJF). Especialista em Psicologia Hospitalar pela Faculdade de Medicina da Universidade de São Paulo (FMUSP). Especialista em Cuidados Paliativos e Psico-Oncologia pelo Instituto Pallium Latinoamérica, Buenos Aires, Argentina. Mestre em Psicanálise: Clínica e Pesquisa pela Universidade do Estado do Rio de Janeiro (UERJ). Doutorando do Programa de Pós-Graduação em Psicologia Clínica pela USP.

Denise Tiemi Noguchi

Médica da Saúde Populacional e da Equipe de Medicina Integrativa do Hospital Israelita Albert Einstein (HIAE). Coordenadora da Pós-Graduação em Bases de Saúde Integrativa e Bem-Estar do Instituto Israelita de Ensino e Pesquisa Albert Einstein (IIEPAE/HIAE). Especialista em Cancerologia Pediátrica pela Sociedade Brasileira de Cancerologia (SBC). Especialização em Medicina Paliativa pelo Instituto Paliar e Centro Universitário São Camilo. Especialista em Psico-Oncologia pelo Hospital Pérola Byington. Capacitação em Hatha Yoga pelo Instituto de Ensino e Pesquisa em Yoga do Professor Marcos Rojo Rodrigues. Formação em Coaching Ontológico pelo Instituto Appana.

Editores do Volume

Ludmila de Oliveira Muniz Koch

Médica Oncologista Clínica Responsável pela Área de Oncogeriatria da Clínica de Suporte ao Paciente Oncológico do Centro de Oncologia e Hematologia do Hospital Israelita Albert Einstein (HIAE). Mestrado em Ciências da Saúde pelo Instituto Israelita de Ensino e Pesquisa Albert Einstein (IIEP/HIAE). Especialista em Oncologia Clínica pela Associação Médica Brasileira/Sociedade Brasileira de Oncologia Clínica. *Research Fellow* em Oncogeriatria pelo Thomas Jefferson Hospital, Filadélfia, EUA. Membro da Sociedade Brasileira de Oncologia Clínica (SBOC), American Society of Clinical Oncology (ASCO), European Society of Medical Oncology (ESMO) e Sociedade Internacional de Oncologia Geriátrica (SIOG).

Morgani Rodrigues

Médica Hematologista do Transplante de Células-Tronco Hematopoiéticas do Hospital Israelita Albert Einstein (HIAE). Graduação em Medicina pela Universidade Federal de Santa Maria (UFSM). Residência em Hematologia e Hemoterapia. Mestrado em Ciências da Saúde pelo Instituto Israelita de Ensino e Pesquisa Albert Einstein (IIEP/HIAE). Aperfeiçoamento em Oncogeriatria pela Sociedade Internacional de Oncologia Geriátrica (SIOG).

Polianna Mara Rodrigues de Souza

Médica Geriatra pela Escola Paulista de Medicina da Universidade Federal de São Paulo (EPM/Unifesp). Especialização em Cuidados Paliativos pela Instituto Pallium Latinoamérica, Buenos Aires, Argentina, com certificação de Oxford International Center for Palliative Care, formação pelo Curso Avançado em Oncologia Geriátrica pela Sociedade Internacional de Oncologia Geriátrica (SIOG) e Università Cattolica del Sacro Cuore, Roma, Itália. Área de Atuação em Dor pela Associação Médica Brasileira (AMB). Membro do Comitê de Dor no Idoso da Sociedade Brasileira do Estudo da Dor (SBED). Membro do Comitê de Bioética do Hospital Israelita Albert Einstein (HIAE). Médica Responsável pelas Áreas de Cuidados Paliativos e Oncogeriatria da Clínica de Suporte ao Paciente Oncológico do Centro Oncológico e Hematologia do HIAE.

Colaboradores

Ana Beatriz Galhardi Di Tommaso

Médica Geriatra do Programa Einstein na Comunidade Judaica/Instituto Israelita de Responsabilidade Social. Graduada pela Escola Paulista de Medicina da Universidade Federal de São Paulo (EPM/Unifesp). Assistente do Ambulatório de Longevos da Disciplina de Geriatria e Gerontologia da EPM/Unifesp. Membro da Comissão Permanente de Cuidados Paliativos da Sociedade Brasileira de Geriatria e Gerontologia (SBGG).

Ana Laura de Figueiredo Bersani

Médica Especialista em Geriatria pela Escola Paulista de Medicina da Universidade Federal de São Paulo (EPM/Unifesp) e pela Sociedade Brasileira de Geriatria e Gerontologia (SBGG). Área de Atuação em Medicina Paliativa pela Sociedade Brasileira de Geriatria e Gerontologia e Associação Médica Brasileira (SBGG/AMB). Assistente do Serviço de Dor e Doenças Osteoarticulares da Disciplina de Geriatria e Gerontologia da EPM/Unifesp.

Andrea Pereira

Doutorado de Endocrinologia pela Escola Paulista de Medicina da Universidade Federal de São Paulo (EPM/Unifesp) em Obesidade e Cirurgia Bariátrica. Pós-Doutorado pelo Instituto Israelita de Ensino e Pesquisa do Hospital Israelita Albert Einstein (IIEP/HIAE). Médica Nutróloga do Departamento de Oncologia e Hematologia do HIAE. Member of Therapeutic Nutrition Community.

Cybelle Maria Diniz Azeredo Costa

Mestre em Ciências da Saúde, Disciplina Neurologia, pela Escola Paulista de Medicina da Universidade Federal de São Paulo (EPM/Unifesp). Preceptora em Neuropsiquiatria Geriátrica, Disciplina Geriatria e Gerontologia, pela EPM/Unifesp. Especialista em Geriatria e Gerontologia pela Sociedade Brasileira de Geriatria e Gerontologia/Associação Médica Brasileira (SBGG/AMB). Residência Médica em Clínica Médica pela EPM/Unifesp. Graduada em Medicina pela Universidade Federal de Pernambuco (UFPE).

Eduardo Dias

Graduação em Medicina pela Faculdade de Medicina de Marília (FAMEMA). Residência em Clínica Médica pela Universidade de São Paulo (USP). Pós-Graduação em Cuidados Paliativos pela Universidad del Salvador. Residência em Geriatria pela USP. Médico Responsável Técnico da Rede Humana Magna de Saúde.

Erika Satomi

Graduação pela Faculdade de Medicina da Universidade de São Paulo (FMUSP). Pós-Graduação em Residência em Clínica Médica pelo Departamento de Clínica Médica do Hospital das Clínicas da Faculdade de Medicina da Universidade de São Paulo (HC-FMUSP). Residência em Geriatria pela Disciplina de Geriatria do Departamento de Clínica Médica do HC-FMUSP. Especialização em Medicina do Sono pelo Laboratório do Sono do Departamento de Cardiopneumologia do Instituto do Coração da Faculdade de Medicina da Universidade de São Paulo (InCor-FMUSP).

Fânia Cristina dos Santos

Médica Especialista em Geriatria pela Sociedade Brasileira de Geriatria e Gerontologia (SBGG) e pela Sociedade Brasileira para o Estudo da Dor (SBED). Mestrado e Doutorado em Medicina Interna e Terapêutica pela Escola Paulista de Medicina da Universidade Federal de São Paulo (EPM/Unifesp). Chefe do Serviço de Doenças Osteoarticulares e Dor da Disciplina de Geriatria e Gerontologia da EPM/Unifesp. Coordenadora do Comitê de Dor no Idoso da SBED – São Paulo/SP.

Gabriel Grizzo Cucato

Graduação em Educação Física pela Universidade Estadual de Londrina (UEL). Doutorado em Ciências pela Universidade de São Paulo (USP). Pós-Doutorado no Hospital Israelita Albert Einstein (HIAE). Pesquisador e Professor da Northumbria University, Reino Unido.

Isabella Gattás Vernaglia

Geriatra pela Faculdade de Medicina da Universidade de São Paulo (FMUSP) e Titulada pela Sociedade Brasileira de Geriatria e Gerontologia (SBGG). Doutora em Ciências Médicas pela FMUSP.

Ivan Okamoto

Graduação em Medicina pela Universidade Federal de São Paulo (Unifesp). Mestrado em Neurologia/Neurociências pela Unifesp. Doutorado em Neurologia/Neurociências pela Unifesp.

Janine Capobiango Martins

Oncologista Clínica. Clínica Médica pela Santa Casa de Misericórdia de Barra Mansa (SCBM-RJ). Oncologia Clínica pela Faculdade de Medicina do ABC (FMABC). Mestrado pela FMABC. Curso de Oncogeriatria pela Sociedade Internacional de Oncologia Geriátrica (SIOG).

Juliana Bernardo Barban

Nutricionista graduada pelo Centro Universitário São Camilo, com aprimoramento em Nutrição Hospitalar pelo Hospital Universitário da Universidade de São Paulo (HUUSP). Especialista em Terapia Nutricional e Nutrição Clínica pelo GANEP Nutrição Humana. Mestranda da Disciplina de Hematologia e Hemoterapia da Escola Paulista de Medicina da Universidade Federal de São Paulo (EPM/Unifesp).

Juliana Marília Berretta

Geriatria pela Sociedade Brasileira de Geriatria e Gerontologia (SBGG). Afiliada da Disciplina de Geriatria e Gerontologia e Pós-Graduanda da Disciplina de Medicina Baseada em Evidências da Escola Paulista de Medicina da Universidade Federal de São Paulo (EPM/Unifesp). Professora Instrutora da Faculdade de Ciências Médicas da Santa Casa de São Paulo (FCMSCSP).

Jurema Telles de Oliveira Lima

Doutorado em Oncologia pelo Instituto Nacional de Câncer (INCA). Mestrado em Ciências das Saúde pela Faculdade de Ciências Médicas da Universidade de Pernambuco (FCM-UPE). Especialista em Oncologia Clínica pela Associação Médica Brasileira/Sociedade Brasileira de Cancerologia/Faculdade de Ciências Médicas (AMB/SBC/FCM). Coordenadora do Serviço de Oncologia e Oncogeriatria do Instituto de Medicina Integral Prof. Fernando Figueira (IMIP). Membro da Sociedade Brasileira de Oncologia Clínica (SBOC), American Society of Clinical Oncology (ASCO), European Society of Medical Oncology (ESMO) e Sociedade Internacional de Oncologia Geriátrica (SIOG). Membro da Câmara Técnica do Conselho Federal de Medicina (CFM) Oncologia e Cuidados Paliativos.

Karina Rodrigues Romanini Subi
Anestesiologista com Área de Atuação em Dor pela Sociedade Brasileira de Anestesiologia/ Associação Médica Brasileira (SBA/AMB) e TEA/CAAD. *Fellow* do Interventional Pain Practice (FIPP) pelo Word Institute of Pain (WIP). Médica Intervencionista da Dor do Centro de Oncologia e Hematologia do Hospital Israelita Albert Einstein (HIAE).

Larissa Zuppardi Lacerda Sabino
Farmacêutica e Bioquímica pela Faculdade de Medicina do ABC (FMABC). Pós-Graduação Multiprofissional em Oncologia pelo Hospital Israelita Albert Einstein (HIAE). Gestão de Qualidade pelo HIAE.

Lessandra Chinaglia
Médica Geriatra pela Universidade Federal de São Paulo (Unifesp). Especialista pela Sociedade Brasileira de Geriatria e Gerontologia/Associação Médica Brasileira (SBGG/AMB). Estágio em Oncogeriatria no Istituto Palazzolo – Fondazione don Carlo Gnocchi Onlus, Milão, Itália. Pós-Graduação em Cuidados Paliativos pelo Instituto de Ensino e Pesquisa do Hospital Sírio-Libanês (HSL). Geriatra Responsável pelo Ambulatório de Oncogeriatria do Núcleo de Oncologia da Prevent Senior.

Luciana Diniz Nagem Janot de Matos
Doutora em Ciências pela Faculdade de Medicina da Universidade de São Paulo (FMUSP). Cardiologista do Centro de Reabilitação do Hospital Israelita Albert Einstein (HIAE).

Lucíola de Barros Pontes
Médica Oncologista do Hospital do Coração (HCor Onco). Membro da Sociedade Internacional de Oncogeriatria (SIOG).

Ludmila de Oliveira Muniz Koch
Médica Oncologista Clínica Responsável pela Área de Oncogeriatria da Clínica de Suporte ao Paciente Oncológico do Centro de Oncologia e Hematologia do Hospital Israelita Albert Einstein (HIAE). Mestrado em Ciências da Saúde pelo Instituto Israelita de Ensino e Pesquisa Albert Einstein (IIEP/HIAE). Especialista em Oncologia Clínica pela Associação Médica Brasileira/Sociedade Brasileira de Oncologia Clínica. *Research Fellow* em Oncogeriatria pelo Thomas Jefferson Hospital, Filadélfia, EUA. Membro da Sociedade Brasileira de Oncologia Clínica (SBOC), American Society of Clinical Oncology (ASCO), European Society of Medical Oncology (ESMO) e Sociedade Internacional de Oncologia Geriátrica (SIOG).

Luiz Antonio Gil Jr.
Médico Geriatria pela Faculdade de Medicina da Universidade de São Paulo (FMUSP). Médico graduado pela Escola Paulista de Medicina da Universidade Federal de São Paulo (EPM/Unifesp). Especialista em Clínica Médica pela Sociedade Brasileira de Clínica Médica/Associação Médica Brasileira (SBCM/ABM). Especialista em Geriatria pela SBGG/AMB. Membro da Sociedade Internacional de Oncogeriatria (SIOG).

Marilia de Almeida Correia
Professora e Pesquisadora do Programa de Pós-Graduação em Medicina da Universidade Nove de Julho (UNINOVE). Pós-Doutora em Medicina pela UNINOVE. Doutora em Educação Física pelo Programa Associado de Pós-Graduação em Educação Física da Universidade de Pernambuco/Universidade Federal da Paraíba (PAPG UPE/UFPB). Doutorado Sanduíche na University of Western Australia (Perth, Austrália). Mestre em Educação Física pelo PAPG UPE/UFPB. Integrante do Grupo de Pesquisa em Intervenções Clínicas e Doenças Cardiovasculares (GEPICARDIO).

Maysa Seabra Cendoroglo
Professora Adjunto, Chefe da Disciplina de Geriatria e Gerontologia da Escola Paulista de Medicina da Universidade Federal de São Paulo (EPM/Unifesp). Mestre e Doutora em Ciência pela EPM/Unifesp. Especialista em Geriatria pela Sociedade Brasileira de Geriatria e Gerontologia (SBGG).

Milene Silva Ferreira
Doutora em Medicina pela Escola Paulista de Medicina da Universidade Federal de São Paulo (EPM/Unifesp). Médica Fisiatra pela EPM/Unifesp. Especialista em Geriatria e Gerontologia pela EPM/Unifesp. Médica do Hospital Israelita Albert Einstein (HIAE).

Mirella Rêbello Bezerra
Médica pela Universidade Federal de Pernambuco (UFPE). Especialista em Medicina Interna e Geriatria com Ênfase em Cuidados Paliativos, Mestrado em Cuidados Paliativos e Doutorado em andamento.

Niele Silva de Moares
Médica Geriatra e Doutora pela Escola Paulista de Medicina da Universidade Federal de São Paulo (EPM/Unifesp). Especialista pela Sociedade Brasileira de Geriatria e Gerontologia (SBGG). Vice-Presidente da SBGG, Seção Pará, 2017-2019. Docente Efetiva do Curso de Medicina da Universidade do Estado do Pará (UEPA). Coordenadora do Núcleo de Atenção ao Idoso da UEPA.

Noam Fabel Pondé
Médico graduado pela Pontifícia Universidade de São Paulo (PUC-SP). Especialista em Clínica Médica pela Escola Paulista de Medicina da Universidade Federal de São Paulo (EPM/Unifesp). Especialista em Oncologia Clínica pelo Hospital Israelita Albert Einstein (HIAE). *Medical Research Fellow* no Institut Jules Bordet, Bruxelas, Bélgica. Doutoranda na Université Libre de Bruxelles, Bruxelas, Bélgica.

Polianna Mara Rodrigues de Souza
Médica Geriatra pela Escola Paulista de Medicina da Universidade Federal de São Paulo (EPM/Unifesp). Especialização em Cuidados Paliativos pela Instituto Pallium Latinoamérica Medicina Paliativa, Buenos Aires, Argentina, com certificação do Oxford International Center for Palliative Care, formação pelo Curso Avançado em Oncologia Geriátrica pela Sociedade Internacional de Oncologia Geriátrica (SIOG) e Università Cattolica del Sacro Cuore, Roma, Itália. Área de Atuação em Dor pela Associação Médica Brasileira (AMB). Membro do Comitê de Dor no Idoso da Sociedade Brasileira do Estudo da Dor (SBED). Membro do Comitê de Bioética do Hospital Israelita Albert Einstein (HIAE). Médica Responsável pelas Áreas de Cuidados Paliativos e Oncogeriatria da Clínica de Suporte ao Paciente Oncológico do Centro Oncológico e Hematologia do HIAE.

Raphael Mendes Ritti Dias
Graduação em Educação Física pela Universidade Estadual de Londrina (UEL). Doutorado em Saúde Pública pela Universidade de São Paulo (USP). Livre-Docente pela Universidade de Pernambuco (UPE).

Raquel Baptista Pio
Graduada em Medicina pela Universidade Católica de Brasília (UCB). Residência de Clínica Médica pelo Hospital de Base do Distrito Federal (HBDF). Residente de Oncologia Clínica do Hospital Israelita Albert Einstein (HIAE).

Sandra Elisa Adami Batista Gonçalves
Médica Nutróloga do Centro de Oncologia e Hematologia do Hospital Israelita Albert Einstein (HIAE). Médica Nutróloga da Rede de Hospitais Sancta Maggiore – Rede Prevent Senior. Doutoranda em Ciências Médicas pela Escola Paulista de Medicina da Universidade Federal de São Paulo (EPM/Unifesp). Especialista em Medicina Interativa pela Associação de Medicina Intensiva (AMIB). Especialista em Terapia Nutricional pela Sociedade Brasileira de Nutrição Parenteral e Enteral (BRASPEN).

Tatiana de Fátima Gonçalves Galvão

Doutora em Cardiologia pela Faculdade de Medicina da Universidade de São Paulo (FMUSP). Pós-Doutorado em Cardiologia pela University of Maryland, EUA. Médica da Unidade de Terapia Intensiva do Hospital Israelita Albert Einstein (HIAE). Médica do Setor de Cardio-Oncologia do HIAE.

Theodora Karnakis

Theodora Karnakis, MD, Ph.D. Geriatra – Clínica Geral. Doutora em Ciências Médicas pela Faculdade de Medicina da Universidade de São Paulo (FMUSP). Coordenadora Oncogeriatra do Instituto do Câncer do Estado de São Paulo (ICESP-FMUSP)/Hospital Sírio-Libanês.

Apresentação

Os avanços técnico-científicos no campo da medicina têm possibilitado o aumento das chances de cura de neoplasias antes fatais e, ao mesmo tempo, proporcionado um controle de sintomas mais eficaz e consequente melhora na qualidade de vida dos pacientes acometidos por uma doença oncológica ainda incurável.

Todavia, independentemente disso, o diagnóstico de câncer representa um marco na vida do paciente e de seus familiares e pode levar a questões antes nunca consideradas.

Com isso, antes, a percepção era de que se tinha um corpo sadio, agora é de um "corpo que se trai, que prega uma peça de mau gosto em si mesmo"[*]. Além disso, antes, a expectativa era de uma vida promissora e cheia de planos, agora há muitas incertezas e "uma maior consciência da própria finitude". Finalmente, antes, havia a identificação com certos papéis e funções sociais que conferiam um lugar subjetivo ao paciente – pai, mãe, marido, namorada, médico, arquiteto, artista – agora, em alguns casos, a sensação é de ser "somente um paciente oncológico".

Assim, independentemente do sentido atribuído ao câncer, que pode ser entendido, por exemplo, como um alerta para se viver melhor e "parar de reclamar à toa", ou visto como uma ameaça ou "sentença de morte", fato é que a vida do paciente e de sua família nunca mais será vivida da mesma forma, mesmo quando há cura.

Ou seja, ao estar frente a frente com alguém cuja existência foi atravessada por uma doença oncológica, é importante estarmos avisados de que seu sofrimento extrapola a esfera física. Ora, o corpo não se resume ao organismo. O corpo é também invólucro de uma história singular, permeada por crenças e relações.

Tendo isso em vista, o Centro de Oncologia e Hematologia do Hospital Israelita Albert Einstein (HIAE) oferece a seus pacientes as chamadas "Terapias de Suporte", que compõem o tratamento oncológico por meio da atuação de profissionais da Enfermagem, Psicologia, Nutrologia, Nutrição, Oncogeriatria, Cuidados Paliativos, Odontologia, Medicina Integrativa e Fisioterapia, com vistas a prestar uma assistência coordenada e individualizada ao paciente oncológico e familiares, levando em consideração suas necessidades físicas, psíquicas, espirituais e sociais.

---

[*] As passagens entre aspas fazem referência a falas de pacientes comumente escutadas pelos mais diversos profissionais da equipe de saúde na oncologia.

Assim, o leitor tem em mãos o testemunho de anos de trabalho de profissionais das mais diversas áreas, que decidiram dividir suas experiências e conhecimentos para compor aqui a Série *Terapias de Suporte em Oncologia – Um Cuidado Centrado no Paciente*. Nosso objetivo principal é, portanto, instrumentalizar e sensibilizar estudantes e profissionais da saúde em relação à importância do trabalho interdisciplinar, naquilo que se refere ao cuidado integrado ao paciente e sua família.

O conteúdo técnico-científico dos textos presentes na Série *Terapias de Suporte em Oncologia – Um Cuidado Centrado no Paciente* é de responsabilidade dos autores, bem como dos organizadores de cada um dos volumes.

Marcus Vinícius Rezende Fagundes Netto
Denise Tiemi Noguchi
Organizadores da Série

Wilson Leite Pedreira Junior
Presidente do Grupo Cura/Merya. Ex-Diretor Executivo de Oncologia e Hematologia do Hospital Israelita Albert Einstein (HIAE). Doutor em Pneumologia pela Faculdade de Medicina da Universidade de São Paulo (FMUSP). MBA pela Fundação Dom Cabral (FDC). Pós-MBA pela Northwestern University – Kellogg School of Management

Prefácio

O envelhecimento populacional, fenômeno mundial considerado como a principal transformação social do século XXI, traz consigo graves implicações, ao mesmo tempo em que é considerado um triunfo do desenvolvimento e uma das maiores conquistas da humanidade. Segundo dados da Organização das Nações Unidas (ONU), a expectativa de vida ao nascimento está atualmente situada acima dos 80 anos em 33 países, quando há apenas cinco anos somente 19 deles haviam alcançado esse patamar. O número de indivíduos com 60 anos ou mais tem aumentado consideravelmente em todas as regiões do mundo e projeções atuais apontam que esse número continuará crescendo de forma vertiginosa nas próximas décadas.

O Brasil segue esse mesmo caminho. Enquanto na década de 1960 havia no país cerca de 3 milhões de pessoas com 60 anos ou mais, em 2000 essa parcela da população já somava mais de 14 milhões de pessoas. Estimativas do Instituto Brasileiro de Geografia e Estatística (IBGE) apontam que em 2020 os idosos representarão 15% da população brasileira, saltando em 2050 para 18%, o que corresponderá a cerca de 38 milhões de pessoas. O Brasil será o sexto país com maior número de idosos.

Frente a esse novo cenário, surgem importantes desafios para o setor Saúde: à medida que a população envelhece, maior é a prevalência de problemas crônicos de saúde e incapacidades funcionais associadas. Dentre tais problemas, encontram-se as neoplasias malignas, que tendem a aumentar a sua prevalência nos próximos anos.

A Oncogeriatria é o campo da Medicina que estuda o comportamento das neoplasias associado à fisiologia e as características próprias do processo de envelhecimento saudável ou patológico, com o objetivo de identificar precocemente riscos e vulnerabilidades para estabelecer as melhores estratégias terapêuticas individualizadas para cada idoso, considerando que há uma grande diferença entre idade cronológica e idade funcional, e que os idosos compreendem uma população bastante heterogênea, com amplas variações em suas condições funcional, cognitiva, nutricional e do perfil de comorbidades.

Desse modo, avaliar o impacto gerado pelas alterações fisiológicas e psicossociais decorrentes do envelhecimento para cada indivíduo permite que se detectem problemas previamente desconhecidos ou subdiagnosticados que podem interferir na segurança e eficácia do tratamento oncológico, reconhecendo, inclusive, situações nas quais os riscos do tratamento podem até exceder seus potenciais benefícios, como prolongamento da vida, controle dos sintomas e melhora da qualidade de vida. Definir qual a melhor estratégia no tratamento oncológico para a população idosa implica abordá-la em uma dimensão global, considerando sua expectativa de vida, reserva funcional, suporte social e decisões pessoais.

Então, para possibilitar a disseminação desses novos conhecimentos, idealizamos esta obra. Esperamos que possa verdadeiramente contribuir para garantir o melhor tratamento possível com o menor comprometimento da qualidade de vida dos idosos com câncer.

Ludmila de Oliveira Muniz Koch
Morgani Rodrigues
Polianna Mara Rodrigues de Souza

Sumário

Parte I
Introdução à Oncogeriatria

1. Envelhecimento Populacional e Câncer: A Importância da Oncogeriatria 3
   - Polianna Mara Rodrigues de Souza ■ Ludmila de Oliveira Muniz Koch
   - Lucíola de Barros Pontes ■ Janine Capobiango Martins

2. Recomendações para o Rastreamento do Câncer em Idosos 11
   - Lessandra Chinaglia ■ Luciola de Barros Pontes

3. Avaliação Geriátrica Ampla no Contexto da Doença Oncológica e Ferramentas de Triagem 19
   - Jurema Telles de Oliveira Lima ■ Mirella Rêbello Bezerra

4. Avaliação do Risco de Toxicidade ao Tratamento Oncológico no Idoso 31
   - Raquel Baptista Pio ■ Lucíola de Barros Pontes

5. Avaliação Pré-Operatória do Idoso com Câncer 37
   - Theodora Karnakis ■ Isabella Gattás Vernaglia

6. Avaliação de Comorbidades e Expectativa de Vida em Idosos 49
   - Luiz Antonio Gil Jr. ■ Thais Cano Miranda de Nóbrega

7. Polifarmácia e Avaliação das Interações Medicamentosas no Idoso com Câncer 59
   - Larissa Zuppardi Lacerda Sabino ■ Ana Beatriz Galhardi Di Tommaso

8. O Idoso Frágil e o Tratamento Oncológico 73
   - Niele Silva de Moares ■ Maysa Seabra Cendoroglo

9. Sarcopenia no Idoso com Câncer e Suas Implicações na Evolução da Doença e no Tratamento 81
   - Sandra Elisa Adami Batista Gonçalves ■ Andrea Pereira

10. Saúde Óssea no Idoso com Câncer 89
    - Ana Laura de Figueiredo Bersani ■ Fânia Cristina dos Santos

11. Vitamina D e Câncer 99
    - Juliana Bernardo Barban ■ Andrea Pereira

12. Declínio Cognitivo, Demência e Câncer 107
    - Cybelle Maria Diniz Azeredo Costa ■ Ivan Okamoto

13. Outras Síndromes Geriátricas e Suas Implicações no Tratamento Oncológico 113
    - Juliana Marília Berretta ■ Lessandra Chinaglia

Parte II
Cuidados de Suporte e Cuidados Paliativos

14. Avaliação da Qualidade de Vida em Idosos com Câncer 127
    - Polianna Mara Rodrigues de Souza

15. Comunicação de Más Notícias e Tomada de Decisão 131
    - Erika Satomi ■ Eduardo Dias

16. Medicina Personalizada 141
    - Noam Fabel Pondé

17. Avaliação de Risco e Manejo de Cardiotoxicidade no Idoso 149
    - Tatiana de Fátima Gonçalves Galvão

18. Avaliação, Implicações e Manejo do Estado Nutricional em Idosos com Câncer ... 153
    - Andrea Pereira ■ Sandra Elisa Adami Batista Gonçalves

19. Pré-Habilitação e Reabilitação no Idoso com Câncer 159
    - Luciana Diniz Nagem Janot de Matos ■ Milene Silva Ferreira

20. Atividade Física e Exercício Físico em Pacientes Idosos com Câncer 167
- Gabriel Grizzo Cucato ■ Marilia de Almeida Correia
- Raphael Mendes Ritti Dias

21. Manejo da Toxicidade ao Tratamento Oncológico no Idoso 177
- Ludmila de Oliveira Muniz Koch ■ Lucíola de Barros Pontes
- Janine Capobiango Martins

22. Particularidades do Controle de Sintomas em Idosos 185
- Polianna Mara Rodrigues de Souza ■ Ana Laura de Figueiredo Bersani
- Karina Rodrigues Romanini Subi

Índice Remissivo 233

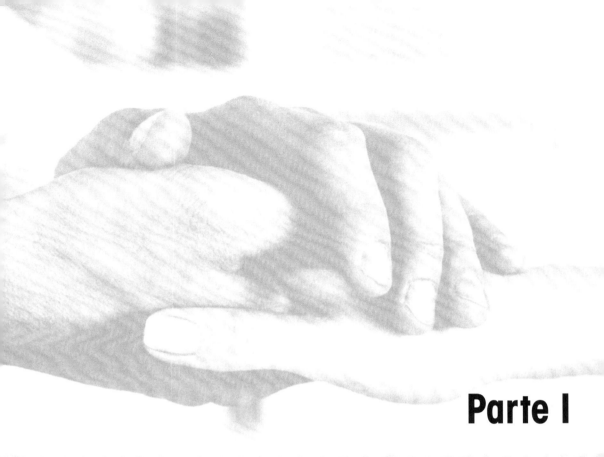

Parte I
Introdução à Oncogeriatria

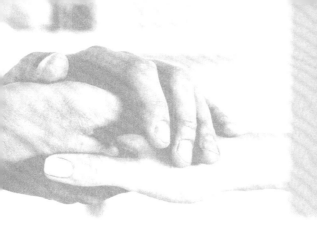

Capítulo 1

Polianna Mara Rodrigues de Souza
Ludmila de Oliveira Muniz Koch
Lucíola de Barros Pontes
Janine Capobiango Martins

Envelhecimento Populacional e Câncer: A Importância da Oncogeriatria

≡ Envelhecimento populacional

O envelhecimento populacional, determinado pela transformação da pirâmide etária resultando em uma maior proporção de idosos em relação ao conjunto da população, é algo que há muito inquieta a sociedade devido às suas profundas consequências socioeconômicas. O mundo está envelhecendo de modo bastante acelerado, e muitas publicações citam esse fenômeno como a principal transformação social do século XXI, trazendo consigo inúmeras preocupações socioeconômicas à medida que, ao envelhecer, as pessoas se tornam mais vulneráveis a condições cronicodegenerativas, muitas vezes cumulativas. Em contrapartida, também é fato amplamente celebrado por ser considerado um triunfo do desenvolvimento e uma das maiores conquistas da humanidade, dado que as pessoas estão vivendo mais, em grande parte, graças a melhorias nos padrões de alimentação, nas condições sanitárias, nos avanços da medicina e nos cuidados gerais com a saúde. Segundo dados fornecidos pela Organização das Nações Unidas (ONU), atualmente a expectativa de vida ao nascimento está situada acima dos 80 anos em 33 países, quando há apenas cinco anos não mais que 19 deles haviam alcançado esse patamar.

A redução das taxas de fecundidade e mortalidade e o aumento da longevidade culminaram no envelhecimento da população. O declínio das taxas de fecundidade fez com que os grupos etários mais jovens se tornassem menos representativos no total de uma população e, associado ao declínio das taxas de mortalidade e ao aumento da expectativa de vida, contribuiu profundamente para o processo. Segundo dados extraídos de relatórios do Banco Mundial, a taxa de fecundidade total passou de 4,91 filhos por mulher em 1960 para 2,45 em 2010, no mundo todo de modo geral. Dentre os países de alta renda, a fecundidade passou de 2,99 filhos em 1960 para 1,75 em 2010, enquanto nos países de baixa renda passou de 6,46 para 4,08 nesse mesmo período.

A expectativa de vida ao nascer também segue aumentando em todo o mundo. Enquanto entre 2010 e 2015, a expectativa de vida ao nascer passou a ser de 78 anos nos países desenvolvidos e 68 nas regiões em desenvolvimento, estima-se que entre 2045 e 2050, será de 83 anos nas regiões desenvolvidas e 74 naquelas em desenvolvimento. Ainda de acordo com a ONU, o número de indivíduos com 60 anos ou mais tem aumentado consideravelmente em todas as regiões do mundo e projeções atuais apontam que esse número continuará crescendo de maneira vertiginosa nas próximas décadas. Segundo o Resumo Executivo – Envelhecimento no Século XXI: Celebração e Desafio, publicado em 2012 pelo Fundo de População das Nações Unidas (UNFPA) conjuntamente com a Help Age International, o envelhecimento da população progride com mais rapidez nos países em desenvolvimento, como mostrado na Figura 1.1. Dos atuais 15 países com mais de 10 milhões de idosos, sete são países em desenvolvimento.

Em 1950, havia 205 milhões de pessoas com 60 anos ou mais no mundo, segundo a ONU. Espera-se que até 2030 esse número aumente em 56%, saltando para 1,4 bilhão. Estimativas apontam que em 2050 a população mundial de idosos chegará a mais de 2 bilhões de pessoas. Só para ilustrar, hoje uma em cada nove pessoas no mundo tem 60 anos de idade ou mais, estima-se que, por volta de 2050, será uma em cada cinco. Esse fenômeno é conhecido metaforicamente como *"Silver Tsunami"*. Outro dado importante é que a parcela da população idosa que mais tem aumentado é a dos chamados idosos muito idosos ou longevos, ou seja, aqueles com 80 anos ou mais. Projeções sinalizam que, em 2050, estes serão 434 milhões, mais que o triplo do que eram em 2015, quando somavam 125 milhões de indivíduos. Além disso, outra característica marcante desse processo é o fato de as mulheres formarem a maioria das pessoas idosas. Em 2012, para

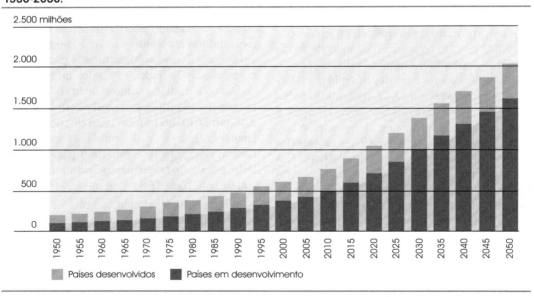

Figura 1.1
Número de pessoas com 60 anos ou mais no mundo, países desenvolvidos e em desenvolvimento – 1950-2050.

Retirada de United Nations Population Fund (UNFPA), Help Age International. *Ageing in the Twenty-First Century: A Celebration and a Challenge,* 2012 – versão em português.
Fonte: DESA: Envelhecimento da População Mundial 2011 (a ser publicado em 2012), baseado no cenário mediano da projeção feita em *Perspectivas da População Mundial: Revisão 2010,* da Divisão de População do DESA – Departamento de Assuntos Econômicos e Sociais das Nações Unidas.
Nota: o grupo de "países desenvolvidos" corresponde às regiões mais desenvolvidas" da *Perspectivas da População Mundial: Revisão 2010,* e o grupo "países em desenvolvimento" corresponde às "regiões menos desenvolvidas" da mesma publicação.

cada 100 mulheres com 60 anos ou mais em todo o mundo, havia apenas 84 homens. E para cada grupo de 100 mulheres com 80 anos ou mais, apenas 61 homens.

Hoje, o Brasil está passando por um inegável processo de transição demográfica. Enquanto na década de 1960 contava com cerca de três milhões de pessoas com 60 anos ou mais, em 2000 essa parcela da população já somava mais de 14 milhões de pessoas. Pelo censo demográfico de 1991, os idosos representavam 7,3% da população brasileira; em 2000 já eram 8,6% e em 2006, 10,2%. Estimativas do Instituto Brasileiro de Geografia e Estatística (IBGE) assinalam que, em 2020, os idosos representarão 15% da população brasileira, saltando em 2050 para 18%, o que corresponderá a cerca de 38 milhões de pessoas. O Brasil será o sexto país com maior número de idosos. Segundo os estudos do IBGE, as transformações no padrão demográfico brasileiro começaram a partir dos anos 1940, quando se deu o início do declínio dos níveis gerais de mortalidade, porém, não acompanhados inicialmente da redução dos níveis de natalidade, acentuando-se após a década de 1960, quando se iniciaram, de modo mais expressivo, as quedas nas taxas de fecundidade. A esperança de vida aos 60 anos aumentou de 16,7 anos em 1980 para 21,1 anos em 2013. Estimativas de 2011 do Banco Mundial indicam que, nos próximos 40 anos, a população idosa brasileira crescerá a uma taxa de 3,2% ao ano enquanto a população total crescerá a uma taxa de 0,3%.

Para se compreender como esse processo vem se cumprindo de modo acelerado, enquanto nos países do oeste europeu, os primeiros a vivenciarem essa transformação, as taxas de mortalidade e de fecundidade caíram lentamente, fazendo com que a transição demográfica se prolongasse por mais de um século para ocorrer, em alguns países em desenvolvimento, como o Brasil, esse processo desenrolou-se em poucas décadas. A taxa de fecundidade no Brasil caiu significativamente de 2,4 filhos por mulher em 2000 para 1,9 filho por mulher em 2010, podendo chegar a cerca de 1,5 filho por mulher em 2030. Segundo o IBGE, a proporção de pessoas com menos de 15 anos de idade, que se situava em torno de 30% em 2000, chegará a 17,6% em 2030, mostrando uma tendência de queda de cerca de 10 milhões de crianças na população brasileira nos próximos 20 anos. A população jovem, de 15 a 29 anos de idade, também apresenta redução na sua participação relativa na população brasileira, passando de 28,2% em 2000 para 26,7%, em 2010, devendo alcançar 21,0%, em 2030. Já as populações de adultos de 30 a 59 anos e idosos com 60 anos ou mais vem aumentando tanto na participação relativa quanto em valores absolutos. As modificações da estrutura etária do Brasil ao longo dos últimos anos podem ser observadas na Figura 1.2.

≡ Câncer e envelhecimento

O envelhecimento da população criou importantes desafios para as áreas de Saúde, pois, à medida que a população envelhece, maior é a prevalência de problemas cronicodegenerativos e de suas incapacidades associadas. Dentre esses, estão as neoplasias malignas, ou seja, o câncer. O envelhecimento é hoje considerado um importante fator de risco para o desenvolvimento de câncer.

No Brasil, dados publicados pelo Instituto Nacional do Câncer José Alencar Gomes da Silva (INCA) revelam que, com o aumento do envelhecimento populacional nas últimas décadas, ocorreu também uma ascensão exponencial da incidência de câncer na população idosa. Esse é hoje um gigantesco desafio a ser defrontado por oncologistas, onco-hematologistas e geriatras. Para mais, apesar da demanda crescente, o número de geriatras diminui a cada ano. Em torno de 70% dos casos de câncer são diagnosticados em indivíduos com 60 anos ou mais e 70% das mortes por câncer ocorre nessa faixa etária.

Figura 1.2
Estrutura relativa da população brasileira por sexo e idade – 1940 a 2050.

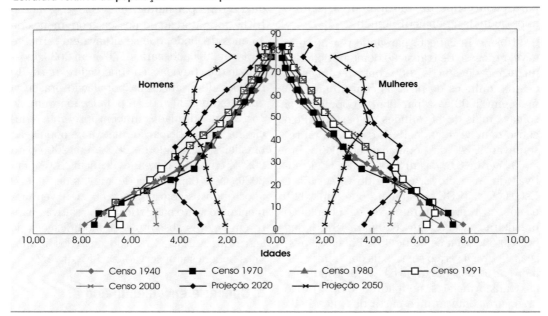

Retirada de IBGE – Instituto Brasileiro de Geografia e Estatística. Indicadores sociodemográficos e de saúde no Brasil. Rio de Janeiro; 2009.

O câncer é, sem sombra de dúvida, um relevante problema de saúde pública que tende a aumentar nos próximos anos, acompanhando a escalada do envelhecimento populacional, sobretudo entre os países em desenvolvimento, onde se espera que, nas próximas décadas, o impacto do câncer na população corresponda a 80% dos mais de 20 milhões de casos novos estimados para 2025 no mundo todo.

Estimativas do INCA apontavam que no Brasil, para o biênio 2016-2017, esperavam-se cerca de 600 mil casos novos de câncer. Excetuando-se o câncer de pele não melanoma, em torno de 180 mil casos novos, seriam cerca de 420 mil casos novos de câncer, com previsão de cerca de 61 mil casos de cânceres de próstata nos homens e 58 mil casos de cânceres de mama nas mulheres, sendo esses os mais frequentes na população.

Diversas são as teorias para explicar a maior incidência de câncer no envelhecimento. De modo simplificado, para uma célula normal se tornar uma célula cancerosa é necessário que esta sofra danos em seu DNA que levam a mutações de genes e, em consequência, à heterostase e ao prejuízo dos mecanismos regulatórios normais de crescimento e proliferação celular, seja por falha dos mecanismos supressores, seja por proliferação desordenada.

Das várias teorias pensadas e estudadas nos últimos tempos, a da dicotomia é a mais aceita. Nela, a dicotômica do envelhecimento e da atividade inflamatória é uma resposta do organismo a processos traumáticos ou exposição a agentes desconhecidos do sistema imune. No processo de inflamação, o sistema imune libera citocinas e radicais livres que causam danos celulares e estimulam processos de reparação. Assim, a inflamação estimularia o processo de replicação celular mesmo na senilidade, fase em que não se esperaria mais essa ação. De fato, as mutações genéticas necessárias para o desenvolvimento de uma neoplasia são dependentes de replicação celular.

≡ Panorama mundial da oncogeriatria

Muito se discute se o fator idade seria, isoladamente, uma restrição para o tratamento adequado de pacientes idosos com doenças oncológicas. A avaliação para tratamento intensivo costuma ser subjetiva e a tendência é selecionar os pacientes que teriam ou não condições para tolerar esquemas de tratamentos mais intensivos e os que se beneficiariam de tratamentos menos intensivos. Mas como diferenciá-los? Estudos norte-americanos e europeus têm cada vez mais demonstrado a importância da individualização do tratamento oncológico no idoso. Do entendimento dessa iminente necessidade de uma melhor avaliação dos indivíduos idosos com o objetivo de auxiliar na tomada de decisão, possibilitando a escolha do melhor tratamento oncológico possível, surge a·Oncogeriatria.

A Oncogeriatria é o campo da medicina que estuda o comportamento das neoplasias associado à fisiologia e às características próprias do processo de envelhecimento saudável ou patológico, com o objetivo de identificar de antemão riscos e vulnerabilidades para que se estabeleçam as melhores estratégias terapêuticas individualizadas para cada idoso. Sabe-se que existe diferença entre idade cronológica e idade funcional e que os idosos compreendem uma população bastante heterogênea, com amplas variações em suas condições funcional, cognitiva e nutricional, e em relação ao perfil de comorbidades. Assim, a apropriada atenção às alterações fisiológicas e psicossociais decorrentes do processo de envelhecimento

permite que se detectem problemas previamente desconhecidos ou subdiagnosticados que poderiam interferir na segurança e eficácia do tratamento oncológico. Em alguns casos, os riscos do tratamento podem até suplantar seus potenciais benefícios, como prolongamento da vida, controle dos sintomas e melhora da qualidade de vida. Definir qual a melhor estratégia a ser adotada no tratamento oncológico para a população idosa implica abordá-la em uma dimensão global, considerando sua expectativa de vida, reserva funcional, suporte social e decisões pessoais.

Apesar dos enormes avanços em tratamentos oncológicos, a população idosa continua sub-representada em estudos clínicos. Dentre os 164 estudos conduzidos pela SIOG, entre 1993 e 1996, cerca de 22% dos pacientes tinham acima de 65 anos e apenas 8 a 13% tinham mais de 70 anos. Os idosos pertencentes a estudos clínicos possuem perfis diferentes dos encontrados em nossa prática clínica diária, na medida em que aqueles que apresentam alguma comorbidade em geral são excluídos dos estudos tradicionais.

O interesse na Oncogeriatria é um fenômeno recente no mundo todo. Os primeiros estudos foram publicados em 1983, quando o *National Cancer Institute* e o *National Institute on Aging* realizaram a primeira reunião internacional com discussões sobre a perspectiva do tratamento no idoso. Anos após, sob a liderança da *European School of Oncology,* foi lançada a Declaração de Veneza, estabelecendo atenção ao cuidado com o idoso com câncer. No ano de 2000, a *International Society of Geriatric Oncology* (SIOG) foi criada com o propósito de estabelecer diretrizes e produzir conhecimento na área. Atualmente, possui diretrizes para tratamento e manejo do idoso com câncer, além de diversas outras publicações referentes ao tema.

Oncogeriatria na América Latina

Realidade brasileira e modelos possíveis para implementação da Oncogeriatria

No Brasil, a Oncogeriatria vem ganhando cada vez mais espaço. Estados como São Paulo, Rio de Janeiro e Pernambuco já contam com serviços de Oncogeriatria para acolher pacientes recém-diagnosticados e permitir a criação de planos de cuidados oncológicos integrados. Esses serviços, em sua maioria, estão implantados em hospitais-escolas. Em pesquisa feita com oncologistas brasileiros, a maior parte conhecia o conceito da Oncogeriatria, mas poucos aplicavam escalas de avaliação no dia a dia ou contavam com auxílio para definição do tratamento oncológico.

Dentre os serviços disponíveis no Brasil, vários modelos de atendimento foram instituídos, variando de unidades onde apenas o oncologista realiza algum tipo de avaliação geriátrica, outras onde este encaminha os casos mais desafiadores para o parecer do geriatra, e este aplica as ferramentas de avaliação, e aquelas onde oncologistas e geriatras avaliam o paciente ao mesmo tempo. A SIOG não define um modelo único de implementação, exigindo apenas que a avaliação direcionada com o olhar oncogeriátrico deva estar presente. Particularmente, as autoras sugerem que, sempre que possível e dada a complexidade do cuidado, o serviço de Oncogeriatria deva contar com o oncologista, o geriatra e toda a equipe multiprofissional envolvida no tratamento de um idoso com câncer, como, por exemplo, farmacêuticos, nutricionistas, fisioterapeutas, psicólogos e enfermeiros.

Ainda há muito para se avançar na realidade brasileira e desafios incluem a integração da Oncogeriatria em currículos de residência de Oncologia e Geriatria e a obrigatoriedade da realização de uma avaliação geriátrica ampla antes do início do tratamento oncológico de todo paciente idoso.

Conclusão

O envelhecimento populacional é fato inegável mundialmente e, dentre suas consequências, está o aumento das doenças cronicodegenerativas. O câncer, que se configura hoje como um importante problema de saúde pública, está entre as doenças mais relacionadas com o envelhecimento e sua prevalência tende a aumentar juntamente com o aumento da população idosa. Nesse cenário, o grande desafio está em como decidir pelos tratamentos mais apropriados, uma vez tratar-se de população tão heterogênea. Da percepção da necessidade de uma melhor avaliação dos indivíduos idosos, com o objetivo de auxiliar a tomada de decisão, possibilitando o melhor tratamento oncológico possível, surge a Oncogeriatria, definida como o campo da medicina que estuda o comportamento das neoplasias associado à fisiologia e as características próprias do processo de envelhecimento saudável ou patológico, com o objetivo de identificar com antecedência riscos e vulnerabilidades para que se estabeleçam as melhores estratégias terapêuticas individualizadas para cada idoso e que, por sua relevância, vem recebendo cada vez mais a atenção das comunidades científicas em todo o mundo.

Referências

Balducci L. New paradigms for treating elderly patients with cancer: the comprehensive geriatric assessment and guidelines for supportive care. J Support Oncol [Internet]. 2003;1(4 Suppl 2):30-7. Available from: https://www.researchgate.net/publication/8366367_Balducci_LNew_paradigms_for_treating_elderly_patients_with_cancer_the_comprehensive_geriatric_assessment_and_guidelines_for_supportive_care_J_Support_Oncol_14_Suppl_2_30-375.

Banco Mundial. Envelhecendo em um Brasil mais velho. Washington DC: Banco Mundial, 2011.

Camarano AA, Kanso S. Envelhecimento da população brasileira: uma contribuição demográfica. In: Freitas EV, PyL. Tratado de geriatria e gerontologia. 4 ed. Guanabara Koogan, 2016: 52-65.

Chamowicz F. Epidemiologia do envelhecimento no Brasil. In: Freitas EV, Py L. Tratado de geriatria e gerontologia. 4ed. Guanabara Koogan, 2016:66-78.

Extermann M, Hurria A. Comprehensive geriatric assessment for older patients with cancer. J Clin Oncol [Internet]. 2007;25(14):1824-31. Available from: http://www.ncbi.nlm.nih.gov/pubmed/17488980

IBGE – Instituto Brasileiro de Geografia e Estatística. Indicadores sociodemográficos e de saúde no Brasil. Rio de Janeiro; 2009.

IBGE – Instituto Brasileiro de Geografia e Estatística. Mudança demográfica no Brasil no início do século XXI. Rio de Janeiro; 2015.

IBGE – Instituto Brasileiro de Geografia e Estatística. Sinopse do Censo demográfico. Rio de Janeiro; 2011.

Instituto de Estudos de Saúde Suplementar. Envelhecimento populacional e os desafios para o sistema de saúde brasileiro [recurso eletrônico] / Instituto de Estudos de Saúde Suplementar – São Paulo: IESS [org], 2013 ISBN: 978-85-66752-00-7 Livro eletrônico Modo de acesso: www.iess.org.br/envelhecimentopop2013.pdf. Acesso em 05 de fevereiro de 2018.

Instituto Nacional de Câncer José Alencar Gomes da Silva – Coordenação de Prevenção e Vigilância. Estimativa 2016: incidência de câncer no Brasil. Rio de Janeiro, 2015.

Pontes LB, Gomes DBD, Loureiro LVM, Peria FM et al. Physicians expertise in geriatric oncology care: a survey among brazilian medical oncologists. In: ASCO Annual Meeting 2014, Chicago. 2014 ASCO Annual Meeting Abstracts, 2014. v32. p. e20527.

Rodrigues M. O uso da avaliação geriátrica ampla na análise prévia do idoso submetido a transplante de medula óssea autólogo e alogênico. Dissertação [Mestrado em Ciencias de Saúde]. São Paulo: Sociedade Beneficente Israelita Brasileira Albert Einstein; 2017, 122p.

United Nations Population Fund (UNFPA), Help Age International. Ageing in the Twenty-First Century: A Celebration and A Challenge, 2012.

United Nations, Department of Economic and Social Affairs, Population Division (2015). World Population Ageing 2015 (ST/ESA/SER.A/390).

Capítulo 2

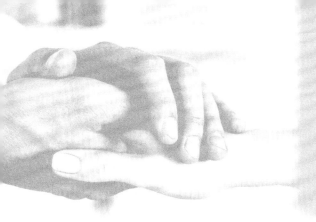

Lessandra Chinaglia
Luciola de Barros Pontes

Recomendações para o Rastreamento do Câncer em Idosos

O câncer é a segunda maior causa de morte no Brasil, com 190 mil óbitos por ano segundo o Instituto Nacional de Câncer (INCA). Com o envelhecimento populacional, a incidência do câncer e a mortalidade associada a ele aumentará significativamente. Os cânceres de maior incidência na população idosa são os de mama, próstata, colorretal e pulmão. À medida que a população idosa cresce, o impacto do rastreamento do câncer nessa população se torna cada vez mais acentuado e com necessidade de discussões e pesquisas crescentes.

Os exames de rastreamento têm como objetivo reduzir a mortalidade a partir da detecção precoce e do tratamento em estádios iniciais de determinados tipos de câncer. Para isso, o ideal é que sejam específicos, sensíveis, pouco mórbidos, amplamente disponíveis e baratos, além de seguir princípios de custo-efetividade. Por isso, é de extrema relevância abordar a necessidade de uma avaliação específica antes da decisão de se realizar ou não o rastreamento do câncer na população idosa.

O envelhecimento ocorre de modo heterogêneo; por esse motivo, o rastreamento do câncer não deve ser realizado com base apenas na idade cronológica do indivíduo.

Exames de rastreamento podem trazer alguns riscos para essa população, como os riscos inerentes do próprio exame, resultados imprecisos ou falso-positivos, o sobrediagnóstico (diagnóstico de um câncer que provavelmente não seria clinicamente evidente durante a vida do indivíduo) e danos relacionados com o tratamento. Assim, a avaliação individualizada do paciente, considerando-se sempre os riscos e benefícios da indicação de rastreamento do câncer, é de extrema importância.

Devido à falta de ensaios clínicos que incluam pacientes idosos, há uma escassez de dados sobre a eficácia e os danos causados pelo rastreamento do câncer nessa população. As diretrizes existentes muitas vezes são baseadas em evidências derivadas dos níveis populacionais, em pacientes mais jovens e em geral não abordam variações individuais na expectativa de vida, comorbidades, funcionalidade ou preferência pessoal.

Idosos saudáveis podem ser subdiagnosticados por não serem submetidos a exames de rastreio de neoplasias, enquanto idosos frágeis e com menor expectativa de vida podem ser expostos a exames desnecessários.

Uma estratégia para realizar uma abordagem mais individualizada na decisão de rastreamento oncológico da população idosa inclui levar em consideração a expectativa de vida, determinar os benefícios e possíveis danos secundários aos exames e, por fim, pesar esses riscos e benefícios em relação às preferências e aos valores do paciente.

A avaliação geriátrica ampla (AGA) é um instrumento que permite identificar idosos com múltiplas comorbidades, dependência funcional, vulnerabilidades sociais, com provável expectativa de vida inferior a cinco anos e que não se beneficiariam em realizar o rastreamento. A AGA também ajuda a seleção de indivíduos longevos, totalmente independentes, sem comorbidades e que se beneficiariam em receber o rastreamento para algumas neoplasias. Em conjunto com a AGA e o julgamento clínico, a combinação de medidas objetivas de prognóstico e índices de mortalidade (como os validados do *site e-prognosis*) resulta em uma avaliação mais precisa do prognóstico/expectativa de vida. O *Choosing Wisely* é uma campanha multinacional para promoção de debates e reflexões sobre eventuais excessos no emprego de testes diagnósticos, procedimentos e tratamentos. Isso é realizado por meio de listas de recomendações, quase todas elaboradas pelas sociedades de especialidades médicas. A iniciativa, criada pelo *American Board of Internal Medicine* – ABIM, dirige-se a profissionais de saúde e pacientes, pois essa instituição acredita que tais questões concernem à sociedade como um todo.

Estudos sugerem que uma expectativa de vida de pelo menos dez anos é necessária para obter um benefício em sobrevida no diagnóstico de alguns cânceres, como de mama, colorretal e próstata; portanto, o rastreamento para esses cânceres não é recomendado naqueles com expectativa de vida inferior a dez anos. Além disso, há dados que apontam que mudanças no estilo de vida podem fornecer ganho em expectativa de vida, mesmo em população idosa, demonstrando que os médicos devem priorizar o aconselhamento de estilo de vida saudável para seus pacientes, mais do que focar apenas no rastreamento de câncer.

≡ Câncer de mama

A mamografia é o único exame de rastreio que demonstrou diminuir a mortalidade em estudos randomizados, com cerca de 19% de redução nas mulheres entre 40 e 69 anos. Nesses estudos, não eram incluídas mulheres com mais de 74 anos; assim, o benefício do rastreamento nessa faixa etária não é claro.

Há motivos para supor que a realização de mamografia seja benéfica em idosas. Uma razão é o fato de a incidência de câncer de mama aumentar com a idade e os testes de rastreamento tendem a obter mais benefícios nas populações em que a doença rastreada é mais prevalente. Além disso, a sensibilidade, especificidade e acurácia da mamografia aumentam com a idade. E o rastreamento nessa população pode detectar tumores em estágios mais precoces, consequentemente sendo indicados tratamentos menos agressivos.

Por outro lado, a realização regular do exame mamográfico pode trazer alguns riscos e malefícios, como, por exemplo, ansiedade relacionada com exames falso-positivos (cerca de 20% das mulheres submetidas a rastreamento em um período de dez anos têm falso-positivos), complicações e ansiedade relacionadas com biópsia, sobrediagnóstico (detecção de um tumor maligno na mama que não impactaria a sobrevida da paciente) e complicações e toxicidades associadas ao tratamento.

Uma expectativa de vida de pelo menos dez anos é necessária para obter um benefício em sobrevida no diagnóstico do câncer de mama; portanto, o rastreamento em idosas com expectativa de vida menor que dez anos é questionável.

A *U.S. Preventive Services Task Force* (USPSTF) recomenda que seja realizado rastreamento com mamografia a cada dois anos em mulheres entre 50 e 74 anos e afirma que não há evidências suficientes para indicar ou não o rastreamento em mulheres com mais de 75 anos. Em contraste, a *American Cancer Society* (ACS) recomenda a realização de mamografia enquanto a paciente estiver saudável e com uma expectativa de vida de pelo menos dez anos. A *American Geriatrics Society* (AGS) também não aconselha o rastreamento para pacientes com expectativa de vida inferior a dez anos. E, em 2013, o *Choosing Wisely* começou a recomendar que não fosse realizado o rastreamento em mulheres com expectativa de vida inferior a dez anos.

Mulheres com diagnóstico de câncer de mama em idade mais avançada têm mais chance de morrer de outras causas, que não o câncer, em comparação com mulheres mais jovens. Isso ocorre em decorrência do crescimento mais lento e insidioso do tumor de mama em pacientes idosas e a presença de mais comorbidades nessa faixa etária. Além disso, o tratamento em pacientes idosas está associado a maior morbidade, com risco de complicações pós-operatórias e toxicidade de quimioterapia.

As diretrizes recomendam que os médicos discutam os riscos e benefícios de se realizar o rastreamento para câncer de mama em idosas com mais de 75 anos e que tenham uma expectativa de vida superior a dez anos, encorajando-as a também fazerem parte dessa decisão, por meio de seus valores e preferências.

Assim, o melhor modo da tomada de decisão entre realizar ou não o rastreamento do câncer de mama em idosas é levar em consideração sempre o risco de neoplasia maligna mamária específico de cada mulher, expectativa de vida e preferências individuais.

≡ Câncer de próstata

A incidência do câncer de próstata aumenta com a idade; 75% dos diagnósticos são em indivíduos com mais de 65 anos e 70% das mortes por esse câncer ocorrem em homens com mais de 75 anos. A maioria dos casos de câncer de próstata tem um bom prognóstico, mesmo sem tratamento; no entanto, sem o rastreamento, casos de apresentação mais agressiva podem ser identificados somente em uma fase mais avançada (doença metastática).

As recomendações de rastreamento para o câncer de próstata têm como base dois estudos randomizados e controlados, um norte-americano e um europeu, que avaliaram a dosagem sérica do PSA e mortalidade. O estudo americano incluiu pacientes de 55 a 74 anos e não demonstrou redução na mortalidade após 13 anos de seguimento. O estudo europeu incluiu homens de 50 a 74 anos e demonstrou uma ligeira redução na mortalidade após 11 anos de seguimento no subgrupo de homens com 55 a 69 anos, enquanto nos indivíduos com mais de 70 anos não houve benefício em mortalidade.

A partir desses estudos, a USPSTF não recomenda o rastreamento do câncer de próstata com dosagem de PSA de rotina para homens da comunidade, independentemente da idade, pois considera que os riscos superam os benefícios. A *American Urological Association* (AUS) recomenda a discussão dos riscos e benefícios do rastreamento com homens entre 55 a 69 anos de idade e não recomendam o rastreamento em homens com mais de 70 anos ou com expectativa de vida inferior a dez anos.

Pela ACS, homens com expectativa de vida superior a dez anos devem receber orientações sobre os riscos, benefícios e incertezas do rastreamento a partir dos 50 anos, para que seja realizada uma decisão compartilhada sobre a indicação ou não do rastreamento. Além disso, as diretrizes da ACS recomendam que homens sem sintomas relacionados com o câncer de próstata e com expectativa de vida inferior a dez anos não devem ser submetidos a rastreamento, devido a um provável baixo benefício.

No Brasil, o Ministério da Saúde e o INCA não recomendam a organização de programas de rastreamento do câncer de próstata por meio de oferta de teste do PSA e do toque retal, pois consideram os riscos maiores que os benefícios. A Sociedade Brasileira de Urologia recomenda que homens a partir de 50 anos devam procurar um profissional especializado para avaliação individualizada. Após os 75 anos, a recomendação é apenas para aqueles com expectativa de vida superior a dez anos.

O risco de diagnóstico excessivo ou sobrediagnóstico aumenta com a idade. Muitos homens com níveis elevados de PSA são submetidos à biópsia da próstata e pelo menos um terço desses homens terá dor, febre, sangramento, infecção, incontinência urinária ou disfunção erétil e cerca de 1% requer hospitalização. Assim, a decisão deve ser individualizada e levar em consideração os potenciais riscos e benefícios no contexto da expectativa de vida e funcionalidade do idoso.

≡ Câncer de colo de útero

O *National Cancer Institute* demonstrou que 20% dos casos novos de câncer de colo de útero e 34% das mortes por esse mesmo câncer ocorreram em mulheres de 65 anos ou mais, no período entre 2008 e 2012. A prevenção do câncer de colo uterino inclui a detecção precoce e a vacinação contra o Papilomavírus Humano (HPV).

A incidência do câncer de colo de útero é cinco vezes maior em países em desenvolvimento comparado com países desenvolvidos. No Brasil, é o terceiro tumor mais comum na população feminina e a quarta causa de morte de mulheres por câncer.

A recomendação da *American College of Obstetricians and Gynecologists*, ACS e da USPSTF é de não realizar exames de rastreamento para câncer de colo de útero em mulheres com mais de 65 anos que tenham três exames de citologia oncótica anteriores negativos nos últimos dez anos, e o último exame tenha sido realizado nos últimos cinco anos. Além disso, o rastreio não deve ser realizado em mulheres que foram submetidas a histerectomia com retirada do colo uterino e que não tenham antecedentes de neoplasia intraepitelial grau 2 ou maior.

Nos *Centers for Disease Control and Prevention's National Breast and Cervical Cancer Early Detection Program*, a taxa de diagnóstico de neoplasia intraepitelial de colo uterino grau 3 ou maior foi de 2 em cada 1.000 exames de citologia oncótica realizadas em mulheres com mais de 65 anos, comparado com 14,6 a cada 1.000 exames em mulheres de 18 a 29 anos de idade.

Para o Ministério da Saúde e o INCA, os exames periódicos devem seguir até os 64 anos de idade, e naquelas mulheres sem histórico prévio de doença neoplásica pré-invasiva, interrompidos quando essas mulheres tiverem pelo menos dois exames negativos consecutivos nos últimos cinco anos. Para mulheres com mais de 64 anos de idade e que nunca se submeteram ao exame citopatológico, deve-se realizar dois exames com intervalo de um a três anos. Se ambos os exames forem negativos, essas mulheres podem ser dispensadas de exames adicionais.

≡ Câncer colorretal

O câncer colorretal é comum em todo o mundo e afeta os idosos de modo desproporcional. O envelhecimento é um fator de risco para o desenvolvimento de adenomas pré-cancerosos e câncer colorretal, aumentando, assim, a importância de se debater o rastreamento desse câncer na população idosa.

O rastreamento do câncer colorretal pode ser benéfico para muitos pacientes, mas em alguns casos específicos, dependendo das comorbidades e funcionalidade do indivíduo, pode causar mais malefícios e riscos do que benefícios. Pacientes idosos têm 30% a mais de risco de ter perfuração de cólon durante o procedimento de colonoscopia em comparação com indivíduos jovens que são submetidos ao exame. Além disso, o preparo da colonoscopia pode levar à desidratação, com consequências graves em idosos frágeis. Ainda, existem controvérsias sobre quando o rastreamento do câncer colorretal deve ser interrompido.

Na atualidade, os testes de rastreio disponíveis são a pesquisa de sangue oculto nas fezes, sigmoidoscopia, colonoscopia e colonoscopia virtual por tomografia computadorizada.

A USPSTF recomenda o rastreamento do câncer colorretal pelos exames de sangue oculto nas fezes, sigmoidoscopia ou colonoscopia a partir dos 50 anos até os 75 anos de idade. Entre os 76 e os 85 anos é recomendada uma decisão individualizada, levando-se em consideração a saúde geral do indivíduo e o histórico de rastreio prévio. Por exemplo, é provável que idosos nessa faixa etária que nunca foram submetidos a um exame de rastreamento para câncer colorretal teriam maior benefício com a realização. Consideram que o rastreio é mais adequado entre os adultos saudáveis o suficiente para serem submetidos ao tratamento específico caso o câncer seja detectado, e não tenham condições comórbidas que limitem de modo significativo a expectativa de vida. Acima de 85 anos, a USPSTF não recomenda o rastreamento de rotina.

A *American Geriatrics Society* (AGS) recomenda a não realização de rastreamento para câncer colorretal em pacientes com expectativa de vida inferior a dez anos, devido ao fato de os riscos, nesses casos, superarem os possíveis benefícios.

A ACS recomenda o rastreamento pela pesquisa anual de sangue oculto nas fezes ou sigmoidoscopia ou colonoscopia virtual a cada cinco anos ou colonoscopia a cada dez anos a partir dos 50 anos de idade, sem limite de idade explícito.

As decisões relativas a rastreio, vigilância e tratamento para o câncer colorretal exigem uma abordagem multidisciplinar que não seja apenas focada na idade cronológica do paciente, mas também na saúde geral, preferências e estado funcional.

≡ Câncer de pulmão

As recomendações de rastreamento para o câncer de pulmão são embasadas no estudo norte-americano da *National Lung Screening Trial* (NLST), que comparou a realização de três exames anuais de rastreamento de câncer de pulmão com tomografia computadorizada de baixa dosagem de tórax (TC de tórax) ou radiografia de tórax posteroanterior, em pacientes fumantes ou ex-fumantes entre 55 e 74 anos de idade. O grupo que realizou TC de tórax apresentou redução de 20% na mortalidade por câncer de pulmão e 7% na mortalidade por todas as causas. Os pacientes incluídos no estudo eram relativamente saudáveis e menos de 10% tinham 70 anos ou mais. Foram excluídos pacientes que não teriam condições clínicas de serem submetidos à cirurgia curativa para o câncer de pulmão ou que tinham comorbidades com risco de morte durante os oito anos de seguimento do estudo.

A ACS, com base no estudo da NLST, recomenda que uma discussão sobre o rastreamento do câncer de pulmão deve ser indicada para pacientes entre 55 e 74 anos de idade, saudáveis, que tenham histórico de tabagismo de 30 maços/ano e tabagismo atual ou que tenham parado de fumar nos últimos 15 anos.

A USPSTF realizou um estudo-modelo para avaliar os riscos e benefícios em longo prazo do rastreamento do câncer de pulmão e mensurar os diferentes critérios de elegibilidade e intervalos de triagem. Esse estudo observou uma redução na mortalidade em pacientes de até 80 anos de idade, com manutenção de um modesto risco relacionado com falso-positivo, sobrediagnóstico e radiação. O rastreamento para maiores de 80 anos não foi recomendado por causa da preocupação com aumento de mortalidade operatória, comorbidades e menor elegibilidade para cirurgia curativa.

A USPSTF recomenda a triagem anual do câncer de pulmão pela tomografia computadorizada de baixa dosagem de tórax em adultos dos 55 aos 80 anos de idade que possuem antecedente de tabagismo de pelo menos 30 maços/ano e mantém tabagismo ativo ou cessaram o hábito de fumar nos últimos 15 anos. O rastreamento deve ser interrompido, uma vez que o paciente parou de fumar há mais de 15 anos ou tem alguma comorbidade que limite a expectativa de vida ou a capacidade de ser submetido à cirurgia curativa do pulmão.

A *Choosing Wisely* e a *American Geriatrics Society* relatam que grande parte da evidência para rastreamento de câncer de pulmão, com tomografia computadorizada de baixa dosagem em fumantes, é embasada em pacientes saudáveis menores de 65 anos. Por isso, não recomendam o rastreamento para câncer de pulmão sem considerar a expectativa de vida, os riscos inerentes do procedimento, de sobrediagnóstico (tumores indolentes) e os riscos do tratamento excessivos.

No Brasil, não há dados que justifiquem um rastreamento populacional para o câncer de pulmão, pois, além do custo excessivo relacionado com o rastreamento tomográfico, existe a possibilidade de identificação de achados suspeitos, que após investigação serão demonstrados como infecciosos.

A decisão de rastreamento em câncer de pulmão em idosos deve ser individualizado e levar em conta os seguintes fatores: expectativa de vida, benefícios e danos potenciais e valores e preferências do paciente (Tabela 2.1).

Tabela 2.1
Recomendações de rastreamento de câncer em idosos

Neoplasia	USPSTF	ACS	AGS
Mama	• 40 a 49 anos: decisão individualizada • 50 a 74 anos: mamografia a cada 2 anos • ≥ 75 anos: sem evidências que justifiquem o rastreamento	• 45 a 54 anos: mamografia anual • ≥ 55 anos até enquanto estiver saudável, com expectativa de vida de pelo menos 10 anos: mamografia anual ou bianual • expectativa < 10 anos: decisão compartilhada	• Não recomenda rastreamento com mamografia em mulheres com expectativa de vida < 10 anos
Próstata	• Não recomendam rastreamento com dosagem de PSA de rotina, independentemente da idade – consideram riscos maiores que os benefícios	• Homens ≥ 50 anos com expectativa de vida ≥ 10 anos: discutir riscos e benefícios com o paciente	• Sem recomendação
Colo de útero	Parar rastreamento com citologia oncótica a cada 3 anos: • > 65 anos com 3 exames de citologia oncótica anteriores negativos, nos últimos 10 anos • Histerectomizadas	Parar rastreamento com citologia oncótica a cada 3 anos: • > 65 anos com 3 exames de citologia oncótica anteriores negativos, nos últimos 10 anos • Histerectomizadas	Parar rastreamento: • > 70 anos com 2 exames de citologia oncótica normais nos últimos 10 anos • Baixa expectativa de vida e que não toleraria o tratamento oncológico

(Continua)

Tabela 2.1
Recomendações de rastreamento de câncer em idosos (*continuação*)

Neoplasia	USPSTF	ACS	AGS
Colorretal	• 50 a 75 anos: rastreamento pelo sangue oculto nas fezes anual ou sigmoidoscopia a cada 5 anos ou colonoscopia a cada 10 anos • 76 a 85 anos: decisão individualizada • > 85 anos: parar	• ≥ 50 anos sem idade limite definida: rastreamento pela pesquisa anual de sangue oculto nas fezes ou sigmoidoscopia ou colonoscopia virtual por TC a cada 5 anos ou colonoscopia a cada 10 anos	• ≥ 50 anos: iniciar rastreamento Parar rastreamento: • Idosos com expectativa de vida < 10 anos
Pulmão	• 55 aos 80 anos: rastreamento anual com TC de tórax de baixa voltagem em idosos com histórico de tabagismo de 30 maços/ano e tabagismo atual ou parou de fumar nos últimos 15 anos Parar rastreamento: • > 15 anos sem fumar • Presença de comorbidades que limitem o tratamento	• 55 a 74 anos: iniciar discussão sobre rastreamento com TC tórax de baixa voltagem, em idosos saudáveis, que tenham histórico de tabagismo de 30 maços/ano e tabagismo atual ou parou de fumar nos últimos 15 anos	• Não recomenda o rastreamento, sem considerar a expectativa de vida, os riscos inerentes do procedimento e os riscos do tratamento

USPSTF: U.S. Preventive Services Task Force; ACS: American Cancer Society; AGS: American Geriatrics Society; PSA: antígeno prostático específico.

Conclusão

A detecção precoce de doenças neoplásicas pode levar a um tratamento mais efetivo e menos agressivo na maioria dos casos. Porém, em idosos, a indicação de se realizar ou não exames de rastreamento de neoplasias deve levar em consideração não apenas a idade cronológica, mas sobretudo alguns fatores, como comorbidades, fragilidade e expectativa de vida.

A decisão de rastreamento oncológico na população idosa deve ser individualizada por uma avaliação pré-rastreamento direcionada idealmente pela AGA, que leve em consideração fatores, como expectativa de vida, suporte social, comorbidades, histórico natural da doença oncológica e valores pessoais e preferências.

Referências

Black WC, Gareen IF, Soneji SS, et al. Cost-effectiveness of CT screening in the National Lung Screening Trial. N Engl J Med. 2014;371(19):1793-802.

Breast cancer screening in older women. American Geriatrics Society Clinical Practice Committee. J Am Geriatr Soc. 2000 Jul;48(7):842-4.

Day LW, Velayos F. Colorectal cancer screening and surveillance in the elderly: updates and controversies. Gut Liver. 2015 Mar;9(2):143-51.

Disponível:http://www2.inca.gov.br/wps/wcm/connect/agencianoticias/site/home/noticias/2015/inca_estima_quase_600_mil_casos_novos_de_cancer_em_2016

Eckstrom E, Feeny DH, Walter LC, et al. Individualizing cancer screening in older adults: a narrative review and framework for future research. J Gen Intern Med. 2013 Feb;28(2):292-8.

Fenner A. Prostate cancer: USPSTF screening recommendation could lead to greater numbers of avoidable deaths. Nat Rev Urol. 2014 Sep;11(9):481.

Gross CP, Fried TR, Tinetti ME, et al. Decision-making and cancer screening: a qualitative study of older adults with multiple chronic conditions. J Geriatr Oncol. 2015 Mar;6(2):93-100.

Moyer VA; U.S. Preventive Services Task Force. Screening for cervical cancer: U.S. Preventive Services Task Force recommendation statement. Ann Intern Med. 2012 Jun 19;156(12):880-91.

Moyer VA; U.S. Preventive Services Task Force. Screening for prostate cancer: U.S. Preventive Services Task Force recommendation statement. Ann Intern Med. 2012 Jul 17;157(2):120-34.

Nápoles AM, Santoyo-Olsson J, Stewart AL, et al. Physician counseling on colorectal cancer screening and receipt of screening among Latino patients. J Gen Intern Med. 2015 Apr;30(4):483-9.

Oeffinger KC, Fontham ET, Etzioni R, et al. Breast Cancer Screening for Women at Average Risk: 2015 Guideline Update From the American Cancer Society. JAMA. 2015 Oct 20;314(15):1599-614.

Rochman S. Cancer screening in older adults: risks and benefits. J Natl Cancer Inst. 2014 Dec 22;106(12).

Salzman B, Beldowski K, de la Paz A. Cancer Screening in Older Patients. Am Fam Physician. 2016 Apr 15;93(8):659-67.

Schonberg MA. Decision-Making Regarding Mammography Screening for Older Women. J Am Geriatr Soc. 2016 Dec;64(12):2413-2418.

Screening for cervical carcinoma in elderly women. Developed by the Clinical Practice Committee and approved by the American Geriatrics Society Board of Directors. J Am Geriatr Soc. 1989 Sep;37(9):885-7.

Siu AL, U.S. Preventive Services Task Force. Screening for Breast Cancer: U.S. Preventive Services Task Force Recommendation Statement. Ann Intern Med. 2016 Feb 16;164(4):279-96.

Smith RA, Andrews K, Brooks D, et al. Cancer screening in the United States, 2016: A review of current American Cancer Society guidelines and current issues in cancer screening. CA Cancer J Clin. 2016 Mar-Apr;66(2):96-114.

Snyder AH, Magnuson A, Westcott AM. Cancer Screening in Older Adults. Med Clin North Am. 2016 Sep; 100(5):1101-10.

US Preventive Services Task Force, Bibbins-Domingo K, Grossman DC, Curry SJ, et al. Screening for Colorectal Cancer: US Preventive Services Task Force Recommendation Statement. JAMA. 2016 Jun 21; 315(23):2564-75.

Vacek PM, Skelly JM. A prospective study of the use and effects of screening mammography in women aged 70 and older. J Am Geriatr Soc. 2015 Jan; 63(1):1-7.

Van Ravesteyn NT, Stout NK, Schechter CB, et al. Benefits and harms of mammography screening after age 74 years: model estimates of overdiagnosis. J Natl Cancer Inst. 2015 May 6;107(7).

Walter LC, Lewis CL, Barton MB. Screening for colorectal, breast, and cervical cancer in the elderly: a review of the evidence. Am J Med. 2005 Oct;118(10): 1078-86.

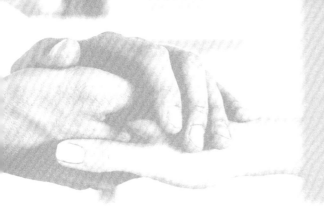

Capítulo 3

Jurema Telles de Oliveira Lima
Mirella Rêbello Bezerra

Avaliação Geriátrica Ampla no Contexto da Doença Oncológica e Ferramentas de Triagem

"O tempo, ainda que os relógios queiram convencer-nos do contrário, não é o mesmo para toda a gente"

José Saramago

≡ Introdução

O envelhecimento é um processo complexo, heterogêneo e individual; portanto, o estado de saúde global dos idosos precisa ser compreendido, além da idade cronológica. Segundo a Organização Mundial de Saúde (OMS), a saúde se apresenta em um contexto amplo, cujos determinantes incluem o ambiente social e econômico, o ambiente físico e as características e os comportamentos individuais da pessoa. Na população idosa oncológica, considerando-se a sua heterogeneidade, faz-se ainda mais necessária a análise objetiva das condições de vida, indo além dos importantes aspectos específicos relacionados com a doença oncológica e sua terapia.

O envelhecimento e a morbimortalidade por câncer são fenômenos fortemente correlacionados e vêm acontecendo de modo acelerado, sobretudo em países de baixo e médio desenvolvimento econômico como o nosso. Capacitar a equipe para esse cuidado é um desafio crescente. Profissionais que cuidam de pacientes oncológicos adultos precisam estar habilitados para cuidar de pacientes idosos e como também profissionais que cuidam de pacientes idosos precisam estar habilitados para cuidar de pacientes oncológicos.

Há desafios importantes no cuidado oncológico do idoso. Em primeiro lugar, os idosos são historicamente sub-representados de modo quanti e qualitativo nos estudos que estabeleceram a terapia oncológica dita padrão. E ainda idosos são reconhecidos como um grupo com maior risco de desenvolver eventos adversos graves, e a não avaliação da saúde global desse idoso pode contribuir para o sub ou *over* tratamento, sendo ainda desafiador o equilíbrio entre os riscos e benefícios da terapia ofertada. Entender o estado de saúde global do idoso é tão importante quanto o entendimento da biologia e aspectos relacionados com o tumor subjacente.

Os modelos de avaliação interdisciplinar multidimensional denominados avaliação geriátrica ampla (AGA) ou multidimensional (AGM) ou ainda global (AGG) não estão rotineiramente incorporados nas pesquisas e na prática clínica do tratamento do câncer, apesar de serem recomendados por importantes entidades científicas internacionais, como a *National Cancer Comprehensive Network*, a *American Society of Clinical Oncology* e a *International Society of Geriatric Oncology*, além de instituições nacionais como a Sociedade Brasileira de Geriatria e Gerontologia (SBGG) e a Agência Nacional de Saúde Suplementar (ANS). A recomendação é que a AGA seja aplicada ao paciente idoso oncológico, de preferência desde o diagnóstico e integrada em algoritmos de tratamento individualizados, visando, entre outras contribuições, nortear o cuidado planejado de modo personalizado, permitindo a manutenção e/ou a recuperação da capacidade funcional do paciente idoso.

Conceito

É um processo diagnóstico sistematizado para avaliar a saúde global do idoso sob um aspecto multidimensional, diferindo do exame clínico padrão por enfatizar a análise objetiva e sistematizada e por ter como base escalas e testes validados.

A AGA emprega diferentes instrumentos validados para avaliar vários domínios da condição de saúde do idoso, como o funcional, o cognitivo, o psicológico, o social, o clínico, o nutricional, além de comorbidades, usos de medicações, dentre outros, pois, nesse contexto complexo, permite uma maneira objetiva, mensurável e reprodutível de avaliação, acrescentando possibilidades à avaliação clínico-laboratorial padrão.

Evidências, possibilidades e finalidades

A utilização da AGA tem sido descrita quanto ao seu benefício potencial em:
- nortear a decisão do cuidado a ser ofertado;
- predizer o risco de toxicidade e mortalidade;
- identificar situações de risco à saúde global do idoso, identificando indivíduos frágeis e de alto risco para estabelecer medidas preventivas, terapêuticas, de reabilitação ou paliativas;
- estabelecer padrões objetivos de acompanhamento do idoso oncológico;
- fornecer uma plataforma para identificação e abordagem precoce de condições clínicas modificáveis (como, por exemplo, desnutrição, depressão e algumas das doenças e síndromes geriátricas), permitindo personalizar o cuidado ofertado.

Alguns domínios alterados estão associados a pior sobrevida global, maior ocorrência de EAG e capacidade reduzida do paciente de se beneficiar de determinada intervenção terapêutica.

Uma metanálise de 28 ensaios controlados, envolvendo 4.959 pacientes que se submeteram a um dos cinco tipos de AGA e 4.912 pacientes no grupo-controle, demonstrou que a AGA, quando utilizada para orientar as decisões de gestão e combinada com longo prazo de seguimento, detectou um número maior de problemas de saúde e melhorou a sobrevida e a funcionalidade e reduziu o número de admissões não planejadas em pacientes idosos com doenças não malignas, em comparação com os cuidados habituais. No entanto, a magnitude do efeito foi maior para os pacientes hospitalizados do que para os pacientes residentes na comunidade.

Outra metanálise, de 21 estudos, abrangendo 10.315 pacientes idosos admitidos em serviço de urgência, demonstrou que a AGA aumentou a probabilidade de o paciente estar vivo e em sua própria casa seis meses após uma admissão emergencial.

A NCCN e a SIOG recomendam que a utilização da AGA deve ser realizada com o objetivo de ajudar a oferecer, de modo personalizado, o melhor tratamento para o paciente idoso com câncer. Entretanto, nessas recomendações, não ficou determinada a melhor maneira dessa avaliação, reconhecendo que sua utilização não foi incorporada na prática clínica oncológica diária, sobretudo em países em desenvolvimento. De modo geral, mantém-se a multidimensionalidade, sendo os domínios mais avaliados com mais frequência aqueles relacionados com a funcionalidade, a cognição, o estado nutricional, o humor, as comorbidades e a polifarmácia. Outros aspectos, como a presença de síndromes geriátricas, o risco de queda, o sedentarismo e os aspectos sociais e familiares, também têm sido valorizados.

A AGA ressalta aspectos da saúde do idoso que habitualmente não são valorizados pelos oncologistas nas tomadas de decisões terapêuticas e que podem repercutir em diferentes desfechos, incluindo o próprio plano de cuidados, na tolerância ao tratamento oferecido e na qualidade de vida. Pode ainda contribuir para a estimativa de sobrevida, identificação e tratamento de novos problemas de saúde. Alguns domínios específicos foram associados à ocorrência de eventos adversos graves, a complicações e a efeitos colaterais do tratamento.

Há um crescente entendimento sobre a capacidade da AGA em discriminar diferentes grupos de pacientes idosos oncológicos: aqueles com boas condições de saúde, que poderiam receber o mesmo tratamento oncológico aplicado a adultos mais jovens; o grupo dos não hígidos, que incluem os parcialmente incapacitados e com funcionalidade reduzida, que se beneficiariam de outras intervenções, precedentes ou paralelas ao tratamento do câncer; e aqueles com condições ruins de saúde global e que, em função disso, seriam candidatos somente a um tratamento de suporte.

Estudo prospectivo multicêntrico que envolveu 937 pacientes oncológicos, com idade igual ou superior a 70 anos teve como objetivo investigar a influência da avaliação clínica (inclusive a idade) e da AGA sobre as decisões de tratamento do câncer. Em apenas 56% dos casos, o médico realmente consultou os resultados da AGA para ajudar na tomada de decisão. A avaliação clínica habitual, incluindo a idade cronológica e o tipo de tratamento, influenciaram 42,2% das decisões terapêuticas do câncer, ou seja, um número substancial de pacientes. Assim, ficou demonstrado nesse estudo que, mesmo quando a AGA foi realizada e os resultados estavam disponíveis, muitas decisões foram tomadas à revelia dessa avaliação global.

Em outro estudo, com 375 pacientes oncológicos idosos que foram submetidos a uma AGA extensa, para avaliar o processo de tomada de decisão de tratamento, foi realizada uma reunião multidisciplinar com discussão dos casos. Houve modificação do plano terapêutico inicial, proposto por oncologistas, radioterapeutas e cirurgiões, em 78 pacientes (20,8%; IC 95%:16,8-25,3); a intensidade do tratamento foi reduzida em 14,4% dos pacientes; intensificada em 10,2%; e o tratamento retardado em 9,0% deles, para permitir intervenções geriátricas. Com base nos resultados da AGA, geriatras também fizeram uma série de recomendações para os pacientes: alterações dos medicamentos prescritos (30,7%), apoio social (45,9%), intervenções de fisioterapia (41,9%) e nutricionais (69,9%). Resultados semelhantes foram obtidos em outro estudo realizado, em que a AGA motivou a alteração do tratamento do câncer em mais de um terço da população. Nos próximos tópicos, alguns desses domínios e instrumentos serão abordados individualmente.

≡ Desafios

Incorporar a AGA na prática clínica atual tornou-se um desafio, e o desafio ainda maior é identificar qual paciente oncológico deve ser submetido a essa avaliação. A complexidade e o tempo necessário para a aplicação da AGA têm sido estímulos para identificar qual ou quais ferramentas mais simples teriam o poder de prever os principais pontos para a decisão clínica mais adequada e a obtenção de melhores resultados.

Na falta de um consenso sobre a AGA, questões relacionadas com factibilidade, delineamento do estudo, evidências estabelecidas com o desfecho a ser estudado, treinamento e experiência da equipe e características populacionais devem ser observadas nas escolhas dos domínios e instrumentos a serem utilizados, observando a validação e a adaptação cultural do instrumento na população estudada. Na Tabela 3.1, visando aos pacientes idosos oncológicos, estão referenciados alguns domínios e instrumentos que

Tabela 3.1
Domínios e instrumentos mais utilizados na avaliação geriátrica ampla (AGA)

Domínio	Instrumento	Tempo médio utilizado
Dados sociodemográficos	• Situação de vida, estado civil, condição financeira e social, relações familiares • Nível educacional • Necessidade de cuidador • Suporte familiar • Facilidade de deslocamento/transporte • MOS – *Social Support Survey* – Questionário de Apoio Social	15 minutos
Comorbidades	• ICC – Índice de Comorbidade de Charlson • CIRS – *Cumulative Illness Rating Scale* • CIRS-G – *Cumulative Illness Rating Scale Geriatric* • ACE 27 – Avaliação da Comorbidade em Adultos, do inglês *Adult Comorbidity Evaluation*-27) • Escore simplificado de comorbidade	10 a 15 minutos
Funcionalidade	• Índice de Katz – Atividades Básicas da Vida Diária (ABVD) • AIVD – Atividades Instrumentais da Vida Diária (escala de Lawton-Brody) • Índice de funcionalidade/*Performance Status* (PS) pela escala de desempenho de Karnofsky ou do ECOG (*Eastern Cooperative Oncology Group*) • Índice de Barthel • Relato de queda • MOS Saúde Física (qualquer versão) • Problema de mobilidade (ajuda ou apoio para caminhar) • Teste do *Timed Get Up and Go* • *Strength Battery* – aperto de mão curto –, teste de força de pressão manual (*handgrip*) • IPAQ (Questionário Internacional de Atividade Física)	10 minutos
Cognição	• Miniexame do Estado Mental (MEEM), do inglês *Mini Mental State Exam* (MMSE)	10 minutos
Depressão	• GDS 15 – Escala de depressão geriátrica • Termômetro de estresse	10 minutos
Nutrição	• Avaliação do risco nutricional • Miniavaliação nutricional (MAN) • Miniavaliação nutricional versão reduzida (MAN-VR) • Perda involuntária de peso nos últimos seis meses • IMC (Índice de Massa Corpórea) • Índice de sarcopenia	
Polifarmácia	• Número de medicações e adequação do seu uso • Interações medicamentosas	3 minutos
Outras síndromes geriátricas	• Demência • Quedas • Osteoporose • Distúrbio de sono	15 minutos
Outras	• Qualidade de vida • EORTC QLC-C30 (*30-item European Organization for Research and Treatment of Cancer Core Quality of Life Questionnaire*) • EORTC ELD 14 (*Questionnaire for assessment of health-related quality of life elderly patients with cancer*)	10 minutos

foram identificados pelo *guideline* elaborado em 2011, publicado pela SIOG em 2014, atualizado e disponível *on-line*.

Não há também um número ideal de instrumentos a serem aplicados. Na maioria dos estudos da Oncogeriatria, há uma variação de cinco a sete instrumentos e são considerados, em quase todos os estudos uma AGA anormal, aqueles idosos com um/dois ou mais domínios alterados.

Persistem as discussões sobre qual ou quais subgrupos etários se beneficiam mais de uma AGA, além de questões de heterogenicidade relacionadas com cada subgrupo, levando-se também em consideração as questões da dinamicidade do processo de envelhecimento em diferentes períodos históricos e regionais. Alguns pesquisadores recomendam a partir de 65 anos, outros a partir de 70 anos e outros consideram a partir de 75 anos. Porém, há ainda poucas evidências para nortear essa decisão. Assim, há uma necessidade de se estudar maneiras menos complexas de avaliar o idoso com câncer em diferentes realidades.

Um artigo, em 2017, fez uma pertinente reflexão sobre a necessidade da literatura sobre a AGA afirmar, quase na mesma proporção de sua importância, o muito tempo para realizá-la. Sugere que essa queixa deve ser retirada. O tamanho da evidência da recomendação para a realização e os benefícios da AGA para a população idosa oncológica impõe sua realização. Vai além e afirma não ser mais ético deixar de oferecer esse benefício do cuidado personalizado e traça um paralelo com procedimentos mais caros, mais complexos e mais demorados que estão sendo incorporados à oncologia, muitas vezes com impacto menor no resultado global do idoso oncológico quando não se observa seu estado de saúde global.

Ferramentas de triagem

As ferramentas de triagem devem ser instrumentos simples que possam ser aplicadas por diferentes profissionais de saúde em um curto período. O ideal é que elas possuam um valor preditivo alto para identificação de idosos em risco para eventos adversos graves. Não têm a finalidade de substituir a AGA, mas permitir identificar quais idosos têm necessidade de uma avaliação mais completa (AGA) de suas condições globais de saúde.

Várias ferramentas de triagem para a AGA ou tentativas de simplificá-la estão disponíveis com diferentes desempenhos para diversos parâmetros. Infelizmente, quase nenhum desses estudos está voltado para a população brasileira. Além disso, não existem fatores objetivos para fazer escolhas sobre o tratamento de pacientes idosos com câncer.

Pesquisadores da (SIOG) revisaram os instrumentos de triagem utilizados em Oncogeriatria e identificaram 17 instrumentos de triagem, sendo os mais utilizados o *The Vulnerable Elders Survey* (VES-13), o G8 e, mais recentemente, o G8 modificado.

O VES-13 é constituído de 13 itens (Anexo 3.1) que contemplam idade, saúde autorreferida, capacidade física e capacidade funcional. Foi desenvolvido nos Estados Unidos, com base em dados da população de 65 ou mais anos, usuária do Medicare, com o objetivo de identificar indivíduos com maior risco de deterioração da saúde e/ou de morte. Leva cerca de seis a oito minutos para sua realização. Foi adaptado a diversas culturas e validado no Brasil para a população geriátrica e pacientes idosos com câncer de próstata, demonstrando uma sensibilidade entre 39-82%, quando comparado com uma AGA alterada e uma sensibilidade como teste de triagem de 29-60%.

O instrumento G8 (Anexo 3.2) é composto de oito itens, retirados do instrumento validado MAN (Miniavaliação Nutricional) que versam sobre questões nutricionais, mobilidade, problema neuropsicológicos, polifarmácia, autopercepção da saúde e acrescido da faixa etária, leva-se cerca de cinco minutos para sua realização. É considerado alterado se escore ≤ 14, demonstrou uma sensibilidade entre 65-92%, quando comparado com uma AGA alterada, e uma sensibilidade como teste de triagem de 64-89%.

O instrumento G8 modificado (Anexo 3.3) é composto de seis itens que versam sobre questões nutricionais, problemas neuropsicológicos atuais, antecedentes de doença cardiovascular, polifarmácia, autopercepção da saúde e escala de desempenho funcional. Demonstrou uma sensibilidade 89,2% (86,5-91,5), e especificidade de 79,0% (69,4-86,6) e 91,6% de poder como teste de triagem. Leva cerca de quatro minutos para sua realização. Está em processo de validação avançada pelo grupo de pesquisadores em São Paulo.

Apesar de, em 2015, a SIOG ter recomendado que alguma ferramenta de triagem seja utilizada na prática clínica, a própria sociedade ressalta que elas não substituem a AGA; no entanto, podem identificar o grupo de idosos com necessidade de realizar uma AGA completa.

≡ Realizando a AGA na prática clínica

O planejamento do cuidado da população que concentra a maioria dos casos novos e das mortes por câncer deve ser norteado por uma AGA.

A AGA deve ser realizada desde o instante da definição do diagnóstico de câncer. Os prazos de reavaliação utilizando a AGA podem ser planejados de modo temporalmente (a cada 6 a 12 meses, por exemplo) ou ainda ao término de cada modalidade terapêutica e/ou início de nova terapia oncológica (mudança de protocolo de quimioterapia, radioterapia, cirurgia). A ANS incluiu no rol de procedimentos a realização da AGA para todos os pacientes com 60 anos ou mais que receberam o diagnóstico de neoplasia maligna, entre outras situações, porém é ainda subutilizada na prática clínica.

≡ Considerações

A AGA é bastante recomendada para a qualificação, o planejamento e o acompanhamento do cuidado oncológico do paciente idoso. Não há consenso sobre a sua composição, mas é pré-requisito manter sempre sua multidimensionalidade e valorizar os domínios com maiores evidências e impacto na saúde global do idoso. Questões, como disponibilidade e treinamento dos profissionais, organização do serviço, e a finalidade maior de sua utilização, devem ser consideradas na escolha dos instrumentos utilizados e domínios analisados. Nos próximos capítulos, alguns desses domínios e sua avaliação serão detalhados.

Esforços devem ser concentrados no treinamento da equipe e na transcrição da recomendação da AGA em uma prática clínica real, levando-se em conta a realidade local onde o cuidado oncológico será ofertado.

Instrumentos de triagem, embora ainda não substituam a AGA, podem ser utilizados no sentido de ser um facilitador para que essa recomendação científica torne-se uma prática clínica disseminada voltada para essa população crescente e heterogênea, que são os pacientes idosos oncológicos, desafio bem maior em países como o nosso, onde é ainda mais elevada a velocidade do crescimento dos casos novos de câncer e da população idosa, estando esses dois fenômenos fortemente relacionados.

≡ Mensagem-chave

- A avaliação da saúde global do idoso é uma necessidade/direito para melhorar a oferta e os resultados dos cuidados oncológicos nessa população.
- A AGA é o procedimento recomendado de avaliação da saúde global do idoso oncológico.
- Cada serviço deve se organizar para ofertar de acordo com suas peculiaridades.

- Testes de triagem devem ser mais adequadamente avaliados e modelados para melhor aplicabilidade – efetividade científica – mas podem ser utilizados na prática.
- Estamos diante de uma prioridade para o planejamento cuidadoso do tratamento oncológico no idoso.
- "*O excelente é inimigo do bom*": capacite a equipe, escolha os instrumentos/domínios a serem avaliados conforme a possibilidade de cada serviço, mas comece.

≡ Referências

Decoster L, Van Puyvelde K, Mohile S, Wedding U, Basso U, Colloca G, Rostoft S, Overcash J, Wildiers H, Steer C, Kimmick G, Kanesvaran R, Luciani A, et al. Screening tools for multidimensional health problems warranting a geriatric assessment in older cancer patients: an update on SIOG recommendations. Ann Oncol. 2015;26:288-300.

Hamaker ME, Jonker JM, de Rooij SE, et al. Frailty screening methods for predicting outcome of a comprehensive geriatric assessment in elderly patients with cancer: A systematic review. Lancet Oncol. 2012;13:e437-e444.

Hamaker ME, Schiphorst AH, ten Bokkel Huinink D, et al. The effect of a geriatric evaluation on treatment decisions for older cancer patients – A systematic review. Acta Oncol. 2014;53:289-96.

Hamaker ME, Wildes TM, Rostoft S. Time to stop saying geriatric assessment is too time consuming. J Clin Oncol 35:2871-4, 2017.

Hurria A, et al. Predicting chemotherapy toxicity in older adults with cancer: a prospective multicenter study. Journal of Clinical Oncology, New York, 2011;29:(25):3457-65.

Kah Poh Loh, Enrique Soto-Perez-de-Celis, Tina Hsu, Nienke A. de Glas, Nicolò Matteo Luca Battisti, Capucine Baldini, Manuel Rodrigues, Stuart M. Lichtman, and Hans Wildiers. What Every Oncologist Should Know About Geriatric Assessment for Older Patients With Cancer: Young International Society of Geriatric Oncology Position Paper Journal of Oncology Practice 2018;14:2, 85-94.

SIOG: http://siog.org/content/comprehensive-geriatric-assessment-cga-older-patient-cancer

Takahashi M, Takahashi M, Komine K, Yamada H, Kasahara Y, Chikamatsu S, Okita A, Ito S, Ouchi K, Okada Y, Imai H, Saijo K, Shirota H, Takahashi S, Mori T, Shimodaira H, Ishioka C. The G8 screening tool enhances prognostic value to ECOG performance status in elderly cancer patients: A retrospective, single institutional study. PLoS One. 2017 Jun 22;12(6):e0179694.

☰ Anexos
■ Anexo 3.1 – Ferramenta de triagem VES-13

1. Idade _____

PONTUAÇÃO:	1 PONTO PARA IDADE 75-84
	3 PONTOS PARA IDADE > 85

2. Em geral, compando com outras pessoas de sua idade, você diria que sua saúde é?
Ruim* (1 PONTO)
Regular* (1 PONTO)
Boa
Muito boa ou
Excelente

PONTUAÇÃO:	1 PONTO PARA REGULAR ou RUIM

3. Em média quanta dificuldade você tem para fazer as seguintes atividades físicas:

	Nenhuma dificuldade	Pouca dificuldade	Média dificuldade	Muita dificuldade*	Incapaz de fazer*
a. Cuvar, agachar ou ajoelhar?	( )	( )	( )	( )*	( )*
b. Levantar ou carregar objetos com peso aproximado de 5 quilos?	( )	( )	( )	( )*	( )*
c. Elevar ou estender os braços acima do nível do ombro?	( )	( )	( )	( )*	( )*
d. Escrever ou manusear e segurar pequenos objetos?	( )	( )	( )	( )*	( )*
e. Andar 400 metros (aproximadamente quatro quarteirões)	( )	( )	( )	( )*	( )*
f. Fazer serviço doméstico pesado como esfregar o chão ou limpar janelas?	( )	( )	( )	( )*	( )*

Retirado de: Adaptação transcultural do Vulnerable Elders Survey – 13 (VES-13): contribuindo para a identificação de idosos vulneráveis. Maia FOM, Duarte YAO, Secoli SR, Santos JLF, Lebrão ML. Rev Esc Enferm USP 2012; 46(Esp):116-22 www.ee.usp.br/reeusp/

PONTUAÇÃO:	1 PONTO PARA CADA RESPOSTA "MUITA DIFICULDADE"* OU "INCAPAZ DE FAZER"* NAS QUESTÕES 3a ATÉ 3d. CONSIDERAR NO MÁXIMO DE 2 PONTOS.

4. Por causa de sua saúde ou condição física, você tem alguma dificuldade para:
a. Fazer compras de itens pessoais (como produtos de higiene pessoal ou medicamentos?)

( ) SIM → Você recebe ajuda para fazer compras?	( ) SIM*	( ) NÃO
( ) NÃO		
( ) NÃO FAÇO COMPRAS → Isto acontece por causa da sua saúde?	( ) SIM*	( ) NÃO

b. Lidar com dinheiro (como controlar suas despesas ou pagar contas?)

( ) SIM → Você recebe ajuda para lidar com dinheiro?	( ) SIM*	( ) NÃO
( ) NÃO		
( ) NÃO LIDO COM DINHEIRO → Isto acontece por causa da sua saúde?	( ) SIM*	( ) NÃO

c. Atravessar o quarto andando? É PERMITIDO O USO DE BENGALA OU ANDADOR?

( ) SIM → Você recebe ajuda para andar?	( ) SIM*	( ) NÃO
( ) NÃO		
( ) NÃO ANDO → Isto acontece por causa da sua saúde?	( ) SIM*	( ) NÃO

d. Realizar tarefas domésticas leves (como lavar louça ou fazer limpeza leve)?

( ) SIM → Você recebe ajuda para tarefas domésticas leves?	( ) SIM*	( ) NÃO
( ) NÃO		
( ) NÃO FAÇO TAREFAS DOMÉSTICAS LEVES → Isto acontece por causa da sua saúde?	( ) SIM*	( ) NÃO

e. Tomar banho de chuveiro ou banheira?

( ) SIM → Você recebe ajuda para tomar banho de chuveiro ou banheira?	( ) SIM*	( ) NÃO
( ) NÃO		
( ) NÃO TOMO BANHO DE CHUVEIRO OU BANHEIRA → Isto acontece por causa da sua saúde?	( ) SIM*	( ) NÃO

PONTUAÇÃO:	CONSIDERAR 4 PONTOS PARA UMA OU MAIS RESPOSTAS "SIM" NAS QUESTÕES 4a ATÉ 4e.

CLASSIFICAÇÃO FINAL:
NÃO VULNERÁVEL = pontuação ≤ 3
VULNERÁVEL = pontuação ≥ 3

■ Anexo 3.1 – Parte 2: VES-13

Qual é a sua idade? _____
(1 ponto para 75-84 anos/3 pontos para 85 ou mais anos)
Comparando com outras pessoas da sua idade, como é a sua saúde:
(1) Ruim* (1 ponto) (2) Regular* (1 ponto) (3) Boa (4) Muito boa

Atividade	Nenhuma dificuldade	Pouca dificuldade	Alguma dificuldade	Muita dificuldade*	Não consegue*
Quanta dificuldade você tem para curvar-se, agachar-se ou ajoelhar-se?	(1)	(2)	(3)	(4)	(5)
Quanta dificuldade você tem para levantar ou carregar objetos de mais ou menos 5 kg?	(1)	(2)	(3)	(4)	(5)
Quanta dificuldade você tem para alcançar ou estender os braços acima dos ombros?	(1)	(2)	(3)	(4)	(5)
Quanta dificuldade você tem para escrever, manusear ou agarrar objetos pequenos?	(1)	(2)	(3)	(4)	(5)
Quanta dificuldade você tem para caminhar 400 metros?	(1)	(2)	(3)	(4)	(5)
Quanta dificuldade você tem para realizar trabalho de casa pesado, como esfregar pisos ou limpar janelas?	(1)	(2)	(3)	(4)	(5)
1 ponto para cada opção * marcada. Máximo de 2 pontos.					

Por causa da sua saúde ou condição física você tem dificuldade para comprar itens de uso pessoal (como produtos de higiene ou medicamentos)?
    (1) SIM. Você tem ajuda para fazer compras? (1) SIM* (2) NÃO
    (2) NÃO
    (3) NÃO FAZ – É por causa de sua saúde? (1) SIM* (2) NÃO

Por causa da sua saúde você tem dificuldade para lidar com dinheiro (como controlar os gastos ou pagar contas)?
    (1) SIM – Você tem ajuda para lidar com dinheiro? (1) SIM* (2) NÃO
    (2) NÃO
    (3) NÃO FAZ – É por causa de sua saúde? (1) SIM* (2) NÃO

Por causa da sua saúde você tem dificuldade para caminhar pela sala?
    (1) SIM – Você tem ajuda para caminhar? (1) SIM* (2) NÃO
    (2) NÃO
    (3) NÃO FAZ – É por causa de sua saúde? (1) SIM* (2) NÃO

Por causa da sua saúde você tem dificuldade para fazer trabalho doméstico leve (como lavar pratos, arrumar a casa ou limpeza leve)?
    (1) SIM – Você tem ajuda com o trabalho doméstico? (1) SIM* (2) NÃO
    (2) NÃO
    (3) NÃO FAZ – É por causa de sua saúde? (1) SIM* (2) NÃO

Por causa da sua saúde você tem dificuldade para tomar banho?
    (1) SIM – Você tem ajuda para tomar banho? (1) SIM* (2) NÃO
    (2) NÃO
    (3) NÃO FAZ. É por causa de sua saúde? (1) SIM* (2) NÃO

4 pontos para uma ou mais respostas SIM
Escore do VES-13: _____
Classificação do VES-13: (0) hígido/não vulnerável (≤ 3) Vulnerável (> 3)

Anexo 3.2 – Ferramenta de triagem G8 original

Items	Escore
1 Nos últimos três meses houve diminuição da ingesta alimentar devido à perda de apetite, problemas digestivos ou dificuldade para mastigar ou deglutir?	
Diminuição acentuada da ingesta	0
Diminuição moderada da ingesta	1
Sem diminuição da ingesta	2
2 Perda de peso nos últimos três meses	
> 3 kg	0
Paciente não sabe informar	1
1-3 kg	2
Sem perda de peso	3
3 Mobilidade	
Restrito ao leito ou à cadeira de rodas	0
Deambula mas não é capaz de sair de casa	1
Normal	2
4 Problemas neuropsicológicos	
Demência ou depressão graves	0
Demência ou depressão leves	1
Sem problemas psicológicos	2
5 Índice de massa corporal (IMC) = peso em kg/(estatura em m^2)	
< 18,5	0
18,5 ≥ IMC < 21	1
21 ≥ IMC < 23	2
≥ 23	3
6 Utiliza mais de três medicamentos diferentes por dia	
Sim	0
Não	1
7 Em comparação com outras pessoas da mesma idade, como o paciente considera a sua própria saúde?	
Pior	0
Paciente não sabe informar	0,5
Igual	1
Melhor	2
8 Idade (anos)	
> 85	0
80-85	1
< 80	2
Total	___/17

A pontuação total é a soma dos escores em cada um dos 8 itens.
Um escore total ≤ 14 é considerado anormal e justifica uma avaliação geriátrica ampla na abordagem em duas etapas.

■ Anexo 3.3 – Ferramenta de triagem G8 modificada

Itens	Escore
1 Perda de peso nos últimos três meses	
> 3 kg/paciente não sabe	10
1-3 kg	2
Sem perda de peso	0
2 Problemas neuropsicológicos	
Demência ou depressão grave ou moderada	3
Sem problemas neuropsicológicos	0
3 Utiliza mais de seis medicamentos por dia	
Sim	2
Não	0
4 Em comparação com outras pessoas da mesma idade, como o paciente considera a sua própria saúde?	
Pior/paciente não sabe informar	3
Igual ou melhor	0
5 *Performance Status* (PS) – com base na Escala de desempenho funcional do ECOG*	
PS 2, 3, ou 4: 2 – Acamado < 50% do tempo, capaz de se autocuidar 3 – Acamado > 50% do tempo, incapaz de se autocuidar 4 – Totalmente restrito ao leito	12
PS 1: Sintomas ambulatoriais, somente tolera atividades leves	4
PS 0: Assintomático, ativo completamente	0
6 Histórico de insuficiência cardíaca ou doença arterial coronariana	
Sim	5
Não	0
Total	___ / 35

*Eastern Cooperative Oncology Group (ECOG)
A pontuação total é a soma das pontuações em cada um dos seis itens.
Uma pontuação total ≥ 6 é considerada anormal e justifica uma avaliação geriátrica completa na abordagem em duas etapas.

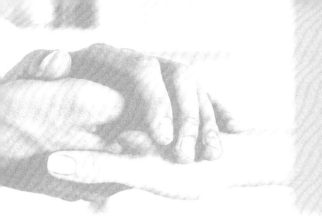

Capítulo 4

Raquel Baptista Pio
Lucíola de Barros Pontes

Avaliação do Risco de Toxicidade ao Tratamento Oncológico no Idoso

O envelhecimento é um fenômeno mundial, sendo considerado uma conquista da sociedade em seu processo de humanização, refletindo a melhoria das condições durante a vida. De acordo com projeções da Organização das Nações Unidas (ONU), 1 em cada 9 pessoas no mundo tem 60 anos ou mais, e estima-se um crescimento para 1 em cada 5 por volta de 2050. No Brasil, a tendência de envelhecimento da população brasileira também é uma realidade. Segundo dados do IBGE, no ano de 2012, somavam-se 23,5 milhões os brasileiros idosos – mais de 10% da população –, mais que o dobro do registrado em 1991, quando a faixa etária contabilizava 10,7 milhões de pessoas.

Com uma nova realidade epidemiológica e como paralelo inexorável entre o crescimento e o envelhecimento da população, haverá maior prevalência de doenças crônico-degenerativas, dentre elas as neoplasias malignas. A idade é o principal fator de risco isolado para o desenvolvimento de neoplasias, com cerca de 60% dos diagnósticos e 70% das mortes relacionadas com o câncer ocorrendo em indivíduos com mais de 65 anos. Nesse cenário, as taxas de óbito são desproporcionalmente maiores, com possíveis fatores influenciando essa equação:

histórico natural de alguns tumores, comorbidades limitantes preexistentes, reserva fisiológica reduzida comprometendo a tolerância ao tratamento, equipe médica relutante quanto às terapias mais agressivas e até mesmo dificuldades de acesso ao serviço oncológico pela população mais idosa.

O envelhecimento é um processo heterogêneo que não necessariamente reflete a idade cronológica de uma determinada pessoa. Por causa dessa heterogeneidade e complexidade, torna-se um desafio o tratamento do idoso. A Oncogeriatria surge como uma subespecialidade de suma importância, capaz de avaliar considerações especiais como um conjunto de cuidado voltado para idosos com câncer, no esteio de uma equipe multidisciplinar.

A individualização do tratamento quimioterápico em todas as idades é essencial para o seu sucesso. Ensaios clínicos randomizados são o padrão-ouro para a investigação de novas terapias e a população idosa ainda é sub-representada nos estudos clínicos, possivelmente pelo maior risco de toxicidade e uma presunção de benefício limitado, sendo a maioria das evidências de tratamento para essa população embasada em análises de subgrupos de grandes estudos. Dados prospectivos para a população octagenária são limitados, sem a existência de recomendações específicas para esse grupo, e *performance status*, funcionalidade, expectativa de vida e desejo do paciente devem ser levados em consideração na estratégia de planejamento. Contudo, estudos comprovam que a população com mais de 65 anos se beneficia de tratamento quimioterápico. Um estudo da University of Baltimore, nos Estados Unidos, identificou que pacientes com neoplasia de pulmão avançada têm ganho de sobrevida global, com redução do risco de morte em torno de 45% com a exposição a pelo menos um agente quimioterápico.

Tradicionalmente na oncologia, utiliza-se a escala de desempenho de Karnofsky, do inglês *Karnosfky Performance Status* (KPS), que varia de 0 a 100, e a medida do *Eastern Cooperative Oncology Group* (ECOG), com variação de 0 a 5, como avaliação do estado funcional de um indivíduo, muitas vezes utilizadas como auxílio para avaliar se um paciente é passível de tratamento quimioterápico. Contudo, na população idosa com câncer, sabe-se que a determinação funcional pelo ECOG/KPS não é suficiente, inclusive estudos têm demonstrado que a saúde como um cenário global é um melhor preditor para tolerância da quimioterapia que a idade cronológica. Nesse contexto, a avaliação geriátrica ampla (AGA) tem-se demonstrado um instrumento primordial, capaz de predizer a idade funcional de um idoso com câncer, pela avaliação de comorbidades e funcionalidade, estratificação de estado nutricional, existência de polifarmácia, avaliação psicológica e cognitiva, consideração no tocante a aspectos sociais e econômicos, e caracterização de síndromes geriátricas.

A AGA é uma ferramenta que auxilia a identificação daqueles que possuem uma expectativa de vida reduzida e risco maior de hospitalização e/ou declínio cognitivo. Tem sido utilizada nos estudos em pacientes idosos com câncer como uma maneira de predizer o grupo com maior risco de toxicidade relacionado com o tratamento quimioterápico. No estudo ELCAPA 01, 375 pacientes com mais de 65 anos foram avaliados com a AGA na tentativa de identificar fatores associados a mudanças terapêuticas no tratamento oncológico: aumento ou redução de dose ou atraso em mais de duas semanas do ciclo. Análises multivariadas identificaram que o estado nutricional e o estado funcional avaliados pela AGA foram fatores independentes para mudanças no tratamento oncológico. Um estudo de 2013 demonstrou que a AGA é uma ferramenta preditora de sobrevida para pacientes idosos sujeitos à quimioterapia na indução de leucemia mieloide aguda. Nesse estudo, a sobrevida global foi bem menor nos pacientes com algum declínio cognitivo e/ou funcional. Outro estudo demonstrou que, nos pacientes com idade superior a 65 anos, a presença de comorbidades e polifarmácia impacta a taxa de resposta citogenética em pacientes portadores de leucemia mieloide crônica.

A AGA, então, pode ser um instrumento valioso na prática clínica oncológica. Como ferramenta, auxilia a detecção de deficiências que não seriam encontradas sem dificuldades no exame físico ou histórico clínico de rotina, possuindo a habilidade ainda para estratificar toxicidades inerentes ao tratamento e influenciando a terapia de escolha e sua intensidade, conforme a avaliação de um indivíduo.

Outro grande desafio é prever a toxicidade de quimioterapia em um indivíduo idoso já que o envelhecimento pode afetar a farmacocinética – interação entre droga e corpo: absorção, distribuição, metabolismo e excreção – e farmacodinâmica – ação da droga no organismo: meio e taxa de excreção, duração do efeito – da terapia antineoplásica. Apesar do processo ser heterogêneo, alterações fisiológicas são inerentes ao envelhecimento. A porcentagem de água corporal diminui com o aumento de gordura, há uma redução de síntese hormonal que resulta em diminuição de síntese proteica e contribui para perda de força e massa muscular. No trato gastrointestinal, há diminuição da motilidade e absorção, com redução do fluxo sanguíneo hepático e consequente diminuição de reserva funcional do órgão. O metabolismo através do complexo enzimático do citocromo P450 também reduz, dificultando a conversão de algumas drogas em seus metabólitos ativos e comprometendo a eliminação de outras drogas, aumentando, assim, o risco de toxicidade. Há uma desregulação imunológica, com elevação de marcadores inflamatórios, como IL-6, IL-1 beta e PCR (proteína C-reativa), que contribuem para o aumento do catabolismo e desenvolvimento de sarcopenia. Os rins, por sua vez, manifestam o processo de envelhecimento por perda constante de néfrons e uma diminuição correspondente na taxa de filtração glomerular, o que prejudica a habilidade de excreção urinária e de eliminar toxinas. Com essas alterações fisiológicas, o risco de maior toxicidade denota também maior complexidade no manejo do idoso com câncer porque pode influenciar a sobrevida e as decisões terapêuticas.

Nesse contexto, três estudos independentes formularam ferramentas para predizer o risco da toxicidade de quimioterapia em idosos. A plataforma do *Cancer and Aging Research Group* (CARG) foi formulada por um estudo que coletou características de cerca de 500 pacientes com idade superior a 65 anos antes do início do tratamento quimioterápico. Tais características variavam em idade, sexo, *performance status*, tipo de tumor, exames laboratoriais e algumas variáveis retiradas da AGA, dentre outros. O CARG identificou fatores de risco que foram combinados para formular um modelo para avaliar a toxicidade. O escore combinado proviria uma estimativa do risco individual para toxicidade grave para quimioterapia, o qual poderia variar de 25%, o menor risco, a 89%, o maior risco.

O *CRASH score* (do inglês, *Chemotherapy Risk Assessment Scale for High-Age Patients*) foi formulado em um estudo avaliando 518 pacientes com idade superior a 70 anos e também anterior ao início de algum regime de quimioterapia. Nele, fatores de risco independentes para toxicidade foram compilados para o modelo final, com o objetivo de criar uma ferramenta para estimar o risco de toxicidade não hematológica grau 3 ou mais, ou toxicidade hematológica grau 4 ou mais. O risco estimado para toxicidade hematológica variou de 7% no grupo de menor risco para 100% no de maior risco, assim como no grupo de toxicidade não hematológica, o risco variou de 33% no grupo de menor risco para 93% no grupo de maior risco.

O escore de Hurria, outra escala preditiva de risco de toxicidade para quimioterapia, é um instrumento que engloba 11 variáveis, incluindo características da avaliação geriátrica, com pontuações específicas para cada variável, obtendo a pontuação final variando de 0 (menor risco de toxicidade) a 19 (maior risco de toxicidade), havendo ainda uma classificação na base dessa pontuação final e do risco de toxicidade: de 0 a 5 pontos, os pacientes são classificados em menor risco de toxicidade; de 6 a 9, risco médio de toxicidade e acima de 9 até 19, maior risco de toxicidade. Virtualmente, todos os idosos submetidos a uma anamnese básica e avaliação geriátrica possuem os dados necessários para o cálculo do escore. O escore, de fácil aplicabilidade e eficácia, é abrangente e após estudo confirmando sua validação externa, tornou-se padrão na avaliação de risco recomendada pelo *National Comprehensive Cancer Network* (NCCN) para avaliação de idosos antes do início do tratamento sistêmico. Como extensão a essa diretriz, médicos brasileiros traduziram e realizaram a adaptação transcultural do escore de Hurria para a língua portuguesa, no intuito de remodelar a prática clínica e de pesquisa no nosso cenário (Tabela 4.1).

Tabela 4.1
Versão em português do Escore de Toxicidade de Hurria

Fator de risco	Pontuação
Idade ≥ 72 anos	2
Tipo de câncer: GI ou GU*	2
Dose da quimioterapia: dose padrão	2
Número de medicamentos quimioterápicos: poliquimioterapia	2
Hemoglobina < 11 g/dL (homens), < 10 g/dL (mulheres)	3
Clearance de creatinina < 34 mL/min**	3
Audição limítrofe ou déficit auditivo grave	2
1 ou mais quedas nos últimos 6 meses	3
Tomar medicações: com ajuda parcial/não consegue	1
Caminhar 1 quarteirão: com limitação moderada ou acentuada	2
Diminuição das atividades sociais, pelo menos em algumas ocasiões, devido à limitação física e/ou emocional	1
TOTAL	

Estratificação de risco	Pontuação
Baixo	0-5
Moderado	6-9
Alto	10-19

*GI: gastrointestinal; GU: geniturinário.
**A fórmula de Jelliffe foi originalmente utilizada para cálculo para a obtenção do escore; em contato com a autora, a mesma declarou não haver prejuízo ao cálculo do escore com o uso de outras fórmulas para obtenção do *clearance* de creatinina, incluindo a fórmula de MDRD simplificada, utilizada pelos autores na etapa de avaliação do escore.

A quimioterapia no paciente com idade superior a 65 anos tem benefícios, como ganho de sobrevida, controle de doença e sintomas relacionados, e por isso não pode ser negada a essa faixa etária. As comorbidades inerentes à idade, por sua vez, adicionam complexidade no manejo do idoso com câncer porque podem influenciar a sobrevida e as decisões terapêuticas, afetando o resultado final do tratamento. Como ambos, comorbidades e câncer, podem influenciar a expectativa de vida, os benefícios esperados da quimioterapia devem ser considerados contra as causas concorrentes de morbimortalidade.

Decisões terapêuticas devem levar em consideração o benefício, a expectativa de vida, a tolerância ao tratamento, a presença de comorbidades e as preferências do paciente. É claro que decisões terapêuticas na faixa etária acima de 65 anos não podem ser tomadas com base apenas na idade cronológica, mas sim como uma avaliação geriátrica estratificada, analisando a idade funcional e outras características, o que pode ajudar a estimar os riscos e benefícios de um tratamento quimioterápico e consolidar a terapia. Seguindo as recomendações de diretrizes internacionais, ferramentas para cálculo do risco de toxicidade à quimioterapia devem ser incorporadas à prática clínica nos profissionais envolvidos no planejamento terapêutico de idosos com câncer.

≡ Referências

Caillet P, et al. Comprehensive geriatric assessment in the decision-making process in elderly patients with cancer: ELCAPA study. J Clin Oncol. 2011 Sep 20;29(27):3636-42. doi: 10.1200/JCO.2010.31.0664.

Chiang LY, Liu J, Flood KL, et al. Geriatric assessment as predictors of hospital readmission in older adults with cancer. J Geriatr Oncol. 2015; 6:254-61.

Davidoff AJ, Tang M, Seal B, Edelman MJ. Chemotherapy and survival benefit in elderly patients with advanced non-small-cell lung cancer. J Clinic Oncol. 2010 May 1;28(13):2191-7. doi: 10.1200/JCO.2009.25.4052.

Extermann M, Boler I, Reich RR, et al. Predicting the risk of chemotherapy toxicity in older patients: the Chemotherapy Risk Assessment Scale for High-Age Patients (CRASH) score. Cancer. 2012; 118: 3377-86.

Hurria A et al. Validation of a Prediction Tool for Chemotherapy Toxicity in Older Adults With Cancer. J Clin Oncol. 2016 Jul 10;34:20.

Klepin HD, Geiger AM, Tooze JA, et al. Geriatric assessment predicts survival for older adults receiving induction chemotherapy for acute myelogenous leukemia. Blood. 2013; 121: 4287-94.

Hurria A, Togawa K, Mohile S, Owusu C, Klepin H, Gross C, Lichtman S, Gajra A, Bhatia S, Katheria V, Klapper S, Hansen K, Ramani R, Lachs M, Wong FL, Tew W. Predicting chemotherapy toxicity in older adults with cancer: A prospective 500 patient multi-center study. Journal of Clinical Oncology 2011;29(25):3457-65. PMID: 21810685.

Hurria A, Togawa K, Mohile SG, Owusu C, Klein HD, Gross CP, et al. Predicting Chemotherapy toxicity in older adults with cancer: a prospective multicenter study. J Clin Oncol. 2011;29(25):3457-65.

Instituto Brasileiro de Geografia e estatística. IBGE

Instituto Nacional do Câncer. INCA

Iurlo A, Ubertis A, Artuso S, Bucelli C, Radice T, Zappa M, Cattaneo D, Mari D, Cortelezzi A. Comorbidities and polypharmacy impact on complete cytogenetic response in chronic myeloid leukaemia elderly patients. Eur J Intern Med. 2014 Jan;25(1):63-6. doi: 10.1016/j.ejim.2013.11.002. Epub 2013 Dec 2.

Karnofsky DA, Burchenal JH. The clinical evaluation of chemotherapeutic agents in cancer. In: MacLeod CM, editor. Evaluation of Chemotherapeutic Agents. Columbia: Columbia University Press; 1949. p. 196.

Lilenbaum RC, Herndon JE, List M, et al. Single-agent versus combination chemotherapy in advanced non-small cell lung cancer: A CALGB randomized trial of efficacy, quality of life, and cost-effectiveness. J Clin Oncol 2005;23:190-196.

Pontes LB, Chinaglia L, Karnaki T, Todaro J, Rodrigues HV, de Souza PMR, Koch LO, Guendelmann RAK, del Giglio A. Quimioterapia em idosos: tradução do escore de toxicidade de Hurria para o português. Geriatr Gerontol Aging. 2017;11(2):76-9.

National Comprehensive Cancer Network (NCCN). Older Adult Oncology Guidelines.

Mohile S, Nagovskiy N, Balducci L. Chemotherapy for the older adult with cancer. In: Arti Hurria A, Balducci L. Geriatric Oncology: Treatment, Assessment and Management. Springer, 2009.

Wasil T, Lichtman SM. Clinical pharmacology issues relevant to the dosing and toxicity of chemotherapy drugs in the elderly. The Oncologist 2005;10:602-61.

Wildiers H, Heeren P, Puts M, Topinkova E, Janssen-Heijnen ML, Extermann M, et al. International Society of Geriatric Oncology Consensus on Geriatric Assessment in Older Patients with Cancer. The J Clin Oncol. 2014 Aug 20;32(24):2595-603.

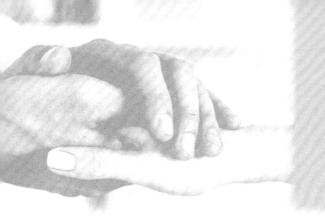

Capítulo 5

Theodora Karnakis
Isabella Gattás Vernaglia

Avaliação Pré-Operatória do Idoso com Câncer

≡ Introdução

Embora a cirurgia seja uma parte importante do tratamento multimodal de tumores sólidos, a população oncogeriátrica frequentemente não recebe tratamentos cirúrgicos curativos quando comparada com pacientes mais jovens. Procedimentos cirúrgicos são muitas vezes contraindicados para pacientes idosos com câncer padrão devido ao maior número de comorbidades, diagnóstico em estádios mais avançados da doença, exclusão de ensaios clínicos e programas de triagem e preocupações quanto ao aumento do risco de morbidade e mortalidade cirúrgica. No entanto, há evidências suficientes de que as intervenções podem ser bem-sucedidas nos mais idosos.

Para muitos casos de tumores sólidos, a cirurgia continua a ser a melhor modalidade de tratamento, como, por exemplo, para câncer de mama, cólon e hepatobiliar. As evidências científicas na área sustentam cada vez mais a premissa de que a idade cronológica sozinha não deve ser determinante para as decisões terapêuticas do tratamento oncológico, incluindo o tratamento cirúrgico. Com adequada estratificação de risco perioperatória, avaliação funcional e prognóstico oncológico, pacientes idosos com câncer apresentam desfechos de morbimortalidade, comparáveis a pacientes mais jovens. Assim, se a cirurgia for definida como a modalidade de tratamento mais apropriada, os pacientes não devem ser desencorajados dessa opção apenas pela questão da idade.

Para atender à necessidade de fornecer informações detalhadas sobre a reserva funcional do paciente idoso com câncer e auxiliar a definição de um plano de tratamento individualizado, foi desenvolvido o PACE (*Pre-operative Assessment of Cancer in the Elderly*). O PACE incorpora a avaliação geriátrica ampla, o Inventário Breve de Fadiga (*Brief Fatigue Inventory* – BFI), o *performance status* pelo ECOG (*Eastern Cooperative Oncology Group Performance Status*) e a classificação da *American Society of Anesthesiologists* (ASA). Apesar de não ser um instrumento incorporado com muita frequência na prática clínica, em um estudo prospectivo com 460 pacientes idosos, a análise multivariada dos itens do PACE demonstraram que a fadiga moderada a grave, uma dependência para atividades instrumentais de vida diária e um *status performance* alterado foram os preditores independentes mais importantes de complicações pós-operatórias. A perda de funcionalidade, tanto para atividades básicas quanto instrumentais de vida diária, e o ECOG alterado também foram associados à internação prolongada. No Brasil, um estudo de coorte retrospectivo recente, realizado no Instituto do Câncer do Estado de São Paulo (ICESP), também aponta para o menor risco de complicações pós-operatórias em idosos acima de 80 anos com melhor capacidade funcional (acima de 4 METs).

Médicos e pacientes devem ser conscientizados de que a não intervenção cirúrgica muitas vezes também pode levar a grande prejuízo na qualidade de vida e prognóstico, ou ainda a situações em que uma cirurgia de emergência se faz necessária. De modo geral, mas em especial no paciente idoso, a cirurgia de emergência acarreta um risco aumentado de complicações e maior possibilidade de desfechos desfavoráveis. Portanto, na decisão terapêutica, devemos determinar não apenas os riscos pré-operatórios, mas também as possíveis complicações associadas ao não tratamento cirúrgico, além de traçar estratégias de prevenção e procurar minimizar a morbimortalidade pós-operatória. Após a cirurgia, a fisioterapia e/ou a terapia ocupacional devem ser consideradas para acelerar o retorno do paciente ao seu nível funcional pré-operatório.

O Colégio Americano de Cirurgiões (*American College of Surgeons – ACS*) e a Sociedade Americana de Geriatria (*American Geriatric Society – AGS*) elaboraram em conjunto diretrizes gerais para a avaliação pré-operatória de pacientes idosos submetidos a cirurgia. Essas diretrizes também podem ser aplicadas a pacientes idosos com câncer que serão submetidos a cirurgia. A idade, por si só, não deve ser um fator decisório; contudo, algumas síndromes geriátricas frequentes podem interferir no desempenho pós-operatório e devem ser bem avaliadas para minimizar os riscos de maiores complicações. Dentre elas, as síndromes demenciais merecem consideração, pois a função cognitiva prejudicada é um fator de risco para complicações pós-operatórias, permanência hospitalar prolongada e morbidade pós-operatória geral de seis meses. A idade avançada também é um fator de risco para o *delirium* pós-operatório. Deve-se também ressaltar que nos idosos algumas patologias podem ser atípicas ou silenciosas, como a angina, a insuficiência cardíaca direita ou o hipotireoidismo; além disso, o baixo grau de atividade física ou a inatividade também podem dificultar a avaliação de sua capacidade funcional.

Embora uma avaliação pré-operatória mais abrangente possa exigir mais tempo em comparação com a avaliação convencional, as etapas adicionais são justificadas pelos benefícios de identificar pacientes de alto risco, melhorar a comunicação entre o cirurgião e os pacientes, e potencialmente minimizar eventos adversos perioperatórios. O Quadro 5.1 apresenta um *checklist* adaptado, proposto pela ACS em conjunto com a AGS a ser seguido na avaliação pré-operatória do paciente idoso.

A seguir, serão abordados alguns aspectos mais detalhados da avaliação pré-operatória dos pacientes idosos com câncer.

≡ Déficit cognitivo e demência

O déficit cognitivo em muitos casos passa despercebido na população idosa. Em uma coorte de idosos da comunidade com multimorbidade, 16% dos pacientes apresentaram baixo desempenho cognitivo sugerindo demência, 89% dos quais não tinham um diagnóstico prévio de demência. No cenário pré-operatório, a avaliação cuidadosa do estado cognitivo do paciente é importante porque no pós-operatório pacientes idosos podem apresentar alteração cognitiva, a qual é difícil de ser interpretada sem uma avaliação anterior do estado cognitivo de base. O déficit cognitivo preexistente é um fator de risco importante para *delirium* pós-operatório que está associado a pior desfechos cirúrgicos, incluindo internação hospitalar prolongada, aumento do risco de mortalidade perioperatória e declínio

Quadro 5.1
***Checklist* para otimização da avaliação pré-operatória do paciente cirúrgico geriátrico**

Além de realizar uma anamnese e exame físico do paciente, as seguintes avaliações são fortemente recomendadas:
- Avaliar a capacidade cognitiva e capacidade de compreender a cirurgia planejada
- Rastreio para depressão
- Identificar fatores de risco do paciente para *delirium* pós-operatório
- Rastreio para abuso/dependência de álcool e/ou outras substâncias
- Realizar uma avaliação cardíaca pré-operatória para pacientes que serão submetidos a cirurgias não cardíacas
- Identificar fatores de risco do paciente para complicações pulmonares pós-operatórias e implementar estratégia apropriadas de prevenção
- Documentar funcionalidade e histórico de quedas
- Investigar síndrome de fragilidade
- Avaliar o estado nutricional do paciente e considerar intervenções pré-operatórias se o paciente estiver em risco nutricional grave
- Fazer um histórico preciso e detalhado da medicação em uso e considerar ajustes perioperatórios apropriados. Monitorar polifarmácia
- Determinar os objetivos e as expectativas de tratamento do paciente no contexto dos possíveis resultados
- Determinar suporte social e familiar do paciente
- Solicitar testes diagnósticos pré-operatórios apropriados focados em pacientes idosos.

Adaptada de Chow et al.[6]

funcional pós-operatório. É importante que a avaliação cognitiva seja realizada no início da avaliação do paciente porque toda evidência de comprometimento cognitivo ou demência pode indicar que os dados fornecidos pelo paciente podem não ser confiáveis.

É recomendado para todo paciente sem histórico conhecido de declínio cognitivo ou demência, a obtenção de um histórico cognitivo detalhado e a realização de um teste cognitivo de rastreio. Habitualmente, utiliza-se o Miniexame do Estado Mental, o Teste do Relógio e da Fluência Verbal. Caso o paciente apresente mau desempenho nos testes de rastreio, deve ser considerado encaminhamento para um médico especialista. Se informantes próximos estiverem presentes (p. ex., cônjuge ou filhos), estes também devem ser interrogados sobre a ocorrência de sintomas cognitivos.

≡ *Delirium* pós-operatório

O *delirium* é um estado confusional agudo, caracterizado por alteração da consciência, dificuldade de focalizar a atenção, prejuízo cognitivo, pensamento desorganizado e pode estar associado a distúrbios da percepção. Desenvolve-se em um curto período (de horas a dias), com tendência à flutuação ao longo do dia. Associa-se a condições clínicas patológicas, intoxicação por substâncias ou efeito adverso da medicação. É importante destacar que, assim como em outro contexto clínico, em sua grande maioria o *delirium* apresenta-se como uma síndrome heterogênea e multifatorial, podendo ser identificados para um mesmo episódio mais de um fator predisponente e/ou precipitante.

É uma complicação comum no perioperatório de idosos, com uma incidência que varia de acordo com o tipo de cirurgia e a população envolvida, sendo descritas taxas de incidência de 5,1% a 52,2%. O *delirum* pós-operatório está associado a uma mortalidade mais elevada, complicações e taxa de institucionalização, além de custos mais altos e uso de recursos hospitalares, longos períodos de hospitalização e perda de funcionalidade. A avaliação pré-operatória deve atentar para a identificação de fatores de risco para *delirium* no pós-operatório, dentre eles: alterações cognitivas e de comportamento (síndromes demenciais, dor não tratada, depressão, etilismo, privação de sono); comorbidades clinicamente significativas (relacionadas com disfunção renal crônica, anemia, hipoxemia); alterações metabólicas (desnutrição, alterações hidreletrolíticas, desidratação); perda funcional (imobilismo, déficit sensorial grave); além de outros, como idade avançada, uso de polifarmácia, risco aumentado de retenção urinária ou constipação.

No cenário perioperatório, é importante ressaltar, além dos fatores predisponentes, o impacto de fatores precipitantes além da cirurgia, que por si só já se apresenta como um fator nocivo e estressor significativo. No contexto cirúrgico, o tipo de anestesia não parece influir no risco de *delirium*. Contudo, são descritos diversos fatores precipitantes, dentre eles: perda sanguínea no perioperatório, diversas transfusões pós-operatórias, dor não controlada, uso de meperidina, privação de sono, depleção sérica de acetilcolina (secundária a hipóxia, sepse ou ação medicamentosa), dor aguda intensa e não controlada e baixa mobilidade pós-operatória.

A toxicidade por drogas também é uma das causas que merece destaque no cenário perioperatório. Uma vigilância detalhada das medicações prescritas pode evitar tanto toxicidade induzida por medicação, como síndrome de retirada de alguma medicação de uso contínuo (p. ex., retirada súbita de benzodiazepínicos). Algumas das principais classes de medicamentos associados a alterações cognitivas são os medicamentos anticolinérgicos, antidepressivos, antipsicóticos, anti-histamínicos, antiespasmódicos, dentre outros.

A definição diagnóstica é descrita pelo DSM-V e o principal instrumento descrito na literatura para diagnóstico é o escore derivado desses critérios, denominado *Confusion Assesment Method (CAM)*. Em pacientes cirúrgicos, o CAM tem sensibilidade de 94,1% e especificidade de 96,4%. Uma vez diagnosticado, o tratamento do *delirium* está embasado em dois objetivos simultâneos: manejo das alterações de comportamento; buscar ativamente e tratar fatores desencadeantes. Algumas medidas preventivas simples incluem: presença de calendário, lugar, nome dos membros da equipe, auxílio para ingesta de comida e de líquidos, estimulação cognitiva e medidas não farmacológicas para regulação de sono. Além disso, outras intervenções clínicas, como oxigenação por 24 horas no pós-operatório, evitar desidratação, correção de distúrbios hidreletrolíticos, vigilância infecciosa e atenção à prescrição, diminuem o risco de confusão mental perioperatória.

≡ Depressão

Realizar o rastreio para depressão no pré-operatório do paciente idoso é bastante recomendado. As doenças oncológicas podem ser acompanhadas de sintomas depressivos e é importante identificá-los e tratá-los, independentemente do período perioperatório. Fatores de risco para depressão entre pacientes geriátricos incluem sexo feminino, deficiência física, luto, distúrbios do sono e depressão prévia. Possíveis fatores de risco incluem estado de saúde ruim, deficiência cognitiva, morar sozinho e novo diagnóstico médico. No cenário pós-operatório, a depressão foi associada a uma maior percepção de dor e ao aumento do uso analgésico pós-operatório. Recomenda-se que seja realizado um rastreio com escalas simples e, caso positivo, o paciente seja encaminhado a uma avaliação mais detalhada de geriatra ou psiquiatra. Uma versão reduzida da Escala de Depressão Geriátrica (GDS) – que é muito utilizada para os rastreios de depressão em pacientes idosos pode ser vista na Tabela 5.1.

≡ Avaliação cardíaca

Os pacientes idosos são mais vulneráveis a eventos adversos cardíacos perioperatórios. Portanto, é importante identificar pacientes idosos com maior risco de complicações cardíacas para determinar o manejo perioperatório apropriado e para comunicar efetivamente o risco operacional. O *American College of Cardiology* e a *American Heart Association* (ACC/AHA) desenvolveram um algoritmo para avaliação de risco para cirurgia não cardíaca, que deve ser seguido também para pacientes oncológicos. A Tabela 5.2 resume os principais exames recomendados de acordo com o perfil funcional do paciente. Podemos verificar que o histórico, o exame físico, o eletrocardiograma de repouso, a radiografia

Tabela 5.1
Escala de Depressão Geriátrica – GDS

GDS – Escala de Depressão Geriátrica	Sim	Não
Em geral, você está satisfeito com sua vida?	0	1
Você abandonou várias de suas atividades ou interesses?	1	0
Você sente que sua vida está vazia?	1	0
Você se sente aborrecido(a) com frequência?	1	0
Você está de bom humor durante a maior parte do tempo?	0	1
Você teme que algo de ruim aconteça com você?	1	0
Você se sente feliz durante a maior parte do tempo?	0	1
Você se sente desamparado(a) com frequência?	1	0
Você prefere ficar em casa a sair e fazer coisas novas?	1	0
Você acha que apresenta mais problemas com a memória do que antes?	1	0
Atualmente, você acha maravilhoso estar vivo(a)?	0	1
Você considera inútil a forma em que se encontra agora?	1	0
Você se sente cheio de energia?	0	1
Você considera sem esperança a situação em que se encontra?	1	0
Você considera que a maioria das pessoas está melhor do que você?	1	0
0-4 pontos = normal; 5-9 = depressão leve; 10-15 = depressão grave.		

de tórax e a creatinina são suficientes para analisar a maioria dos pacientes.

Há evidências para a indicação do uso dos betabloqueadores em pacientes de risco alto, intermediário ou com doença coronariana já estabelecida para prevenir o surgimento de eventos isquêmicos no pós-operatório. Os betabloqueadores reduzem a mortalidade e a morbidade quando administrados a pacientes de alto risco. Recomenda-se a titulação da dose para alcançar uma frequência cardíaca de 60 a 80 batimentos por minutos, na ausência de hipotensão, de preferência com o uso de betabloqueadores cardiosseletivos, como atenolol, bisoprolol ou metoprolol. As diretrizes orientam a administração de betabloqueadores para pacientes que já fazem uso (sobretudo aqueles com indicações cardíacas independentes para esses medicamentos, como arritmia ou histórico de infarto do miocárdio) e para pacientes que serão submetidos a cirurgia de risco intermediário com doença coronariana conhecida ou com múltiplos fatores de risco clínicos para doença cardíaca isquêmica. Se os betabloqueadores forem indicados, quando possível, devem ser iniciados pelo menos dias a semanas antes da cirurgia eletiva e a titulação da dose com

Tabela 5.2
Exames da avaliação cardiológica pré-operatória do paciente idoso

Exame pré-operatório	Indicação
Radiografia de tórax	Doença cardiopulmonar aguda (tabagismo, asma e DPOC) > 70 anos com histórico de doença cardiopulmonar crônica estável sem radiografia de tórax recente (últimos 6 meses) Possível admissão em UTI – importante imagem de linha de base Cirurgia de grande porte (cardíaca, torácica, abdominal e alguns tipos de cirurgias esofágicas, tiroidectomia, cabeça e pescoço, neurocirurgia e linfonodal)
Eletrocardiograma de repouso	Cirurgia de risco intermediário ou vascular Doença cardíaca isquêmica conhecida, infarto do miocárdio anterior, arritmias cardíacas, doença vascular periférica, doenças cerebrovasculares, insuficiência cardíaca prévia ou compensada, diabetes, insuficiência renal ou doença respiratória
Teste de estresse não invasivo (eletrocardiograma de esforço, cintilografia miocárdica com tálio com estresse físico ou farmacológico (dipiridamol) ou ecocardiograma de estresse com dobutamina	≥ 3 fatores de risco clínicos e baixa capacidade funcional (menos de 4 METs) que serão submetidos a cirurgia vascular ≥ 1 fator de risco clínico e capacidade funcional baixa (menos de 4 METs) que serão submetidos a cirurgia de risco intermediário ou cirurgia vascular, se o resultado do exame mudar a conduta

Adaptada de Chow et al.[6]

base na frequência cardíaca deve continuar durante os períodos intra e pós-operatórios. É importante ressaltar que a administração de doses elevadas de betabloqueadores, sem adequada titulação de dose, além de não trazer benefícios, pode ser prejudicial aos pacientes que não tomam betabloqueadores e que serão submetidos a cirurgia não cardíaca.

No contexto de redução de risco cardíaco pré-operatório, as estatinas estão recomendadas e devem ser iniciadas o mais rápido possível para pacientes com doença vascular conhecida, taxa elevada de LDL ou teste não invasivo positivo. Para pacientes submetidos a cirurgia não cardíaca, que fazem uso prévio de estatina, a terapia com estatinas deve ser mantida. O uso de estatinas também pode ser considerado para pacientes que serão submetidos a cirurgia de risco intermediário e cirurgia vascular.

Avaliação pulmonar

As complicações pulmonares no período pós-operatório contribuem de modo significativo para a mortalidade e morbidade no perioperatório. Em uma revisão sistemática em pacientes submetidos a cirurgia não cardíaca, a taxa global de complicações pulmonares pós-operatórias em todos os estudos foi de 6,8%, sendo a principal causa de complicações em cirurgias abdominais. Evidências apontam as complicações pulmonares como as de maior custo em relação a maioria das complicações médicas pós-operatórias (incluindo cardíacas, tromboembólicas e infecções) e resultam em tempo de internação mais prolongado; além de estarem associadas a menor sobrevida no longo prazo de pacientes idosos. Dentre as principais complicações pulmonares pós-operatórias, estão: atelectasias, broncoespasmo, infecções (incluindo pneumonia e bronquite), exacerbação de doenças pulmonares preexistentes, insuficiência respiratória aguda (incluindo obstrução aguda de vias aéreas), hipercapnia e/ou hipoxemia e dificuldade em desmame de ventilação mecânica.

É altamente recomendável a realização de uma triagem no pré-operatório de pacientes sob maior risco de desenvolver complicações pulmonares pós-operatórias. A equipe médica responsável deve considerar a implementação de estratégias pré-operatórias adequadas para minimizar o risco de complicações pulmonares. Os principais fatores de risco para as complicações pulmonares relacionados com o paciente estão listados na Tabela 5.3.

Vale ressaltar que tabagistas possuem risco elevado de complicações pulmonares pós-operatórias, mesmo na ausência de doença pulmonar. Pacientes com carga tabágica superior a 20 anos/maço possuem risco maior de incidência de complicações do que aqueles com carga tabágica menor. O risco de complicações pulmonares associado ao tabagismo é maior nos indivíduos que fumaram nos últimos dois meses precedentes à cirurgia. Por outro lado, diabetes, obesidade e asma bem controladas não foram identificados como fatores de risco para complicações pulmonares pós-operatórias. Além dos fatores de risco associados ao paciente, são descritos fatores de risco relacionados com o procedimento: sítio cirúrgico (sobretudo cirurgias torácicas e abdominais altas); tempo de cirurgia prolongado (duração superior a três horas); uso de anestesia geral, bloqueio neuromuscular residual após procedimento, cirurgia de emergência e transfusão perioperatória.

Tabela 5.3
Principais fatores de risco relacionados com o paciente para complicações pulmonares pós-operatórias

Idade superior a 60 anos	Tabagismo atual
Doença pulmonar obstrutiva crônica (DPOC)	Déficit sensorial
	Sepse pré-operatória
Classificação de ASA classe II ou maior	Perda de peso > 10% em 6 meses
Dependência funcional	Albumina sérica < 3,5 mg
Insuficiência cardíaca congestiva	Creatinina sérica > 1,5 mg/d
Apneia obstrutiva do sono	
Hipertensão pulmonar	

Adaptada de Chow et al.[6]

O histórico clínico completo e o exame físico detalhado são os elementos mais importantes para a avaliação do risco pulmonar pré-operatório. Exames complementares podem ser utilizados, como radiografia de tórax e espirometria. A radiografia de tórax deve ser realizada em pacientes com doença cardiopulmonar conhecida e em todos os idosos que serão submetidos a cirurgias de risco alto, incluindo abdominal alta, torácica, esofágica e aórtica. A espirometria está indicada na avaliação pré-operatória de pacientes com sintomas de tosse ou dispneia ou intolerância ao exercício de causa incerta, doença pulmonar obstrutiva não compensada e pacientes que serão submetidos a cirurgia de ressecção pulmonar.

O tratamento para diminuir os riscos de complicações pulmonares se inicia antes da cirurgia. Estratégias pré-operatórias efetivas incluem: cessação do tabagismo, otimização do tratamento de asma e DPOC, tratamento de eventuais infecções pulmonares e realização de manobras de expansão pulmonar (técnicas de respiração profunda e fisioterapia respiratória). Tabagistas possuem um maior risco de complicações pulmonares pós-operatórias, em especial na presença de doença pulmonar obstrutiva crônica. Pacientes que serão submetidos a cirurgia eletiva devem ser aconselhados a interromper o hábito tabágico, de preferência por pelo menos oito semanas antes da cirurgia. No pós-operatório, algumas medidas também podem ajudar na redução de risco pulmonar, como fisioterapia pós-operatória precoce (uso de ventilação não invasiva quando indicado), controle rigoroso de dor (evitar ocorrência de hipoventilação e atelectasias pulmonares) e corticoterapia em pacientes asmáticos ou com DPOC sintomáticos.

≡ Risco TVP e TEP

O risco de eventos tromboembólicos pós-operatórios é aumentado em pacientes com câncer do que na população geral. As escalas de avaliações do risco de trombose venosa profunda (TVP) e tromboembolismo pulmonar (TEP) não diferem da habitualmente utilizada em pacientes mais jovens (Tabela 5.4). Esse risco aumentado é refletido no escore de

Tabela 5.4
Modelo modificado de avaliação de risco Caprini para TEV em pacientes cirúrgicos

1 ponto	2 pontos	3 pontos	Pontos
Idade de 41 a 61 anos	Idade 61-74 anos	Idade ≥ 75 anos	AVC < 1 mês
Cirurgia pequena	Cirurgia artroscópica	Hx de TEV	Artroplastia eletiva
IMC > 25 kg/m²	Cirurgia aberta > 45 min	Hx familiar de TEV	Fratura de quadril, pelve
Edema de MMII	Cirurgia laparoscópica	Fator V de Leiden	ou MMII
Veias varicosas	> 45 min	Protrombina 21210^A	Lesão medular espinal
Gravidez/pós-parto	Malignidade	Anticoagulante lúpico	aguda (< 1 mês)
Hx de aborto espontâneo	Acesso venoso central	Anticorpo anticardiolipina	
Contraceptivo ou TRH	Imobilização com gesso	Trombocitopenia induzida	
Sepse < 1 mês		por heparina	
Doença grave pulmonar		Outras trombofilias	
incluindo PNM (< 1 mês)		congênitas ou adquiridas	
Função pulmonar anormal			
IAM			
ICC (1 mês)			
Hx de doença inflamatória			
intestinal			
Restrito ao leito			

Interpretação: estimativa do risco de TEV na ausência de profilaxia farmacológica ou mecânica (em porcentagem)
Avaliação de risco muito baixa (pontuação 0): < 0,5
Avaliação de risco baixa (pontuação 1 a 2): 1,5
Avaliação de risco intermediária (pontuação 3 a 4): 3,0
Avaliação de risco alta (pontuação ≥ 5): 6,0
*IMC: índice de massa corpórea; Hx: histórico; TRH: terapia de reposição hormonal; PNM: pneumonia; IAM: infarto agudo do miocárdio; ICC: insuficiência cardíaca congestiva; TEV: tromboembolismo venoso; AVC: acidente vascular cerebral.

Caprini para tromboembolismo venoso (TVE) em pacientes cirúrgicos, que atribui 2 pontos para a presença de malignidade e 2 a 3 pontos para idade superior a 60 anos. Assim, a maior prevalência de patologias neoplásicas e ortopédicas classifica o idoso como alto risco para TVP/TEP na grande parte das cirurgias e torna a prevenção adequada essencial para o sucesso do perioperatório e para a redução da mortalidade nesses pacientes. Portanto, para a maioria dos pacientes com câncer submetidos a cirurgia, é recomendada a profilaxia farmacológica para TVE perioperatória em vez de apenas profilaxia mecânica, tanto para prevenção de fenômenos tromboembólicos, quanto para redução de mortalidade.

Estado nutricional

Estudo apontam para taxas de desnutrição em idosos de 5,8% entre indivíduos na comunidade, 13,8% em instituições de longa permanência, 38,7% nos hospitais e 50,5% em centros de reabilitação. A desnutrição está associada ao aumento do risco de eventos adversos pós-operatórios, sobretudo complicações infecciosas (p. ex., infecções do sítio cirúrgico, pneumonia, infecções do trato urinário etc.) e complicações de feridas (p. ex., deiscência e vazamentos de anastomose), além de estar associada ao aumento da duração da estadia para pacientes submetidos a cirurgia gastrointestinal eletiva.

O estado nutricional é, com frequência, prejudicado em pacientes oncogeriátricos, com prevalências relatadas de 32% e 5,5%. Fatores de risco conhecidos para uma deficiência nutricional em pacientes com câncer incluem idade avançada, doença oncológica avançada, tumores intra-abdominais e baixo *status performance*. Em pacientes idosos, o estado nutricional pode estar prejudicado devido a fatores fisiológicos, sociais ou econômico (p. ex., dentição pobre, doença, depressão, insuficiência de recursos financeiros ou perda de funcionalidade).

O estado nutricional pode ser avaliado por várias ferramentas de triagem, a maioria dos quais inclui peso corporal atual, presença e quantificação de perda de peso não intencional e se a ingesta alimentar diminuiu recentemente. Uma ferramenta de triagem bastante utilizada e validada para identificar pacientes em risco nutricional aumentado é a Miniavaliação Nutricional (MNA) ou a sua forma simplificada (Mini-MNA) – Quadro 5.2.

A avaliação nutricional se inicia com histórico e exame físico. São parâmetros da avaliação clínica: índice de massa corporal

Quadro 5.2
Triagem – Miniavaliação nutricional

Item	Pontuação
O consumo de alimentos diminuiu nos últimos 3 meses devido à perda de apetite, problemas digestivos, dificuldades para mastigar ou deglutir?	0 – diminuição acentuada 1 – diminuição moderada 2 – não houve diminuição
Perda de peso nos últimos 2 meses	0 – superior a 3 kg 1 – não sabe informar 2 – entre 1 e 3 kg 3 – não perdeu peso
Mobilidade	0 – restrito ao leito ou à cadeira de rodas 1 – deambula, mas é incapaz de sair de casa sem ajuda 2 – deambula normalmente e é capaz de sair de casa sem ajuda
Teve algum estresse psicológico ou doença aguda nos últimos 3 meses?	0 – sim 2 – não
Problemas neuropsicológicos	0 – tem demência e/ou depressão grave 1 – demência leve 2 – sem problemas
Índice de massa corpórea [peso (kg)/altura (m)^2]	0 – IMC < 19 1 – 19 < IMC < 21 2 – 21 < IMC < 23 3 – IMC ≥ 23

Pontuação final do rastreamento:
≥ 12: normal
8 a 11: risco de desnutrição
0 a 7: desnutrido

(IMC), circunferência do braço, prega cutânea tricipital e subescapular. A avaliação antropométrica em geral é pouco reprodutível, devido à variação intra e interobservador, pior precisão em pacientes idosos e acamados, além da baixa sensibilidade para mudanças agudas no estado nutricional. Conta-se ainda com indicadores bioquímicos de desnutrição: anemia, deficiência de vitaminas, baixos níveis de pré-albumina, albumina, transferrina, colesterol e baixa contagem de linfócitos. Três dessas variáveis têm comprovado sua relevância clínica como fatores prognósticos: albumina < 3,5 mg/dL, linfócitos < 1.800 mm^3 e perda de peso involuntária > 10% em seis meses. Além disso, perda de peso e um risco aumentado na miniavaliação nutricional foram preditores de institucionalização após alta hospitalar e aumento da mortalidade a curto prazo em pacientes oncogeriátricos submetidos a cirurgia abdominal. Também, a albumina sérica no pré-operatório é um forte preditor de complicações nos primeiros 30 dias de pós-operatório.

Perda de peso acima de 20% e albumina sérica inferior a 2,5 g/dL caracterizam a desnutrição grave e são fortes preditores de mau prognóstico cirúrgico. O suporte nutricional no pré-operatório é benéfico nesses pacientes, reduzindo muito a mortalidade e as complicações cirúrgicas. Recomenda-se o uso de suplementos enterais por via oral, já que eles podem melhorar o aporte calórico proteico e de oligoelementos.

Funcionalidade, mobilidade e risco de quedas

Apesar de o comprometimento de funcionalidade ser um preditor de mortalidade em coortes oncogeriátricas de pacientes que receberam tratamento não cirúrgico para o câncer ou em cuidados de suporte; uma revisão sistemática recente apontou para o fato de que esse resultado não foi encontrado na maioria das coortes de pacientes cirúrgicos. É possível que a justificativa para essa incoerência esteja na seleção da população para os estudos, já que em geral pacientes selecionados para tratamento cirúrgico têm um melhor desempenho, enquanto a funcionalidade de pacientes oncológicos submetidos a tratamento não cirúrgico pode variar muito. De todo modo, recomenda-se que todos os pacientes idosos devem ser avaliados quanto à sua capacidade de realizar atividades diárias (*status* funcional). Quaisquer limitações funcionais devem ser documentadas e podem indicar necessidade de intervenções perioperatórias, como encaminhamento para terapia ocupacional e fisioterapia, com o objetivo de otimizar a recuperação pós-operatória.

O risco de queda é bastante registrado pelo número de quedas, com ou sem lesões graves, em um determinado período. Essa é uma avaliação que deve ser integrada à avaliação da presença de outras síndromes geriátricas, como depressão, demência, *delirium*, fadiga, fragilidade e osteoporose. Além da investigação sobre o histórico de quedas, sobretudo no último ano, todo déficit sensorial relatado (em especial, visual e auditivo) ou alteração da deglutição deve ser documentado.

O fato comprovado de que uma velocidade de marcha mais rápida estar associada a taxas de sobrevivência melhores em idosos reforça a importância da avaliação desse parâmetro (de fácil aplicabilidade) como parte de um pré-operatório. No cenário cirúrgico, os resultados são conflitantes; entretanto, há uma heterogeneidade das avaliações de testes funcionais, bem como em relação aos desfechos dos estudos, o que torna difícil a comparação de resultados. Apesar disso, recomenda-se que todos os pacientes idosos sejam rastreados para alteração de marcha e mobilidade, sendo muito utilizados para essa finalidade o *Timed Up and Go Test* (TUGT) ou o teste de velocidade de marcha. Toda pessoa que demonstre dificuldade em levantar da cadeira ou precise de mais de 20 segundos para completar o teste possivelmente está em alto risco de quedas e de piores desfechos, devendo ser considerada uma avaliação com fisioterapeuta pré-operatória.

≡ Fragilidade

Embora não haja uma definição clara de fragilidade na prática clínica, o termo refere-se a uma síndrome de diminuição da reserva fisiológica e da resistência a estressores. Como consequência, os pacientes frágeis estariam mais vulneráveis a desfechos ruins de saúde, incluindo quedas, piora da mobilidade e perda de funcionalidade, hospitalizações e morte. Apesar de relacionadas, é descrita como uma entidade clínica distinta da multimorbidade e da perda de funcionalidade. Há diversas formas de avaliação descritas, mas alguns critérios são universais para o diagnóstico, como a perda de peso não intencional, fraqueza muscular, exaustão, diminuição de atividade física e a redução da velocidade de marcha.

Independentemente de como é diagnosticada, a fragilidade foi demonstrada de maneira autônoma como preditor de taxas mais elevadas de efeitos adversos pós-operatórios, aumento do tempo de permanência hospitalar e maior probabilidade de institucionalização pós-alta. Além disso, pacientes classificados como pré-frágeis também têm risco elevado de complicações pós-operatórias e um risco duas vezes maior de fragilizar nos três anos conseguintes à cirurgia, em comparação com pacientes não frágeis.

≡ Manejo medicamentoso

Com uma alta incidência de multimorbidades, os pacientes idosos estão mais propensos a tomar com regularidade vários medicamentos e, portanto, fazer uso de polifarmácia. Nos pacientes oncogeriátricos, a prevalência da polifarmácia é ainda maior devido ao uso de quimioterapia e diversas medicações de suporte do tratamento oncológico. A definição de polifarmácia varia bastante entre os estudos, mais os coortes mais utilizados são o uso de cinco ou oito medicações diferentes por dia. Em muitos casos, a falta de uma definição universal acaba gerando resultados conflitantes em relação à associação a desfechos cirúrgicos desfavoráveis de pacientes oncogeriátricos. Entretanto, em outros contextos clínicos, a polifarmácia tem sido associada ao aumento do risco de déficit cognitivo, morbidade e mortalidade, bem como a má adesão medicamentosa. O risco de reações adversas aos medicamentos também aumenta com a utilização de uma quantidade mais elevada de medicamentos, ocasionando mais admissões hospitalares.

Por causa de alta prevalência de polifarmácia associada a alterações de farmacodinâmica e farmacocinética inerentes ao envelhecimento, em geral os pacientes idosos estão sob maior risco de reações adversas a medicamentos. Como consequência, os pacientes geriátricos são mais sensíveis aos efeitos psicoativos de medicamentos, incluindo os mais utilizados no período perioperatório, como narcóticos, benzodiazepínicos e anti-histamínicos. Portanto, muitas vezes mais do que avaliar apenas o número total das medicações de uso do paciente, uma avaliação detalhada para identificar a presença de medicações inapropriadas ou uma análise dos tipos de medicamentos utilizados, incluindo suas potenciais interações resulta em um melhor cuidado do paciente idoso, inclusive no cenário perioperatório.

Assim, a avaliação pré-operatória do idoso com câncer deve incluir uma revisão detalhada da lista completa de medicação do paciente, incluindo o uso de medicamentos "não prescritos" (como anti-inflamatórios não esteroidais, vitaminas, colírios e fitoterápicos). É recomendado minimizar o risco de reações adversas a medicamentos, identificando medicamentos que devem ser descontinuados, interrompidos antes da cirurgia ou evitados (medicamentos potencialmente inapropriados ao idoso – critérios de Beers). Ainda, alguns medicamentos devem ser iniciados ou mantidos no pré-operatório para reduzir riscos de eventos adversos, como, por exemplo, betabloqueadores e estatinas. Por fim, é importante atentar para o ajuste das doses de medicamentos para a função renal (taxa de filtração glomerular), monitorar a polifarmácia e potenciais interações adversas. Quando possível, medicamentos não essenciais devem ser interrompidos no perioperatório e a adição de novos medicamentos deve ser limitada a medicações realmente necessárias.

Conclusão

O aumento da indicação de cirurgia no idoso com câncer é uma realidade na prática diária da maioria dos hospitais que atendem esses pacientes. As necessidades especiais dessa população devem ser levadas em consideração antes do planejamento do tratamento. Evidências da literatura que um perioperatório, atendendo às demandas específicas dessa população por meio de uma avaliação especializada, pode beneficiar a morbimortalidade e propiciar procedimentos com menor índice de complicações.

Referências

Agarwal E, Miller M, Yaxley A, Isenring E. Malnutrition in the elderly: A narrative review. Maturitas. 2013 Dec;76(4):296-302.

Ansaloni L, Catena F, Chattat R, Fortuna D, Franceschi C, Mascitti P, et al. Risk factors and incidence of postoperative delirium in elderly patients after elective and emergency surgery. Br J Surg. 2010 Feb; 97(2): 273-80.

Audisio R, Bozzetti F, Gennari R, Jaklitsch M, Koperna T, Longo W, et al. The surgical management of elderly cancer patients. Eur J Cancer. 2004 May;40(7): 926-38.

Audisio RA, Ramesh H, Longo WE, Zbar AP, Pope D. Preoperative assessment of surgical risk in oncogeriatric patients. Oncologist. 2005 Apr 1;10(4):262-8.

Baldo JV, Shimamura AP. Letter and category fluency in patients with frontal lobe lesions. Neuropsychology. 1998 Apr;12(2):259-67.

Biccard BM, Sear JW, Foëx P. Statin therapy: A potentially useful peri-operative intervention in patients with cardiovascular disease. Anaesthesia. 2005 Nov; 60(11):1106-14.

Bozzetti F. Nutritional support of the oncology patient. Crit Rev Oncol Hematol. 2013 Aug;87(2):172-200.

By the American Geriatrics Society 2015 Beers Criteria Update Expert Panel. American Geriatrics Society 2015 Updated Beers Criteria for Potentially Inappropriate Medication Use in Older Adults. J Am Geriatr Soc. 2015 Nov;63(11):2227-46.

Chow WB, Rosenthal RA, Merkow RP, Ko CY, Esnaola NF, American College of Surgeons National Surgical Quality Improvement Program, et al. Optimal preoperative assessment of the geriatric surgical patient: A best practices guideline from the American College of Surgeons National Surgical Quality Improvement Program and the American Geriatrics Society. J Am Coll Surg. 2012 Oct;215(4):453-66.

Cole MG, Dendukuri N. Risk factors for depression among elderly community subjects: A systematic review and meta-analysis. Am J Psychiatry. 2003 Jun;160(6):1147-56.

Davenport DL, Ferraris VA, Hosokawa P, Henderson WG, Khuri SF, Mentzer RM. Multivariable predictors of postoperative cardiac adverse events after general and vascular surgery: Results from the patient safety in surgery study. J Am Coll Surg. 2007 Jun; 204(6):1199-210.

De Cosmo G, Congedo E, Lai C, Primieri P, Dottarelli A, Aceto P. Preoperative psychologic and demographic predictors of pain perception and tramadol consumption using intravenous patient-controlled analgesia. Clin J Pain. 2008 Jun;24(5):399-405.

Deiner S, Silverstein JH. Postoperative delirium and cognitive dysfunction. Br J Anaesth. 2009 Dec;103 Suppl 1:i41-46.

Dimick JB, Chen SL, Taheri PA, Henderson WG, Khuri SF, Campbell DA. Hospital costs associated with surgical complications: A report from the private-sector National Surgical Quality Improvement Program. J Am Coll Surg. 2004 Oct;199(4):531-7.

Ekdahl AW, Odzakovic E, Hellström I. Living Unnoticed: Cognitive Impairment in Older People with Multimorbidity. J Nutr Health Aging. 2016 Mar 9; 20(3): 275-9.

Fleisher LA, Beckman JA, Brown KA, Calkins H, Chaikof EL, Fleischmann KE, et al. 2009 ACCF/AHA Focused Update on Perioperative Beta Blockade Incorporated Into the ACC/AHA 2007 Guidelines on Perioperative Cardiovascular Evaluation and Care for Noncardiac Surgery. J Am Coll Cardiol. 2009 Nov 24;54(22):e13-118.

Folstein MF, Folstein SE, McHugh PR. Mini-mental state: A practical method for grading the cognitive state of patients for the clinician. J Psychiatr Res. 1975 Nov;12(3):189-98.

Fried LP, Ferrucci L, Darer J, Williamson JD, Anderson G. Untangling the concepts of disability, frailty, and comorbidity: Implications for improved targeting and care. J Gerontol A Biol Sci Med Sci. 2004 Mar;59(3):255-63.

Gould MK, Garcia DA, Wren SM, Karanicolas PJ, Arcelus JI, Heit JA, et al. Prevention of VTE in nonorthopedic surgical patients: Antithrombotic therapy and prevention of thrombosis, 9th ed: American College of Chest Physicians Evidence-Based Clinical Practice Guidelines. Chest. 2012 Feb;141(2 Suppl):e227S-e277S.

Guigoz Y, Vellas BJ. Malnutrition in the elderly: the Mini Nutritional Assessment (MNA). Ther Umsch. 1997 Jun;54(6):345-50.

Hajjar ER, Cafiero AC, Hanlon JT. Polypharmacy in elderly patients. Am J Geriatr Pharmacother. 2007 Dec;5(4):345-51.

Howard L, Ashley C. Nutrition in the perioperative patient. Annu Rev Nutr. 2003 Jul;23(1):263-82.

Huisman MG, Kok M, de Bock GH, van Leeuwen BL. Delivering tailored surgery to older cancer patients: Preoperative geriatric assessment domains and screening tools – A systematic review of systematic reviews. Eur J Surg Oncol. 2017 Jan;43(1):1-14.

Inouye SK, Viscoli CM, Horwitz RI, Hurst LD, Tinetti ME. A predictive model for delirium in hospitalized elderly medical patients based on admission characteristics. Ann Intern Med. 1993 Sep 15;119(6):474-81.

Kaiser MJ, Bauer JM, Rämsch C, Uter W, Guigoz Y, Cederholm T, et al. Frequency of malnutrition in older adults: A multinational perspective using the mini nutritional assessment. J Am Geriatr Soc. 2010 Sep; 58(9):1734-8.

Korc-Grodzicki B, Downey RJ, Shahrokni A, Kingham TP, Patel SG, Audisio RA. Surgical Considerations in Older Adults With Cancer. J Clin Oncol. 2014 Aug 20;32(24):2647-53.

Lesher EL, Berryhill JS. Validation of the geriatric depression scale – short form among inpatients. J Clin Psychol. 1994 Mar;50(2):256-60.

Machado AN, Sitta M do C, Jacob Filho W, Garcez-Leme LE. Prognostic factors for mortality among patients above the 6th decade undergoing non-cardiac surgery: Cares-clinical assessment and research in elderly surgical patients. Clinics (Sao Paulo). 2008 Apr;63(2):151-6.

Makary MA, Segev DL, Pronovost PJ, Syin D, Bandeen-Roche K, Patel P, et al. Frailty as a predictor of surgical outcomes in older patients. J Am Coll Surg. 2010 Jun;210(6):901-8.

Manku K, Bacchetti P, Leung JM. Prognostic significance of postoperative in-hospital complications in elderly patients. I. Long-term survival. Anesth Analg. 2003 Feb;96(2):583-9, table of contents.

Oh SE, Choi M-G, Seo J-M, An JY, Lee JH, Sohn TS, et al. Prognostic significance of perioperative nutritional parameters in patients with gastric cancer. Clin Nutr. 2018 Feb 20;

Pope D, Ramesh H, Gennari R, Corsini G, Maffezzini M, Hoekstra HJ, et al. Pre-operative assessment of cancer in the elderly (PACE): A comprehensive assessment of underlying characteristics of elderly cancer patients prior to elective surgery. Surg Oncol. 2006 Dec;15(4):189-97.

Ramjaun A, Nassif MO, Krotneva S, Huang AR, Meguerditchian AN. Improved targeting of cancer care for older patients: A systematic review of the utility of comprehensive geriatric assessment. J Geriatr Oncol. Elsevier; 2013 Jul 1;4(3):271-81.

Robinson TN, Raeburn CD, Tran ZV, Angles EM, Brenner LA, Moss M. Postoperative delirium in the elderly. Ann Surg. 2009 Jan;249(1):173-8.

Robinson TN, Wu DS, Pointer LF, Dunn CL, Moss M. Preoperative cognitive dysfunction is related to adverse postoperative outcomes in the elderly. J Am Coll Surg. 2012 Jul;215(1):12-7.

Rudolph JL, Inouye SK, Jones RN, Yang FM, Fong TG, Levkoff SE, et al. Delirium: an independent predictor of functional decline after cardiac surgery. J Am Geriatr Soc. 2010 Apr;58(4):643-9.

Saraiva MD, Karnakis T, Gil-Junior LA, Oliveira JC, Suemoto CK, Jacob-Filho W. Functional status is a predictor of postoperative complications after cancer surgery in the very old. Ann Surg Oncol. 2017 May 30;24(5):1159-64.

Schiesser M, Kirchhoff P, Müller MK, Schäfer M, Clavien P-A. The correlation of nutrition risk index, nutrition risk score, and bioimpedance analysis with postoperative complications in patients undergoing gastrointestinal surgery. Surgery. 2009 May;145(5): 519-26.

Shulman KI. Clock-drawing: Is it the ideal cognitive screening test? Int J Geriatr Psychiatry. John Wiley & Sons, Ltd.; 2000 Jun 1;15(6):548-61.

Sitta M do C, Machado AN, Apolinario D, Leme LEG. Avaliação perioperatória do idoso. Geriatrics, Gerontology and Aging; 2008;2(2):86-94.

Smetana GW, Lawrence VA, Cornell JE, American College of Physicians. Preoperative pulmonary risk stratification for noncardiothoracic surgery: Systematic review for the American College of Physicians. Ann Intern Med. 2006 Apr 18;144(8):581-95.

Sternberg SA, Schwartz AW, Karunananthan S, Bergman H, Mark Clarfield A. The identification of frailty: A systematic literature review. J Am Geriatr Soc. 2011 Nov 1;59(11):2129-38.

Studenski S, Perera S, Patel K, Rosano C, Faulkner K, Inzitari M, et al. Gait speed and survival in older adults. JAMA. 2011 Jan 5;305(1):50-8.

Whinney C. Perioperative medication management: General principles and practical applications. Cleve Clin J Med. 2009 Nov 1;76 Suppl 4(Suppl_4):S126-32.

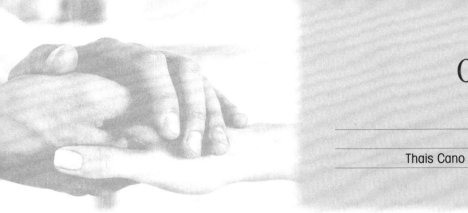

Capítulo 6

Luiz Antonio Gil Jr.
Thais Cano Miranda de Nóbrega

Avaliação de Comorbidades e Expectativa de Vida em Idosos

≡ Introdução

O avanço do envelhecimento populacional tem mudado a perspectiva de vários assuntos globais, como o reconhecimento das necessidades da população e metas para o suporte em saúde. A maior prevalência de doenças é uma das principais consequências do ganho na longevidade, ainda que estas não sejam consideradas normais e esperadas ao longo do envelhecimento. É denominado senescência o processo de mudanças anatômicas e funcionais nos órgãos e sistemas, sem alcançar o limiar da disfunção ou patologia. Já senilidade é o termo atribuído ao adoecimento, perda de autonomia e/ou independência.

O rápido aumento no número de anos vividos ao longo da história sem o controle adequado de fatores de risco, conduziu a uma situação em que a prevalência de pacientes senis supera os senescentes. Os avanços tecnológicos, por sua vez, permitem a melhora das condições de saúde e expansão dos anos vividos, mesmo com a presença de doenças graves. É comum o indivíduo viver por décadas com a presença de doenças de curso longo e sem tratamento curativo. Da mesma maneira, a prevalência do câncer também vem aumentando, em paralelo ao envelhecimento populacional. Nesse contexto, decisões médicas sobre rastreamento, diagnóstico e abordagem terapêutica estão se tornando verdadeiros desafios que ultrapassam questões estritamente técnicas e impulsionam a discussão sobre o cuidado plural ao idoso. O objetivo deste capítulo é discutir as relações entre a doença oncológica e as doenças crônicas no paciente em idade avançada e o tipo de avaliação de como outras doenças podem interferir na sobrevida do paciente e nas decisões sobre o tratamento do idoso com câncer.

≡ Multimorbidade × Comorbidade

A presença de duas ou mais doenças crônicas simultâneas é chamada de multimorbidade. Comorbidade é o termo usado quando se tem uma doença índice sob estudo, como é o caso de doenças crônicas existentes em pacientes com câncer. Essas condições estão associadas a uma série de desfechos negativos, como morte, incapacidade, institucionalização, maiores gastos com saúde, complicações pós-operatórias, internações prolongadas, pior qualidade de vida e maiores índices de eventos adversos relacionados com os cuidados de saúde.

Além dessas questões, sabe-se que a concomitância de duas ou mais doenças leva a um comportamento heterogêneo do curso de cada uma delas. No envelhecimento, as multimorbidades funcionam como uma "teia de aranha" – a presença de uma doença influencia a manifestação da outra e o tratamento de uma delas também pode repercutir sobre o desfecho da outra ou promover o aparecimento de novas condições. Ou seja, as mesmas doenças podem ter evolução e respostas diferentes a propostas terapêuticas de acordo com as características do indivíduo que as possui e como elas se apresentam. Um exemplo é a coexistência entre depressão e diabetes, no qual a depressão pode afetar o autocuidado do paciente diabético e as complicações crônicas do diabetes podem exacerbar os sintomas depressivos. Outro exemplo, desta vez envolvendo o câncer, é a presença de síndromes demenciais que interferem no potencial benefício do rastreamento da doença oncológica de vários sítios ou ainda a capacidade de entendimento e possibilidade de ficar imóvel no momento da realização do tratamento radioterápico.

O modo como as doenças atuam no indivíduo também pode indicar a gravidade, seja reduzindo a expectativa de vida, ou roubando a qualidade dos anos vividos. Doenças, como a osteoatrite ou aquelas que geram déficits sensoriais, repercutem incisiva e negativamente na qualidade de vida mas não influenciam a mortalidade. Outras, como o infarto do miocárdio de pequena monta, se contrapõem, aumentando a mortalidade sem repercutir tanto na qualidade de vida e funcionalidade.

Não há uma definição clara na literatura sobre quais patologias devem ser incluídas na definição de doença crônica; por isso, os índices de prevalência da multimorbidade são muito variáveis, entre 55% e 98% nos idosos. Vários autores vêm tentando sistematizar listas de doenças que facilitem o manejo clínico da população geriátrica. Em 2016, pesquisadores europeus realizaram uma força-tarefa para a definição de doenças crônicas em um estudo multicêntrico composto de geriatras, clínicos gerais e epidemiologistas. Os autores consideraram relevantes algumas características, como prevalência, tempo de duração, tratamento e impacto na qualidade de vida, para a incorporação das patologias e chegaram a um agrupamento de 60 categorias diferentes.

Ainda que não haja um instrumento padrão e isento de falhas, existem algumas metodologias que auxiliam o clínico na categorização da multimorbidade, já utilizadas das mais diversas maneiras em estudos científicos. Tais métodos apresentam uma lista predeterminada de doenças e têm como principal vantagem a pontuação individualizada de acordo com a gravidade das mesmas. Porém, perdem força na análise global, justamente por discriminarem uma lista específica de condições mórbidas. As mais descritas na literatura são:

A) Índice de Charlson (IC): o IC foi elaborado em 1987 e estima risco de mortalidade em 1 ano com base nas doenças crônicas. É constituída por uma lista de 19 condições médicas, pontuadas de 1 a 6 de acordo com o risco de morte. O escore total é calculado e condensado em quatro categorias: 0, 1 a 2, 3 a 4 e mais que 5.

B) Escala *Cumulative Illness Rating Scale for Geriatrics* (CIRS-G): o CIRS-G apresenta uma lista de doenças e uma pontuação de acordo com a gravidade, que varia de 0 a 4.

C) *Kaplan – Feinstein Index* (KFI), originalmente descrita para pacientes diabéticos, mas muito aplicada em pacientes com câncer.

D) Soma de comorbidades.

E) *Index of Coexistent Disease* (ICED) que associa a gravidade da doença com o impacto sobre a funcionalidade.

O aumento na prevalência de doenças cronicodegenerativas é acompanhado pela progressiva incapacidade funcional e consequente aumento dos custos em saúde. A idade é o principal fator de risco para o desenvolvimento de diversas doenças cronicodegenerativas e de incapacidade. Dados do IPEA 2010 apontam que 4 milhões de idosos têm comprometimento de atividades de vida diária. Estudo coordenado pela Organização Panamericana de Saúde, em 2000, encontrou, em uma amostra de 2.143 idosos no município de São Paulo, dificuldade para realização de atividades básicas de vida diária próxima a 20%, além de prevalência de alteração cognitiva de 6,9%.

A decisão clínica, incluindo diagnóstico e tratamento, diferem entre o paciente adulto jovem e idoso, não apenas pela interferência exercida de uma doença sobre o desfecho de outra, mas sobretudo pela esperada redução na reserva funcional típica do envelhecimento e também pela presença de outras doenças associadas. Idosos são mais susceptíveis a efeitos adversos de medicações e interações medicamentosas, caracterizando-se como uma fatia da população em risco para iatrogenia. Além disso, as alterações de saúde que se apresentam nos idosos diferem dos mais jovens e incluem também as síndromes geriátricas, alterações cognitivas e incapacidades físicas.

Uma das dificuldades em gerenciar a multimorbidade é a escassez de estudos clínicos que orientem de maneira sistematizada como deve ser a abordagem de múltiplas doenças. As diretrizes da grande maioria das doenças são focadas em cada doença isoladamente. Para minimizar as falhas, a avaliação da capacidade funcional e a multimorbidade dos indivíduos devem ser consideradas na avaliação da expectativa de vida e nortear a adequação das decisões terapêuticas.

Na Figura 6.1, do estudo publicado por Walter et al. a diferença de sobrevida é claramente demonstrada na população norte-americana de acordo com o estado de saúde e deve ser considerada não apenas na decisão de rastreio do câncer, mas também

Figura 6.1
Tabela de expectativa de vida.

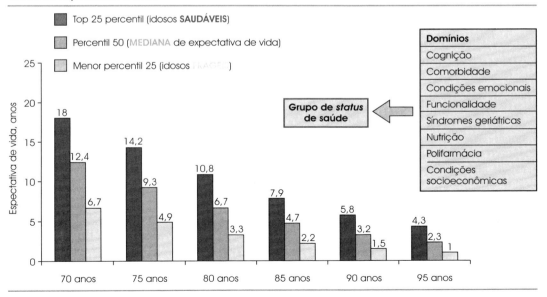

Fonte: Walter LC et al. JAMA 2001; 285:2759-56.

pode servir de pauta na decisão de tratamento de outras morbidades.

Na maior parte das evidências disponíveis atualmente, os pacientes com multimorbidades e aqueles com mais idade não foram incluídos, ou melhor, quase sempre foram excluídos dos grandes estudos para avaliação dos desfechos relacionados com alguma terapêutica específica. Na neoplasia de cólon avançada, por exemplo, a despeito da mediana de diagnóstico ser de 70 anos de idade, a mediana de inclusão nos estudos é mais próxima aos 60 anos e dentre os principais motivos de exclusão nesses estudos estão as comorbidades cardiovascular, renal, doença de Alzheimer e depressão – doenças de alta incidência na população idosa. Os estudos que consideram a comorbidade na resposta terapêutica do paciente oncológico ainda o fazem sem padronização, e, por isso, acabam perdendo força. Essa situação não acontece apenas na oncologia – na insuficiência cardíaca (IC), em dois ensaios principais, mais de 40% dos pacientes foram excluídos por terem idade superior a 80 anos. Em outro ensaio, sem limites de idade, apenas 16% das mulheres e 24% dos homens com idade acima de 85 anos teriam sido elegíveis e critérios gerais de exclusão incluíam demência, câncer, insuficiência hepática ou doença potencialmente fatal.

Isso altera a prática da vida real: no cenário oncológico, por exemplo, o importante estudo MOSAIC além de ter população idosa com idade próxima aos 60 anos, sequer faz menção às comorbidades no estudo. Outro exemplo – o *OPTIMAL trial* –, que foi um dos estudos que iniciou a introdução dos inibidores de tirosina quinase no cenário do câncer de pulmão com mutação do gene EGFR, tinha como critérios de exclusão pacientes com insuficiência cardíaca, creatinina superior a 1,5, hemoglobina inferior a 9,0 g/dL, dentre outros.

Até mesmo em doenças de acometimento eminentemente geriátrico essa distorção acontece, uma vez que os participantes de estudos científicos em geral têm idade média mais baixa, em torno de 75 anos, maior nível de escolaridade e aqueles que recusam participar são os que têm maior comprometimento funcional.

Mais de 50% dos pacientes idosos têm três ou mais doenças crônicas. As morbidades podem variar em sua gravidade e no impacto que causam naquele indivíduo especificamente. Em vez de embasar as decisões médicas apenas nos estudos disponíveis, que têm diversas limitações, conforme demonstrado anteriormente, é necessário embasar as decisões nas preferências do paciente, prognóstico e problemas gerais e síndromes geriátricas que influem na capacidade do indivíduo em manter a autonomia e independência, adequando a decisão à capacidade de implementação da conduta médica àquele indivíduo.

Comorbidades × Câncer

As comorbidades podem influenciar o câncer de várias maneiras. Podem mudar os fatores de risco, ser variáveis de confusão no momento do diagnóstico, interferir na escolha e resposta ao tratamento, e ainda serem um fator competitivo na morbimortalidade. Decisões com base apenas na idade, excluindo essa ampla rede de relações, podem conduzir a erros, como o *undertreatment*, no qual o paciente é privado do tratamento correto que mudaria seu prognóstico, ou o *overtreatment*, no qual o paciente é exposto a riscos desnecessários durante a terapêutica sem que haja benefício para o seu prognóstico. Em média, mais da metade dos pacientes idosos com câncer tem ao menos uma comorbidade, capaz de interferir na evolução ou no tratamento da doença oncológica.

Quanto maior o número e maior a gravidade das comorbidades, maior é o impacto na sobrevida do doente com câncer. A presença de patologias crônicas de gravidade moderada a alta possui grande importância no prognóstico de pacientes com tumores localizados e potencialmente curáveis, como câncer de mama de estágio clínico precoce e tumores de próstata. Por outro lado, as comorbidades pouco influenciam a sobrevida de doentes com tumores agressivos ou diagnosticados em fase avançada.

Em 2017, foi publicado um estudo espanhol retrospectivo, envolvendo mais de 8.000 pacientes portadores de neoplasia mamária, pulmonar e colorretal. Os pesquisadores correlacionaram o número de comorbidades aferido pela escala de Charlson e a sobrevida desses pacientes. Ao menos uma comorbidade foi detectada em 34,4% dos portadores de câncer de mama, 48,2% dos portadores de câncer colorretal e 65,5% dos portadores de câncer pulmonar. Surpreendentemente, o impacto das comorbidades na sobrevida diferiu entre esses tipos de tumores. No caso do câncer de mama, índices elevados de Charlson relacionaram-se fortemente com baixa sobrevida, ainda que esses pacientes tivessem menos comorbidades que os portadores de câncer de outros órgãos. No câncer pulmonar e colorretal, essa associação só foi vista com IC acima de 3, enquanto no câncer de mama já se estabeleceu com IC maior que 1, sendo ainda mais fraca nos portadores de câncer de pulmão. Nos três tipos de tumores, o estadiamento persiste como o melhor preditor de mortalidade.

Na interação comorbidades e câncer, valem as seguintes ressalvas: algumas doenças crônicas elevam o risco para o desenvolvimento de tumores, como é o caso da obesidade, insuficiência renal, diabetes e imunodeficiências. Por outro lado, medicamentos utilizados de modo contínuo podem elevar ou reduzir o risco de câncer ou de sua recorrência, como é o caso dos imunossupressores (aumento de risco) e a metformina, estatinas, aspirina e anti-inflamatórios não hormonais (reduzem os riscos). A gravidade das comorbidades também tem sido associada à toxicidade da quimioterapia; contudo, não se sabe se a susceptibilidade a efeitos adversos dos quimioterápicos apresenta relação direta com as doenças, com a redução da funcionalidade, baixa adesão ou por interações medicamentosas.

Além disso, outras morbidades podem surgir ou se descompensar por consequência ao tratamento oncológico, como neuropatias, insuficiência renal e cardiotoxicidade, agravando ainda mais as condições preexistentes e aumentando as necessidades de cuidados dos pacientes considerados sobreviventes.

As multimorbidades podem ter um comportamento diferente em cada tipo de neoplasias. A seguir, detalharemos o comportamento dessa interação nas doenças mais relevantes.

■ Câncer de mama

A mulher idosa portadora de câncer de mama envolve um grupo heterogêneo de pessoas, justamente pelas diferenças em funcionalidade e comorbidades. Por um lado, pode-se ter como exemplo uma mulher de 80 anos corredora de provas de rua e, de outro, uma senhora de 70 anos portadora de síndrome demencial e doença osteoarticular degenerativa. De modo geral, as comorbidades elevam a mortalidade do câncer de mama em 20 a 50%. Para doença oncológica localizada, é mais provável que a paciente venha a óbito devido a comorbidades moderadas a graves do que pelo câncer em si. A Figura 6.2 mostra um gráfico relacionando o risco de morte com o estadiamento da doença e comorbidades.

Além de elevar a mortalidade, as comorbidades também reduzem a chance das pacientes receberem tratamento definitivo, afetando a decisão do tratamento. A grande questão é como avaliar e ponderar os riscos da doença oncológica e das comorbidades. Até o momento, não existem instrumentos validados que isoladamente sintetizem o risco de morrer com câncer de mama, o risco de morrer por outras doenças e os potenciais riscos e benefícios do tratamento.

Figura 6.2
Seguimento de 28 anos de causa de morte em mulheres brancas portadoras de câncer de mama ≥ 70 anos com base no estadiamento.

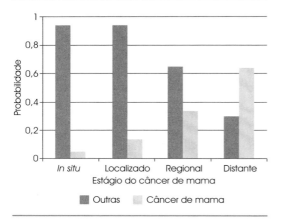

Fonte: adaptada de Schairer, 2004.

A presença de fatores de risco para câncer de mama com obesidade, inatividade física e síndrome metabólica contribuem para elevadas taxas de comorbidades em idosas, podendo chegar a 30%, de acordo com estimativas feitas nos Estados Unidos.

Estudo norte-americano de 2011 mostrou que pacientes com câncer de mama com estadiamento 1 com outras doenças associadas tinham sobrevida equivalente ou menor que pacientes portadoras de câncer de mama em estágio clínico 2 sem comorbidades.

Em uma coorte de cerca de 125.000 mulheres com câncer de mama acima de 65 anos, avaliada em 2014 por Edwards, foi identificada a prevalência de ao menos uma comorbidade no IC em 32,2% dos indivíduos, muito semelhante aos 31% da população não portadora de câncer, usuária de serviços primários em saúde. Nas pacientes de 66 a 74 anos portadoras de comorbidades graves, como insuficiência cardíaca ou insuficiência renal, por exemplo, a probabilidade de morrer por câncer de mama naquelas com doença localizada foi duas vezes superior (6% × 3%) do que em mulheres sem nenhuma comorbidade e 37% maior (20,2% × 14,7%) naquelas com doença locorregional. A probabilidade de morrer por outras causas também foi elevada nessa população, chegando a 23,3%, 10,6% e 5,1% em mulheres com comorbidades graves, moderadas (como diabetes, por exemplo) e sem comorbidades. Como esperado, pacientes diagnosticadas em fase metastática tiveram maior probabilidade de morrer por câncer (69%) a despeito das comorbidades.

Considerando que muitas pacientes são diagnosticadas por meio de rastreamento e estão nos estágios iniciais da doença, controlar as doenças crônicas, sobretudo doenças cardiovasculares, diabetes e obesidade teria um grande impacto favorável na sobrevida.

Poucos estudos analisaram a situação inversa, ou seja, a influência do câncer no controle das comorbidades. Em uma pesquisa publicada em 2013, Calip e colaboradores concluíram que durante o tratamento de câncer de mama, as pacientes tendiam a reduzir a adesão às medicações de uso contínuo. Nas 1.393 pacientes estudadas, 67% eram adeptas ao uso de estatinas antes do tratamento do câncer; essa taxa caiu para 52% durante o tratamento oncológico e não recuperou após o tratamento. No caso de tratamento de diabetes, 75% das pacientes faziam uso de antidiabéticos orais. Essa taxa caiu para 25% durante o tratamento oncológico e aumentou para 32% três anos após a finalização do tratamento, sem recuperar as taxas iniciais de aderência às medicações. Comparando as pacientes aderentes durante o tratamento do câncer de mama, pacientes não aderentes às medicações para o diabetes tiveram maiores taxas de tumores em estágios mais elevados, receberam quimioterapia com mais frequência e compareceram a menos consultas com médicos da atenção primária.

Em geral, os pacientes com câncer com maior número de comorbidades relatam menor qualidade de vida, incluindo fragilidade física e mental. Algumas doenças crônicas específicas estão associadas a piores desfechos em relação a efeitos adversos do tratamento oncológico. Diabetes, por exemplo, é um fator de risco para neuropatia do paclitaxel e aumento do risco de dor neuropática após cirurgia de mama. Hipertensão arterial e obesidade são fatores de risco para o desenvolvimento de insuficiência cardíaca com trastuzumabe e desenvolvimento de linfedema no pós-operatório, fadiga e piora na funcionalidade.

Uma grande área de interesse em pesquisa tem sido delinear os mecanismos pelos quais a maior aderência ao tratamento das comorbidades pode melhorar os desfechos do tratamento oncológico, ou seja, como efeitos diretos das medicações podem interferir nos mecanismos para a progressão do câncer. Um exemplo é o uso da metformina, que em diversos estudos mostrou reduzir a mortalidade específica por câncer de mama, por modular a insulina e outros parâmetros metabólicos associados a piores desfechos no câncer. Outras medicações que podem interferir na progressão do câncer são os inibidores da enzima conversora da angiotensina e os bloqueadores do receptor da angiotensina, utilizados para tratar hipertensão arterial e nefropatia diabética, as estatinas, para o tratamento de dislipidemia, e a aspirina.

Entender quais são as comorbidades mais associadas aos desfechos no câncer de mama pode trazer grandes avanços no suporte aos pacientes.

- Câncer de próstata

Este é um tumor que atinge fundamentalmente a população geriátrica. Algumas variáveis, como o nível de PSA antes do tratamento, o valor do Gleason e o estadiamento da doença, conseguem distribuir os pacientes em grupos de risco elevado, moderado ou baixo para progressão da doença, recorrência e mortalidade. Esses parâmetros são adequados para a estratificação dos doentes, mas são desafiadores para a análise individual, uma vez que essa subdivisão é fraca preditora de mortalidade global.

Muitos homens idosos possuem realmente tumores indolentes, que não necessitarão de conduta agressiva. Contudo, há pacientes cujo risco é intermediário ou alto e terão sua vida encurtada se o tratamento adequado não for instituído. Se a decisão do tratamento se basear apenas na idade cronológica, corre-se o risco de não oferecer ao paciente a melhor estratégia terapêutica. No câncer de próstata, a expectativa de vida necessária para que se institua um tratamento agressivo é de sete a dez anos. A grande questão é se pacientes em risco intermediário ou alto viverão o suficiente para beneficiarem-se de tratamento agressivo, considerando, inclusive, a qualidade de vida dos sobreviventes.

As escalas de comorbidades podem ajudar a estimar a expectativa de vida no momento do diagnóstico de modo mais individualizado do que as estimativas globais com base somente na idade e para fins epidemiológicos populacionais.

No mesmo estudo de 2014 citado para o câncer de mama, Edwards identificou que em homens com câncer de próstata, a probabilidade de morrer de causas oncológicas ou não oncológicas e a sobrevida por idade, estadiamento e nível de comorbidade foram muito semelhantes aos índices identificados para o câncer de mama. Entre 2% e 14% dos pacientes com doença localizada na próstata morreram de câncer em todas as faixas etárias e de comorbidade. Naqueles portadores de câncer de próstata locorregional, sobretudo a faixa etária de 75 a 84 anos, a probabilidade de morte por câncer e por outras causas aumentou com a gravidade das comorbidades. Contudo, homens diagnosticados em fase metastática possuíram elevada probabilidade de morrer por câncer (54%) em todas as idades e níveis de comorbidades.

■ Câncer colorretal

A prevalência das comorbidades no paciente com câncer colorretal pode chegar a 68% dos pacientes e acompanha a elevada prevalência dessa neoplasia na população idosa. Cerca de 60% dos casos ocorrem em pessoas com mais de 65 anos, 36% naqueles com mais de 75 anos e 12% naqueles com mais de 84 anos. Entre homens e mulheres diagnosticados com câncer colorretal precoce, em torno de 7% a 26% morreram de câncer em todas as faixas etárias e níveis de comorbidade, comparado com 25% a 44% daquelas com doença locorregional e mais de 80% naqueles com doença avançada. Esses dados apontam para maior impacto do estadiamento em relação ao nível de comorbidade, quando comparado com os tumores mamários e prostáticos.

Em contrapartida, a escolha terapêutica para o câncer colorretal em idosos, sobretudo no que se refere ao uso de quimioterapia adjuvante e neoadjuvante tem pouco embasamento em estudos científicos e recai exclusivamente na idade cronológica. Estudo holandês, publicado em 2015, demonstrou que a maioria das decisões sobre quimioterapia com intenção curativa em pacientes idosos com câncer colorretal ainda depende mais de idade cronológica do que de índices de comorbidade ou sobrevida. O estudo apontou baixas taxas de indicação de quimioterapia em octagenários. Considerando que a expectativa de vida do homem holandês de 8,5 anos aos 80 anos de idade e a recorrência desse tumor surge cerca de dois a três anos após o primeiro tratamento, muitos pacientes podem ter vivido o suficiente para serem expostos à recorrência da doença, situação que poderia ter sido atenuada pela quimioterapia.

■ Câncer de pulmão

Entre os pacientes com câncer, os portadores de câncer de pulmão são os mais acometidos por comorbidades. Fatores de risco compartilhados entre doenças cardiovasculares e outras doenças pulmonares explicam a maior incidência. A prevalência de comorbidades pode superar 80% nos portadores desse tipo de tumor e entre as doenças crônicas mais frequentes nesses pacientes está a doença pulmonar obstrutiva crônica (DPOC), em torno de 32%.

A elevada prevalência das comorbidades reduz a qualidade de vida e eleva os riscos de complicações, podendo diminuir a resposta ao tratamento, fomentando os efeitos adversos de medicações ou interações medicamentosas. Contudo, estudos demonstram que o nível de comorbidade parece ter menor poder de influência na sobrevida dos pacientes portadores de câncer de pulmão quando comparado com tumores de outros sítios. O pior prognóstico da neoplasia pulmonar tanto para doença locorregional quanto para doença metastática tem maior peso na mortalidade por câncer que o impacto das comorbidades.

≡ Avaliação de sobrevida

Para a definição de um prognóstico de um idoso com câncer é a necessidade de uma série de dados que são muito relevantes para a determinação de sua expectativa de vida. Nessa equação, além da avaliação e do prognóstico da doença oncológica (sempre mais bem avaliada pelo oncologista), são relevantes: idade, comorbidades (como já descrito), capacidade funcional, síndromes geriátricas, autoavaliação de saúde, dentre uma série de outros fatores laboratoriais e clínicos. A despeito de todos os estudos e evidências científicas disponíveis até hoje, essa avaliação ainda tem uma série de imperfeições.

As estimativas de sobrevida embasadas apenas na impressão clínica são, em geral, mais otimistas do que a realidade; assim, a inclusão sistemática de escalas prognósticas pode auxiliar nas decisões. Cabe, entretanto, ressaltar a importância de utilizar as escalas com crítica, uma vez que foram desenvolvidas para cenários específicos (pacientes hospitalizados, de instituição de longa permanência, unidades intensivas, dentre outras) e grupo específicos de pacientes (cuidados paliativos, demência, idosos com câncer, dentre diversos outros cenários).

A despeito de todas as dificuldades, a atividade de prognosticar é extremamente relevante no cenário oncogeriátrico a fim de pautar a intensidade do tratamento. Na prática, boa parte das escalas deve considerar os seguintes tópicos: idade, comorbidades e sua gravidade, doença com maior potencial de mortalidade, estado funcional, cognição e local do paciente. Está claro também que na presença de outras morbidades graves, escalas específicas devem ser incluídas, como, por exemplo, doença pulmonar obstrutiva crônica e o índice BODE, a hepatopatia e as escalas de Child e MELD.

Outras ferramentas disponíveis *online*, como a descrita na Tabela 6.1, podem auxiliar no prognóstico dos pacientes idosos com câncer.

Conclusão

Diante do envelhecimento tão heterogêneo da população e de evidências escassas na população mais idosa e com maior número de doenças crônicas, a análise das comorbidades e da sobrevida como parte da avaliação geriátrica ampla faz-se imprescindível a fim de oferecer o melhor cuidado a esses pacientes, individualizando e adequando condutas e tratamentos. O *overtreatment* e o *undertreatment* só poderão ser minimizados com uma avaliação criteriosa, que retira a valorização excessiva habitualmente atribuída à idade cronológica e caracteriza o idoso em todas as suas particularidades, respeitando suas limitações e valorizando suas habilidades e reservas funcionais. A avaliação funcional e de comorbidades é ponto fundamental na correta avaliação de quais são os pacientes que mais se beneficiarão de determinada intervenção.

Tabela 6.1
Ferramentas de avaliação prognóstica

Ferramenta	URL	Descrição
E-prognosis	https://eprognosis.ucsf.edu/	Auxilia no prognóstico dos idosos em vários cenários
Predict Cancer	http://www.predict.nhs.uk/index.html	Auxilia no prognóstico do câncer
Cleveland Clinic Risk Calculator Library	http://riskcalc.org/	Auxilia no prognóstico de diversas doenças
Tábua de sobrevida brasileira	ftp://ftp.ibge.gov.br/Tabuas_Completas_de_Mortalidade/Tabuas_Completas_de_Mortalidade_2016/tabua_de_mortalidade_2016_analise.pdf	Tábua de sobrevida por idade no Brasil
MdCalc	https://www.mdcalc.com/	Diversas calculadoras com situações e doenças específicas
ACS NSQIP Surgical Risk Calculator	https://riskcalculator.facs.org/RiskCalculator/index.jsp	Calculadora para risco cirúrgico

Referências

Aronow WS et al., ACCF/AHA 2011 expert consensus document on hypertension in the elderly: a report of the American College of Cardiology Foundation Task Force on Clinical Expert Consensus Documents developed in collaboration with the American Academy of Neurology, American Geriatrics Society, American Society for Preventive Cardiology, American Society of Hypertension, American Society of Nephrology, Association of Black Cardiologists, and European Society of Hypertension. J Am Soc Hypertens, 2011;5(4):259-352.

Calderon-Larranaga A, Vetrano DL, Onder G. Assessing and measuring chronic multimorbidity in the older population: a proposal for its operationalization. J Gerontol A Biol Sci Med Sci 2016;00:1-7.

Chaibi P et al. Influence of geriatric consultation with comprehensive geriatric assessment on final therapeutic decision in elderly cancer patients. Crit Rev Oncol Hematol 2011;79(3):302-7.

Crome P et al. Exclusion of older people from clinical trials: professional views from nine European countries participating in the PREDICT study. Drugs Aging 2011;28(8):667-77.

Diederichs C, Berger K, Bartels B. The measurement of multiple chronic diseases – a systematic review on existing multimorbidity indices. J Gerontol A Biol Sci Med Sci 2011;66A(3):301-11.

Edwards B, Noone AM, Mariotto AB, et al. Annual Report to the Nation on the Status of Cancer; 1975-2010, featuring prevalence of comorbidity and impact on survival among persons with lung, colorectal, breast and prostate cancer. Cancer 2014; May1;120(9):1290-1314.

Fortin M, Stewart M, Poitras ME. A systematic review of prevalence studies on multimorbidity: toward a more uniform methodology. Ann Fam Med 2012; 10:142-51.

Ganz PA. Improving outcomes for breast cancer survivors. Perspectives on research challenges and opportunities. Springer; Breast Cancer Research Foundation, 2015.

Guiding principles for the care of older adults with multimorbidity: an approach for, c., Guiding principles for the care of older adults with multimorbidity: an approach for clinicians: American Geriatrics Society Expert Panel on the Care of Older Adults with Multimorbidity. J Am Geriatr Soc, 2012;60(10):E1-E25.

Moretti K, Coombe R. Comorbidity assessment in localized prostate cancer. JBI Database System Rev Implement Rep 2017;15(4):942-47.

Pares-Badella O, Banquea M, Macia F et al. Impact of comorbidity on survival by tumour location: breast, colorectal and lung cancer (2000-2014). Cancer Epidemiology 2017;49:66-74.

Rabin BA, Gaglio B, Sanders T et al. Predicting cancer prognosis using interactive online tools: A systematic review and implications for cancer care providers. Cancer epidemiology, biomarkers & prevention : a publication of the American Association for Cancer Research, cosponsored by the American Society of Preventive Oncology. 2013;22(10).

Ramjaun A et al. Improved targeting of cancer care for older patients: A systematic review of the utility of comprehensive geriatric assessment. J Geriatr Oncol 2013;4(3):271-81.

Walter LC, Covinsky KE. Cancer screening in elderly patients: a framework for individualized decision making. JAMA, 2001;285(21):2750-6.

Willian GR, Mackenzie A, Magnusconc A. Comorbidity in older adults with cancer. J Geriatric Oncology 2016; 7:249-57.

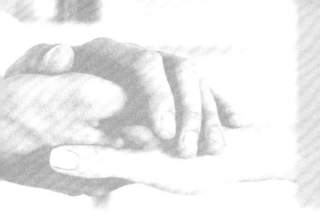

Capítulo 7

Larissa Zuppardi Lacerda Sabino
Ana Beatriz Galhardi Di Tommaso

Polifarmácia e Avaliação das Interações Medicamentosas no Idoso com Câncer

≡ Particularidades de farmacocinética e farmacodinâmica nos idosos

O uso racional de medicações deve ser prioridade no acompanhamento e tratamento da população idosa. Muitos pacientes são assistidos por mais de um especialista e, não raro, fazem uso de medicações semelhantes prescritas por cada um deles de modo individualizado. No contexto do tratamento oncológico não há diferença. A reconciliação medicamentosa nas consultas e internações hospitalares infelizmente ainda é uma raridade; porém, quando realizada de modo racional, traz inúmeros benefícios ao cuidado.

O processo de prescrição de uma medicação é complexo e inclui diversas etapas: decisão da indicação de um medicamento, escolha da melhor droga, determinação da dose de acordo com o quadro clínico do paciente, monitorização da eficácia e toxicidade, educação do paciente (e da família) sobre os efeitos colaterais esperados.

Muitas vezes, os efeitos adversos podem ser usados a favor do tratamento (por exemplo: o uso de medicação antidepressiva que ajuda a melhorar o apetite de um indivíduo em risco nutricional), porém na maioria dos casos esses efeitos podem ser determinantes para a piora clínica do indivíduo idoso e frágil.

O risco de um evento adverso devido a interações medicamentosas é muito maior na população geriátrica, uma vez que em geral várias medicações são usadas concomitantemente. Por exemplo, o risco de hemorragia com a terapia com varfarina é aumentado com a coadministração de medicamentos anti-inflamatórios não esteroides, inibidores seletivos da recaptação da serotonina, agentes hipolipemiantes, amiodarona, dentre outros. Esse é um dos grandes perigos a que os idosos estão expostos: por serem medicações de uso rotineiro, acredita-se que os efeitos colaterais pouco existem. Isso não é verdade.

O entendimento da maneira como o idoso metaboliza e assimila o efeito das medicações é o primeiro passo para uma prescrição segura. A seguir, podem ser vistas algumas particularidades da farmacocinética e farmacodinâmica na população idosa (Tabelas 7.1 e 7.2).

≡ Polifarmácia

A princípio, a polifarmácia era definida pelo número de medicações utilizadas concomitantemente. A fim de se tornar relevante do ponto de vista clínico, esse conceito foi aprimorado, levando em consideração, além do número de medicações, alguns fatores,

Tabela 7.1
Farmacocinética: conjunto de processos sofridos pelos fármacos no corpo humano a partir de sua administração

Absorção	Mais lenta, com redução do fluxo sanguíneo esplênico e consequente retardo do início da ação das drogas
Volume de distribuição	Há menor volume de água corporal e, com isso, menor volume de distribuição de drogas hidrossolúveis com aumento de sua concentração plasmática (p. ex., lítio). O aumento de gordura corporal faz o inverso com as drogas lipossolúveis: aumenta a distribuição e diminui a concentração plasmática das mesmas (p. ex., benzodiazepínicos, hipnóticos e antidepressivos)
Ligação às proteínas plasmáticas	Reduzida com o envelhecimento. Por isso, fármacos que se ligam fortemente às proteínas, como ácido valproico, olanzapina e sertralina, tendem a apresentar elevados níveis livres circulantes. Esse fenômeno é ainda mais intenso em idosos malnutridos ou com doenças clínicas que cursam com hipoalbuminemia
Metabolismo hepático	Há redução da massa hepática e diminuição do fluxo sanguíneo hepático com declínio de sua função. Muitas medicações sofrem o metabolismo de primeira passagem pelo citocromo P450. Pela alteração dessa via, há retardo em sua eliminação
Função renal	Há redução da função por diminuição do fluxo sanguíneo, do ritmo de filtração glomerular e da secreção tubular. Isso leva à redução da excreção renal de diversos fármacos e ao acúmulo da droga inalterada ou de seus metabólitos no organismo

como o uso inapropriado de medicações, o alto risco de efeitos adversos e a duplicidade de medicamentos (Tabela 7.3).

Os pacientes idosos, em sua maioria, já fazem uso de medicamentos por doenças preexistentes e, ao iniciar um tratamento oncológico, ficam ainda mais susceptíveis aos efeitos adversos das drogas. À margem do tratamento principal, também, é importante considerar, o consumo de medicamentos não prescritos, como suplementos vitamínicos/minerais e ervas, uma vez que diversas interações estão

Tabela 7.2
Farmacodinâmica: efeito do fármaco no organismo

Alterações homeostáticas	Retardo na resposta postural circulatória com síncopes e quedas Déficit de termorregulação levando à hipotermia ou hipertermia Falta de sede e risco de desidratação Prejuízo de reflexos laríngeos com risco de asfixia e aspiração
Mudanças na quantidade e ativação dos receptores	Redução dos receptores de dopamina e dos níveis de transportadores de dopamina – mais bloqueio dopaminérgico e mais efeitos extrapiramidais Redução do número de receptores de acetilcolina – mais sensibilidade aos efeitos colaterais dos anticolinérgicos Mudanças nos receptores GABA – aumento da sensibilidade aos efeitos dos benzodiazepínicos Mudanças nos adrenorreceptores – maior risco de hipotensão postural Mudanças nos receptores β-adrenérgicos – aumento de efeitos colaterais cardíacos

Tabela 7.3
Definições de polifarmácia

Maior número de medicamentos
Medicamentos na prescrição Medicamentos sem prescrição, vendidos no balcão Uso de medicamentos sem exigência de receita médica/OTC Uso de agente suplementar/derivado de ervas
PIM/Medicamentos potencialmente inadequados
Medicamentos de um tipo ou classe específicos que podem não ser adequados a um determinado paciente por conta da idade ou uma doença ou condição simultâneas
Subutilização de medicamentos
Medicação com claro benefício a uma determinada doença/condição que o paciente não a esteja tomando
Duplicação de medicamentos
Medicamentos da mesma classe farmacêutica ou tipo similar, ou ainda, de efeito terapêutico idêntico ou semelhante, sendo simultaneamente ministrados que podem não ser benéficos

relacionadas com o seu uso. Dessa maneira, a probabilidade de um idoso receber diversas prescrições medicamentosas aumenta consideravelmente esse risco, além da menor aderência ao tratamento e consequentes transtornos associados, tais como hospitalizações, idas ao pronto-socorro e potencial aumento de morbidade e mortalidade.

Para a avaliação do potencial uso inapropriado de medicamentos na população idosa, diversas ferramentas foram elaboradas, sendo duas delas as mais utilizadas. São elas: *Beers Criteria* (Tabela 7.4) e *Medication Appropriateness Index* (MAI) (Tabela 7.5).

No *Beers Criteria*, a adequação dos medicamentos é embasada em dois componentes: classes de drogas inapropriadas por risco de toxicidade e drogas e/ou classes de drogas inapropriadas para determinadas patologias, e os seus níveis de gravidade (baixo/alto).

Já o *Medication Appropriateness Index* (MAI) consiste na avaliação de dez itens – indicação, efetividade, dosagem, instruções, aplicabilidade das instruções, interação droga-droga, droga inapropriada para a patologia, duplicidade, duração, custo – classificando os pacientes na escala de 1 a 3.

A comparação entre os diversos trabalhos e critérios de uso inapropriado de medicações por idosos pode ser vista nas Tabelas 7.6 a 7.8.

Por fim, o manejo da polifarmácia tem como objetivo a redução dos efeitos adversos relacionados com os medicamentos, a eliminação do uso de medicamentos em duplicidade, a prevenção do impacto negativo das drogas no tratamento oncológico e na gestão de custos.

Avaliação das interações medicamentosas nos idosos com câncer

A interação medicamentosa é o evento clínico no qual os efeitos de um fármaco são alterados pela presença de outro fármaco, fitoterápico, alimento, bebida ou algum agente químico ambiental. Quando dois medicamentos são administrados concomitantemente, eles podem agir de modo independente ou interagir entre si, causando o aumento ou a diminuição do efeito terapêutico ou tóxico individualmente ou de ambos. A redução da eficácia de um fármaco pode ser tão nociva quanto o aumento da sua dose e, consequentemente, da sua toxicidade.

Para verificar possíveis interações medicamentosas e organizar o plano terapêutico do paciente, é necessário fazer a reconciliação medicamentosa periódica. Esta consiste na obtenção de uma lista completa e atualizada dos medicamentos que o paciente utiliza a fim de ser comparada com as prescrições de todos os níveis de assistência à saúde, como prescrições de consultórios, internações, transferências e altas hospitalares.

Não são raras, no paciente geriátrico oncológico, interações medicamentosas, como: capecitabina, levando à redução do metabolismo da varfarina; fenitoína, responsável pelo aumento da concentração plasmática do metabólico ativo da ciclofosfamida; cumarínicos e opioides, que em combinação com outros medicamentos aumentam o risco de depressão do sistema nervoso central, prolongamento do intervalo QT e toxicidade gastrointestinal.

■ Desprescrição

Em geral, os médicos e profissionais da saúde apresentam dificuldade de suspender medicações prescritas previamente, em especial se a indicação tiver sido feita por outro colega. O receio da suspensão, muitas vezes, é maior do que a crítica de que a medicação pode não ser mais indicada para o contexto clínico no qual o doente está.

Alterações de função renal, perda de peso e diminuição de sobrevida são alguns dos motivos que obrigam a equipe a repensar as doses e indicações para o uso de determinados fármacos.

Tabela 7.4
Os critérios Beers 2002 a respeito do uso de medicamentos potencialmente inapropriados em adultos mais velhos: Considerando diagnósticos ou condições

Doença/condição	Nome da droga/classe	Preocupações	Nível de gravidade (elevado ou baixo)
Insuficiência cardíaca	Disopiramida, drogas com alto conteúdo de sódio	Efeito inotrópico negativo. Potencial em promover a retenção de líquidos e exacerbação de insuficiência cardíaca	Elevado
Hipertensão	Phenylpropanolamine, pseudoefredina, comprimidos para dietas, anfetaminas	Podem produzir a elevação de hipertensão secundária até atividade simpatomimética	Elevado
Úlceras gástricas/duodenais	NSAIDs, aspirina (> 325 mg/dia), exceto coxibes	Podem exacerbar úlceras existentes ou produzir novas/mais úlceras	Elevado
Convulsões/Epilepsia	Closapina, clorpromazina, thiothixene	Podem baixar os limiares convulsígenos	Elevado
Transtornos na coagulação sanguínea ou recebendo terapia anticoagulante	Aspirina, NSAIDs dipiridamol, diclodipina, clopidogrel	Podem prolongar o tempo de coagulação e elevar valores INR ou inibir a agregação de plaquetas, resultando no aumento de potencial de sangramento	Elevado
Obstrução do fluxo da bexiga	Anticolinérgicos, anti-histamínicos, flavonatos, antidepressivos, descongestionantes, tolterodina	Podem diminuir o fluxo urinário, conduzindo à retenção urinária	Elevado
Incontinência de estresse	Bloqueadores – Alfa, anticolinérgicos, TCAs, TCAs de benzodiazepinas de longa atuação	Podem produzir poliúria e piorar a incontinência	Elevado
Arritmia	TCAs	Preocupação por conta de efeitos proarritmicos e da habilidade de produzir alterações nos intervalos QT	Elevado
Insônia	Descongestionantes, teofilina, metilfenidato, MAOIs, anfetaminas	Preocupação por conta dos efeitos estimulantes CNS	Elevado
Doença de Parkinson	Metoclopramida, antipsicóticos convencionais, tacrina	Preocupação por conta dos efeitos clorinérgicos/antidopaminérgicos	Elevado
Comprometimento cognitivo	Barbitúricos, anticolinérgicos, antiespasmódicos, relaxantes musculares, estimulantes CNS, dextroanfetamina, metilfenidato, meta-anfetamina, pemolina	Preocupação por conta dos efeitos de alteração CNS	Elevado
Depressão	Benzodiazepinas de longa duração, agentes simpatolíticos	Podem produzir ou exacerbar a depressão	Elevado
Anorexia/subnutrição	Estimulantes CNS, dextroanfetamina, metilfenidato, meta-anfetamina, pemolina, floxetina	Preocupação por conta dos efeitos inibidores de apetite	Elevado
Síncopes/quedas	Benzodiazepinas de curta atuação/intermediária, TCAs	Podem produzir ataxia, prejudicar funções psicomotoras, produzir síncopes e conduzir a outras quedas	Elevado
SIADH/hiponatremia	SSRIs	Podem exacerbar ou causar SIADH	Baixo
Distúrbio convulsivo	Bupropiona	Pode diminuir o limiar convulsivo	Elevado
Obesidade	Olanzapina	Pode estimular o apetite e aumentar o ganho de peso	Baixo
COPD	Benzodiazepinas de longa atuação, betabloqueadores não seletivos	Efeitos adversos CNS. Podem induzir à depressão respiratória. Podem exacerbar ou causar a depressão respiratória	Elevado
Constipação crônica	CCBs, anticolinérgicos, TCAs	Podem exacerbar a constipação crônica	Baixo

Abreviações: CCB, bloqueadores de canal de cálcio; CNS, sistema nervoso central; COPD, doença pulmonar obstrutiva crônica; INR, razão normalizada internacional; MAOL, inibidor de monoamino oxidase; NSAID, droga anti-inflamatória não esteroide; SIADH, síndrome de secreção de hormônio antidiurético inapropriado; SSRI, inibidor da liberação seletiva de serotonina; TCA, antidepressivo tricíclico. Reimpresso com a permissão de Fick DM, Cooper JW, Wade WE et al. Atualizando os critérios Beers sobre o uso de medicação potencialmente inapropriada em adultos mais velhos. Resultados advindos do grupo americano de especialistas. Arch Intern Med 2003;163:2716–2724, copyright © 2003 American Medical Association. Reservados todos os direitos.

Tabela 7.5
Índice de inadequação de medicamentos (MAI)

A fim de acessar a inadequação da droga, favor responder às seguintes questões e circular a pontuação aplicável			
1. Há uma indicação para a droga?	1 Indicada	2	3 Não indicada	9 Não sei
2. A medicação é eficaz para a condição?	1 Eficaz	2	3 Ineficaz	9 Não sei
3. A dosagem está correta?	1 Correta	2	3 Incorreta	9 Não sei
4. As instruções estão corretas?	1 Corretas	2	3 Incorretas	9 Não sei
5. As instruções são práticas?	1 Práticas	2	3 Pouco práticas	9 Não sei
6. Há instruções clinicamente significativas quanto à interação droga – droga?	1 Significativas	2	3 Insignificantes	9 Não sei
7. Há interações significativas entre droga – doença/condição?	1 Significativas	2	3 Insignificantes	9 Não sei
8. Há duplicação desnecessária com outra droga?	1 Necessária	2	3 Desnecessária	9 Não sei
9. A duração da terapia é aceitável?	1 Aceitável	2	3 Inaceitável	9 Não sei
10. Esta droga é a alternativa menos onerosa em comparação com outras de igual utilidade?	1 A menos onerosa	2	3 A mais onerosa	9 Não sei

Reimpresso de Hanloin JT, Schmader KE. Samsa GP et al. Um método para a avaliação da adequação de terapia de drogas. J Clin Epidemiol 1992;1045–1061, copyright 1992, com permissão de Elsevier.

Tabela 7.6
Estudos representativos que avaliam a prevalência de polifarmácia

Contexto clínico/ Referência	Polifarmácia definição	Nº	Idades dos Indivíduos/ ano (outras características)	Projeto de estudo	Prevalência (%)	Indicadores de uso de medicação potencialmente inadequada	Polifarmácia: resultados relacionados
Pronto-socorro							
Hustey et al. [29]	Beers	352	65+ (frágil VA)	XS	32	–	–
Nixdorff et al. [36]	Beers	124	65+	PC	16	–	26% dos pacientes que receberam a medicação Beers tiveram um advento adverso da droga

(Continua)

Tabela 7.6
Estudos representativos que avaliam a prevalência de polifarmácia (*continuação*)

Contexto clínico/ Referência	Polifarmácia definição	Nº	Idades dos Indivíduos/ ano (outras características)	Projeto de estudo	Prevalência (%)	Indicadores de uso de medicação potencialmente inadequada	Polifarmácia: resultados relacionados
Hospitalizado							
Page e Ruscin [38]	Beers	389	75+	RC	27,5	–	Recebendo uma medicação Beers não associada ao risco mais elevado de um evento adverso da droga, duração da hospitalização, mortalidade ou alta por um nível melhor de tratamento
Berdot et al. [40]	Beers	493.971	65+	RC	49	Maior prevalência na alta cardiológica	–
Hajjar et al. [26]	MAI	384	65+ (frágil, VA)	XS/PC	75 na internação, 55 na alta	Não, de medicação (especialmente 9+); hipertensão; provedores múltiplos)	–
Hanlon et al. [27]	MAI	397	65+ (frágil, VA)	XS/PC	91,9 na internação	Maior índice de comorbidade Charlson; pontuação precária de autoavaliação de saúde	–
Tratamento em ambulatório/habitação na comunidade							
Blalock et al. [12]	Beers	800	65+ (contexto rural)	XS	26,6	Não, de medicação; hipertensão; pouca dor nas costas; baixa classificação de apoio social	–
Cannon et al. [15]	Beers	786	65+ (*home care*)	RC	31 (37 se o paciente estiver tomando medicamentos prescritos)	–	–
Maio et al. [33]	Beers	50	65+	RC	25	–	–
Steinman et al. [77]	Beers	196	65+	XS	37	Não, de medicação	–

(*Continua*)

Tabela 7.6
Estudos representativos que avaliam a prevalência de polifarmácia (*continuação*)

Contexto clínico/ Referência	Polifarmácia definição	N°	Idades dos Indivíduos/ ano (outras características)	Projeto de estudo	Prevalência (%)	Indicadores de uso de medicação potencialmente inadequada	Polifarmácia: resultados relacionados
Barton et al. [10]	Beers	100	65+ (clínica de distúrbios de memória)	XS	25,6[a]	–	–
Buck et al. [14]	Beers	61.251	65+	XS	23	6+ medicamentos prescritos, múltiplas visitas do provedor; sexo feminino	–
	Zhan	(idêntico)	(idêntico)	(idêntico)	16-17	(idêntico)	–
Pugh et al. [109]	Zhan	1.265.434	65+ (VA)	XS	23	Não, de medicação; sexo feminino; raça branca; comorbidade psiquiátrica	–
Barnett et al. [8]	Zhan	123.633 156.517	65+ (VA vs. Medicare)	XS	21 (VA); 29 (Medicare)	–	–
Bierman et al. [11]	Zhan	965.756	65+ (VA)	RC	15,6 (homens); 18,2 (mulheres)	–	–
Pugh. [110]	Zhan	850.154	65+ (VA)	XS	26,2	Menos prevalentes em geriátricos comparados com as clínicas de tratamento primário	–
Pugh et al. [102]	HEDIS DAE	1.096.361	65+ (VA)	XS	19,6	As mulheres tiveram maior prevalência de uso de medicação inadequada	–
Schmader et al. [115]	MAI	208	65+ (VA)	XS/PC	55	–	Maior pontuação MAI associada ao alto risco de hospitalização e idas ao PS durante um período de 12 meses
Steinman et al. [77]	MAI	196	65+	XS	57	–	–
Bregnhoj et al. [13]	MAI	212	65+ (clínica geral)	XS	94,3	–	–
Tulner et al. [97]	MAI	807	81 (média) (clínica geriátrica de pacientes externos)	PC	25,5	–	–

(*Continua*)

Tabela 7.6
Estudos representativos que avaliam a prevalência de polifarmácia (*continuação*)

Contexto clínico/Referência	Polifarmácia definição	Nº	Idades dos Indivíduos/ano (outras características)	Projeto de estudo	Prevalência (%)	Indicadores de uso de medicação potencialmente inadequada	Polifarmácia: resultados relacionados
Tratamento de longo prazo							
Perri et al. [39]	Beers	1,117	65+	RC	46,5	Não, de medicação; ausência de demência	A ingestão de medicação Beers foi associada a um maior risco de hospitalização, idas ao PS e/ou mortalidade

Estudos representativos realizados nos EUA, de janeiro de 1994 a setembro de 2009.
Abreviações: *ER*, pronto atendimento; *HEDID DAE*, Dados sobre a Eficácia e de Informações sobre Lista de Drogas que Devem Ser Evitadas em Idosos; *MAI*, Índice de Adequação de Medicação; *PC*, Prospectivo Coorte; *RC*, Retrospectivo Coorte; *VA*, Destinado a Veteranos; *XS*, Transversal. Medicação considerada inadequada para indivíduos sob disfunção cognitiva.

Tabela 7.7
MAI/Índice de adequação de medicação e Beers; Critérios

Enfoque	Descrição	Medidas
MAI	A adequação da medicação é determinada com base na série de 10 itens na escala de 1–3	10 itens: indicação/eficácia/dosagem/direção/interação droga – droga/interação droga – doença, duplicação, duração, custo comparativo
Beers	Adequação da medicação com base em 2 componentes e o nível de gravidade (baixo/elevado) deles	2 componentes: classe farmacêutica inadequada por conta do risco de toxicidade; inadequada por conta da interação potencial droga – doença

Abreviação: *MAI*, índice de adequação da medicação.

Tabela 7.8
Comparação dos critérios Beers (primeiro componente), critérios Zhan e a lista HEDIS DAE

Nome da droga/classe	Preocupações (Beers)	Nível de gravidade (elevado ou baixo) (Beers)
Amiodarona	Associada a problemas com intervalos QT e risco de provocar *torsades de pointes*. Falta de eficácia em adultos mais velhos	Elevado
Amitriptilina e produtos em combinação	Por conta de suas fortes propriedades anticolinérgicas e de sedação, a amitriptilina é raramente uma escolha de antidepressivo para pacientes mais idosos	Elevado
Anfetaminas/Agentes anoréxicos (exceto fenobarbital)	Efeitos estimulantes adversos CNS	Elevado
Anticolinérgicos/Anti-histamínicos: clorfenriramina/difenidramina/hidroxine/ciproltadina/prometazina/tripelinamina/dexclorfeniramina	Todos os anti-histamínicos, com ou sem prescrição, podem ter propriedades anticolinérgicas. Anti-histamínicos não colinérgicos são preferíveis em pacientes idosos no tratamento para reações alérgicas	Elevado

(*Continua*)

Tabela 7.8
Comparação dos critérios Beers (primeiro componente), critérios Zhan e a lista HEDIS DAE (*continuação*)

Nome da droga/classe	Preocupações (Beers)	Nível de gravidade (elevado ou baixo) (Beers)
Antiespasmódicos (GI): Belladona e Belladona contendo produtos, diciclomina, hiosciamina, propantelina, clidinium-clordiazepóxido	Drogas antiespasmódicas GI são altamente anticolinérgicas e têm eficácia incerta. Essas drogas devem ser evitadas (sobretudo em uso prolongado)	Elevado
Barbitúricos (exceto fenobarbital: salvo no tratamento de convulsões)	Causam alta dependência e provocam efeitos mais adversos do que a maioria dos sedativos ou drogas hipnóticas em pacientes idosos	Elevado
Benzodiazepinas, longa atuação: clordiazepóxido, clordiazepóxido-amitriplina, clidinium-clordiazepóxido, diazepam, halazepam, clorazepate	Essas drogas têm uma longa semivida em pacientes idosos (frequentemente vários dias), produzindo sedação prolongada com o aumento de risco de quedas e fraturas. As benzodiazepinas de ação curta e intermediária são preferíveis, se a benzodiazepina for exigida	Elevado
Benzodiazepinas, curta ação: lorazepam > 3 mg; oxazepam > 60 mg; alpraxolam > 2 mg; temazepan e triazolam > 0,25 mg	Por conta do aumento da sensibilidade a benzodiazepinas em pacientes idosos, doses menores podem ser eficazes, como também mais seguras. A dosagem total diária raramente deve exceder as dosagens máximas sugeridas	Elevado
Clorpropamida	Possui uma semivida prolongada em pacientes idosos, podendo causar hipoglicemia prolongada. É o único agente hipoglicêmico que causa SIADH	Elevado
Cimeditina	Efeitos CNS adversos, inclusive confusão	Baixo
Clonidina	Potencial de hipertensão ortostática e efeitos CNS adversos	Baixo
Ciclandelato	Sem eficácia	Baixo
Tireoide desidratada	Preocupações com efeitos cardíacos. Alternativas mais seguras são disponíveis	Elevado
Digoxina (sem exceder > 0,125 mg/dia (exceto no tratamento de arritmias)	A *clearance* renal reduzida pode levar a um risco elevado de efeitos tóxicos	Baixo
Difenidramina e combinação de produtos	Pode causar confusão e sedação. Não deve ser usada como hipnótico. Quando usada para tratar reações alérgicas urgentes, deve ser utilizada na dose mais baixa possível	Elevado
Dipiridamol, menor ação	Pode causar hipotensão ortostática	Baixo
Disopiramida	De todas as drogas antiarrítmicas, essa é a de efeito inotrópico negativo mais potente e, portanto, pode induzir insuficiência cardíaca em pacientes idosos. É também anticolinérgica. Outras drogas antiarrítmicas devem ser utilizadas	Elevado
Doxazosina	Potencial de hipotensão, efeito boca seca e problemas urinários	Baixo
Doxepina	Devido às fortes propriedades anticolinérgicas, a doxepina é raramente uma escolha de antidepressivos para pacientes idosos	Elevado
Estrógeno apenas (oral)	Evidência de potencial carcinogênico (seio e endométrio) e ausência de efeito cardioprotetivo em mulheres idosas	Elevado

(*Continua*)

Tabela 7.8
Comparação dos critérios Beers (primeiro componente), critérios Zhan e a lista HEDIS DAE (*continuação*)

Nome da droga/classe	Preocupações (Beers)	Nível de gravidade (elevado ou baixo) (Beers)
Ácido etacrínico	Potencial de hipertensão e desequilíbrio hídrico. Há alternativas mais seguras disponíveis	Baixo
Sulfato de ferro > 325 mg/dia	Doses > 325 mg/dia, não aumentam significativamente a quantidade absorvida, mas elevam muito a incidência de constipação	Baixo
Fluoxetina	Longa semivida da droga e risco de produzir estimulação CNS excessiva, perturbações no sono e aumento de agitações. Há alternativas mais seguras	Elevado
Flurazepam	Esse hipnótico benzodiazepínico possui uma semivida extremamente longa em pacientes idosos (dias frequentes), produzindo uma sedação prolongada, que aumenta o índice de quedas e de fraturas. As benzodiazepinas de média ou curta duração são preferíveis	Elevado
Guanadrel	Pode causar hipotensão ortostática	Elevado
Guanetidina	Pode causar hipotensão ortostática. Há alternativas mais seguras	Elevado
Indometacina	De todas as drogas NSAID, essa droga produz os efeitos CNS mais adversos	Elevado
Isoxsuprina	Ausência de eficácia	Baixo
Cetorolaco	A utilização imediata e prolongada deve ser evitada em pessoas idosas porque um número significativo delas apresenta condições assintomáticas	Elevado
Laxativos (estimulante). Uso prolongado	Podem exacerbar a disfunção intestinal	Elevado
Meperidina	Não tão efetivo como analgésico oral em doses geralmente usadas. Pode causar confusão e tem várias desvantagens comparadas com outras drogas narcóticas	Elevado
Meprobamato	Essa é uma droga que causa alta dependência e ansiolítico sedativo. Os pacientes, que fazem uso prolongado dessa droga, podem tornar-se dependentes, devendo sua retirada ser lenta	Elevado
Mesoridazina	Efeitos CNS extrapiramidais adversos	Elevado
Metildopa e combinação de produtos	Podem causar bradicardia e depressão exacerbada em pacientes idosos	Elevado
Metiltestosterona	Pode causar hipertrofia da próstata e problemas cardíacos	Elevado
Óleo mineral	Potencial de aspiração e efeitos adversos. Há alternativas disponíveis	Elevado
Relaxantes musculares e antiespasmódicos: metocarbamol, cardisoprodol, clorzoxazona, metalaxone, ciclobenzaprima, oxibutinina (exceto Ditropan XL)	A maioria dos relaxantes musculares e drogas antiespasmódicas são precariamente tolerados por pessoas idosas, porque causam efeitos anticolinérgicos adversos, como também fraqueza e sedação. Além disso, sua eficácia em doses toleráveis a idosos é questionável	Elevado

(*Continua*)

Tabela 7.8
Comparação dos critérios Beers (primeiro componente), critérios Zhan e a lista HEDIS DAE (*continuação*)

Nome da droga/classe	Preocupações (Beers)	Nível de gravidade (elevado ou baixo) (Beers)
Nifedipina, atuação curta	Potencial de hipotensão e constipação	Elevado
Nitrofurantoína	Potencial de insuficiência renal e constipação	Elevado
NSAID (uso prolongado da dose semivida prolongada, não COX seletivo): naproxeno, oxaprozina, piroxican	Possuem potencial para produzir sangramento GI, insuficiência renal, pressão alta e insuficiência cardíaca	Elevado
Orphenadrine	Causa mais sedação e efeitos colinérgicos adversos do que alternativas mais seguras	Elevado
Pentasocina	Analgésico narcótico que causa mais efeitos adversos CNS, inclusive confusão mental e alucinações mais frequentes que outras drogas narcóticas. Além disso, é uma mistura agonista e antagonista	Elevado
Propoxyphene e combinação de produtos	Oferece poucas vantagens analgésicas em relação ao acetaminofeno. Contudo, possui os efeitos adversos de outras drogas narcóticas	Baixo
Reserpine > 0,25 mg	Pode induzir depressão, impotência, sedação e hipotensão ortostática	Baixo
Tioridazina	Maior potencial de efeitos adversos CNS e extrapiramidais	Elevado
Ticlopidina	Mostra-se inferior à aspirina na prevenção de coagulação e é consideravelmente mais tóxica. Há alternativas mais seguras e efetivas	Elevado
Trimetobenzamida	Uma das drogas antieméticas menos efetivas. Contudo, possui efeitos extrapiramidais	Elevado

a) Os critérios Beers NÃO consideram a droga metilfenidato inadequada.
b) Tanto os critérios Zhan como a lista HEDIS DAE consideram a atropina e combinação de produtos inapropriados, além de outros agentes anticolinérgicos.
c) Tanto os critérios Zhan como a lista HEDIS DAE consideram a droga fenobarbital inapropriada.
Abreviações: *CNS*, sistema nervoso central; *COX*, ciclo-oxigenase; *GI*, gastrointestinal; *HEDIS DAE*, Efetividade do Conjunto de Dados de Planos de Saúde. Drogas que, segundo essas informações, devem ser evitadas em idosos; *NSAID*, droga anti-inflamatória não esteroide; *SIADH*, síndrome de secreção de hormônio antidiurético inapropriado.
Adaptada com permissão do Comitê Nacional de Segurança de Qualidade. Lista HEDIS 2009.
Código Nacional de Drogas (NDC).
Disponível on line em: https://www.ncqa.org/tabid/891/Default.aspx, acessado em 5 de outubro de 2009 e de Fick DM, Cooper JW Wade WE et al. Atualizando os critérios Beers em adultos mais velhos: Resultados advindos de um consenso a que chegou um grupo de especialistas norte-americanos, Arch. Intern. Med. 2003;163:2716-24, copyright © 2003 Associação Médica Americana. Reservados todos os direitos.

Esse assunto é amplamente discutido na literatura em pacientes com demência avançada (Tabela 7.9). De acordo com diversos autores, existem níveis de indicação para cada classe de droga (sempre apropriadas, eventualmente apropriadas, raramente apropriadas e nunca apropriadas). Em pacientes idosos em tratamento oncológico, muitas vezes podemos lançar mão do mesmo raciocínio, após análise crítica do mecanismo de ação de cada droga e do *status* funcional de cada paciente.

Tabela 7.9
Uso apropriado de medicações na fase final das síndromes demenciais

Sempre apropriados	Eventualmente apropriados	Raramente apropriados	Nunca apropriados
Analgésicos
Antidiarreicos
Antieméticos
Laxantes
Broncodilatadores inalatórios
Ansiolíticos
Antiepiléticos
Expectorantes
Lubrificante colírios
Tratamento de úlceras de pressão	Inibidores da bomba de prótons
Bloqueadores dos receptores histamina-2
Anti-hipertensivos
Anti-isquêmicos
Diuréticos
Corticosteroides inalatórios
Antipsicóticos
Antidepressivos
Hipoglicemiantes
Hormônios tireoidianos/antitireoidianos
Corticosteroides
Colchicina e alopurinol
Digoxina	Antiandrogênios
Bisfosfonatos
Minerais e suplementos vitamínicos
Heparina
Varfarina
Estimulantes do apetite
Relaxantes da bexiga	Medicamentos hipolipemiantes
Antiagregantes plaquetários excluindo aspirina
Antiestrogênios
Hormônios sexuais
Quimioterapia citotóxica
Antagonistas hormonais

Adaptada de Parsons C, Hughes CM, Passmore AP et al. Withholding, discontinuing and withdrawing medications in dementia patients at the end of life: a neglected problem in the disadvantaged dying? Drugs Aging 2010;27:435-49 e Holmes HM, Sachs GA, Shega JW et al. Integrating palliative medicine into the care of persons with advanced dementia: identifying appropriate medication use. J Am Geriatr Soc 2008;56:1306-11.

Uma estratégia fundamental quando o assunto é a suspensão de medicações é a indicação de medidas não farmacológicas para seguimento. Dores crônicas, por exemplo, melhoram consideravelmente com medidas locais (fisioterapia analgésica, compressas quentes ou frias, exercícios em piscina, adaptação de utensílios etc.). Não há possibilidade de tratamento adequado sem um trabalho interdisciplinar com reavaliações de rotina e ajustes, de acordo com as novas demandas.

Para os idosos com câncer ainda existem lacunas de conhecimento a serem mais amplamente estudadas na avaliação da polifarmácia (Tabela 7.10), podendo representar importante campo de estudos futuros.

Tabela 7.10
Lacunas de conhecimento na avaliação de polifarmárcia em adultos mais velhos com câncer

Prática atual	Melhor prática	Lacuna resultante
Definições únicas de polifarmácia em adultos mais velhos com câncer	Definições múltiplas ou compostas de polifarmácia	A necessidade de um consenso ou de definição de polifarmácia ou ainda de um uso rotineiro de abordagens múltiplas na avaliação de polifarmácia
Falta de padronização ou avaliação de rotina de interações de drogas potenciais, com ou sem quimioterapia em adultos mais velhos com câncer em risco de polifarmácia	Uso de métodos eletrônicos ou outros a fim de avaliar as listas de medicamentos, inclusive quimioterapia de adultos mais velhos com câncer	Falta de entendimento sobre quais medicamentos que estão, na realidade, sendo tomados e como pode haver potencial de eventos de drogas adversas
Falta de implementação de estratégias para a redução da ocorrência de polifarmácia em adultos mais velhos com câncer e, portanto, potencial de eventos de drogas adversas	Utilização rotineira de profissionais farmacêuticos – ou equipe direcionados a revisões da medicação e antes do início da quimioterapia	A incorporação de tais abordagens multidisciplinares que claramente demonstram a redução de polifarmácia, pois tem como base estudos geriátricos prévios

Conclusão

É notório que o envelhecimento e o câncer são dois fatores que, somados, contribuem para a polifarmácia e, por conseguinte, para a maior probabilidade de interações medicamentosas, sejam elas farmacocinéticas ou farmacodinâmicas. A minimização desses eventos clínicos pode ser alcançada pelo envolvimento da equipe médica e multiprofissional, dos pacientes, de seus familiares e cuidadores no acompanhamento e monitoramento de sinais e sintomas decorrentes do tratamento.

Ajustes devem ser feitos a todo momento e não podemos ter receio de suspender medicações desnecessárias ou indicar a utilização de novas drogas de acordo com os sintomas vigentes. Para tanto, é mandatório que todos os detalhes sobre o metabolismo do paciente sejam levados em consideração, bem como a sua fase de tratamento.

Referências

Balducci L, Goetz-Parten D, Steinman MA. Polypharmacy and the management of the older cancer patient. Ann Oncol. 2003:23 Suppl 7:vii36-40.

Battistella M, Mamdami MM, Juurlink DN et al. Risk of upper gastrointestinal hemorrhage in warfarin users treated with nonselective NSAIDs or COX-2 inhibitors. Arch Intern Med 2005; 165:189.

Capecitabine – Warfarin sodium [Internet]. Micromedex. Chicago (IL): Truven Health Analytics; 2018 [cited 2018 Jan 31]. Disponível em: http://www.micromedexsolutions.com/micromedex2/librarian/PFDefaultActionId/evidencexpert.ShowDrugInteractionsResults

Cho S, Lau SW, Tandon V, et al. Geriatric drug evaluation: where are we now and where should we be in the future? Arch Intern Med 2011;171:937.

Cyclophosphamide – Phenytoin [Internet]. Micromedex. Chicago (IL): Truven Health Analytics; 2018 [cited 2018 Jan 31]. Disponível em: http://www.micromedexsolutions.com/micromedex2/librarian/PFDefaultActionId/evidencexpert.ShowDrugInteractionsResults

ElDesok ES. Pharmacokinetic-pharmacodynamic crisis in the elderly. Am J Ther. 2007 Sep-Oct;14(5):488-98.

Gorzoni ML. Passarelli MCG. Farmacologia e terapêutica. In: Freitas e Py, editores. Tratado de Geriatria e Gerontologia. 4 ed. Rio de Janeiro: Guanabara Koogan, 2017.

Holbrook AM, Pereira JA, Labiris R et al. Systematic overview of warfarin and its drug and food interactions. Arch Intern Med 2005;165:1095.

Junior HMTL, Jilapa IEC, Werner DA, Morais JA. Psicofármacos em idosos. In: Freitas e Py, editores. Tratado de Geriatria e Gerontologia. 4 ed. Rio de Janeiro: Guanabara Koogan, 2017.

Juurlink DN, Mamdani M, Kopp A et al. Drug-drug interactions among elderly patients hospitalized for drug toxicity. JAMA 2003; 289:1652.

Leeuwen RWF, Jansman FGA, Bemt PMLA, Man F, Piran F, Vincenten I at al. Drug-drug interactions in patients treated for cancer: a prospective study on clinical interventions. Ann Oncol. 2015 May;26(5): 992-7.

Rob S, Stuart ML, Romano D. Drug-drug interactions in older patients with cancer: a report from the 15th Conference of the International Society of Geriatric Oncology, November 2015. Prague, Czech Republic.

Ronald JM, Cary PG, Arti H. Polypharmacy in older adults with cancer. The Oncologist. 2010 May; 15(5): 507-22.

Shorr RI, Ray WA, Daugherty JR, Griffin MR. Concurrent use of nonsteroidal anti-inflammatory drugs and oral anticoagulants places elderly persons at high risk for hemorrhagic peptic ulcer disease. Arch Intern Med 1993;153:1665.

Capítulo 8

Niele Silva de Moares
Maysa Seabra Cendoroglo

O Idoso Frágil e o Tratamento Oncológico

Nas últimas décadas, o conceito de fragilidade tornou-se reconhecido como um dos mais importantes fatores nos desfechos de saúde porque ele está extremamente relacionado com a dependência e morte.

Cerca de 10 a 20% dos idosos acima de 65 anos apresentam fragilidade e a incidência duplica após os 85 anos de idade. Também sabemos que em torno de 80% das mortes por câncer, anualmente, ocorrem em idosos. Tanto o câncer quanto o seu tratamento são fatores estressores que modificam a reserva fisiológica do paciente, motivo pelo qual a incidência de fragilidade nesses pacientes é alta. Metade dos pacientes oncológicos apresenta síndrome da fragilidade ou pré-fragilidade; por isso, estão sob maior risco de desfechos negativos de saúde.

≡ Definição

A fragilidade é um estado de vulnerabilidade a desfechos adversos no idoso. Representa uma redução das reservas fisiológicas para manter ou resgatar a homeostase frente a um fator estressor. Foi definida, em 2013, como síndrome clínica com múltiplas causas e fatores contribuintes, caracterizada por redução da força e do *endurance*, e declínio de múltiplas funções fisiológicas, que aumentam a susceptibilidade do indivíduo à incapacidade, dependência e/ou morte.

O termo pré-frágil é utilizado para descrever pacientes que podem estar sob risco de fragilidade. Esses pacientes tipicamente apresentam alguns componentes da síndrome, mas não preenchem todos os critérios necessários para o diagnóstico de fragilidade.

≡ Fisiopatologia

A literatura aponta duas teorias principais sobre a fisiopatologia da fragilidade:
- *Teoria do fenótipo de fragilidade:* sugere que a fragilidade resulta de alterações celulares e fisiológicas relacionadas com a idade, que levam a uma condição de vulnerabilidade.
- *Teoria do acúmulo de déficits de fragilidade:* a vulnerabilidade resulta do acúmulo de condições clínicas, físicas e sociais. Baseia-se na concepção de um sistema global de perda de robustez, enquanto desenvolve doenças e declínio funcional. Essa teoria sugere que após o surgimento de determinada quantidade de déficits, o sistema declina por completo até a morte.

Existem evidências de que a desregulação imune, endocrinológica, o estresse e a resposta dos sistemas de energia são importantes para o desenvolvimento da síndrome de fragilidade. A base para essa desregulação relaciona-se com alterações moleculares associadas ao envelhecimento, fatores genéticos e doenças específicas, ocasionando o comprometimento fisiológico e a fragilidade clínica. A sarcopenia, ou perda de massa e/ou força muscular associada à idade, é um componente fundamental da síndrome. O declínio de função e de massa muscular são consequência de alterações hormonais relacionadas com a idade e alterações nas vias inflamatórias. A Tabela 8.1 resume as principais alterações observadas em vários sistemas na síndrome da fragilidade.

Desfechos de saúde associados à fragilidade em pacientes oncológicos

Evidências crescentes mostram que a fragilidade prediz desfechos negativos de saúde em idosos com câncer (Tabela 8.2). Estudos evidenciaram que idosos frágeis são mais propensos a terem complicações pós-operatórias, toxicidade à quimioterapia, recidiva do câncer e piora da sobrevida. Além disso, há aumento dos custos hospitalares, maior taxa de readmissão hospitalar em 30 dias e maior taxa de admissão em unidade de terapia intensiva.

Pacientes frágeis também têm uma menor capacidade de tolerar medicações psicoativas, o que deve ser levado em consideração na escolha da anestesia nos pacientes em programação cirúrgica e dos analgésicos para o regime de controle da dor. Estudos demonstraram que a anestesia regional reduz o risco de *delirium* no pós-operatório, sendo recomendada pela Sociedade Americana de Geriatria, sempre que possível.

Avaliação da fragilidade

Considerando que a fragilidade é um marcador de pior evolução clínica no paciente oncológico, o *screening* para fragilidade como estratificação de risco para idosos com câncer e auxílio na tomada de decisão terapêutica tornou-se imperativo.

Recomenda-se que todos os pacientes acima de 70 anos e todos os pacientes com

Tabela 8.1
Alterações fisiopatológicas associadas à síndrome da fragilidade

Sistema	Alterações
Endócrino	Redução do hormônio do crescimento e do IGF-1 Redução de DHEA-S Aumento dos níveis de cortisol Declínio dos hormônios sexuais Redução dos níveis de 25-OH-vitamina D
Inflamação e sistema imunológico	Aumento dos níveis de IL-6 e proteína C-reativa Aumento da contagem de leucócitos e monócitos
Resposta ao estresse e sistema metabólico	Desregulação do sistema nervoso autônomo Alteração do sistema renina-angiotensina-aldosterona

Elaborada pelos autores.

Tabela 8.2
Desfechos adversos de saúde associados à fragilidade

Riscos gerais
Quedas
Incapacidade
Comorbidades
Declínio cognitivo
Hospitalização
Dependência funcional
Institucionalização
Complicações associadas a cuidados de saúde
Morte

Riscos associados ao câncer
Intolerância à quimioterapia
Complicações associadas ao tratamento
Recorrência/Progressão da doença

Elaborada pelos autores.

perda significativa de peso (> 5% do peso corporal) sejam triados para fragilidade. Em 2012, a Sociedade Americana de Oncologia e a Sociedade Americana de Geriatria publicaram um *guideline* recomendando que todos os pacientes no pré-operatório sejam avaliados e documentados em relação à fragilidade.

O melhor instrumento para essa triagem ainda não foi definido. Existem mais de 70 ferramentas para rastreio de fragilidade; no entanto, poucas foram validadas. A escolha da melhor ferramenta depende também do objetivo do uso: estratificar o risco dos pacientes ou guiar as estratégias de tratamento e modificar os desfechos.

A seguir, destacamos as ferramentas de avaliação de fragilidade que têm sido mais utilizadas na prática oncológica.

▪ Ferramentas com item único de avaliação

As ferramentas que utilizam um único item de avaliação têm como vantagens a rapidez e facilidade de aplicação, tornando sua aplicação viável na prática clínica. As ferramentas com item único mais utilizadas são: o teste da velocidade de marcha de 5 metros e o *Timed Up and Go Test*.

- *Velocidade de marcha de 5 metros:* o teste de velocidade de marcha é associado à estimativa de sobrevida em idosos. Marca-se no chão uma distância de 5 metros e solicita-se ao idoso que caminhe por esse trajeto em sua velocidade habitual. O teste é realizado três vezes e o tempo é marcado. O ponto de corte considerado é de 0,8 m/s. O teste com valor abaixo do ponto de corte está relacionado com uma menor sobrevida. Alguns estudos têm modificado essa metodologia considerando a distância de 4 m, aceleração e desaceleração da marcha.
- *Timed Up and Go Test:* avalia o equilíbrio, o risco de quedas e a capacidade funcional de idosos. O paciente fica sentado em uma cadeira, sendo instruído a levantar-se, andar tão rapidamente quanto possível e com segurança por uma linha reta de 3 metros de comprimento no chão e retornar à posição sentada inicial. O percurso em até 10 segundos é normal para idosos saudáveis, independentes e sem risco de quedas; de 11 a 20 segundos, para idosos frágeis ou com deficiência, com independência parcial e com baixo risco de quedas; acima de 20 segundos, é indicativo de elevado risco de queda.

▪ Escala de fragilidade

Escala validada, desenvolvida pela *Geriatric Advisory Panel of The International Academy of Nutrition and Aging*, que consiste em cinco questões, que podem ser autoaplicadas. É uma maneira eficiente e de baixo custo para rastrear grandes grupos de pacientes para fragilidade. Ainda não foi extensivamente estudada como ferramenta de rastreio em pacientes oncológicos (Tabela 8.3).

Tabela 8.3
Escala de fragilidade (*Frail Scale*)

Escala de fragilidade (*Frail Scale*)	
1. Fadiga (*Fatigue*)	Você sente-se cansado a maior parte do tempo?
2. Resistência (*Resistance*)	Você pode subir um lance de escadas sem dificuldade?
3. Deambulação (*Ambulation*)	Você consegue andar um quarteirão sem assistência?
4. Doenças (*Illnesses*)	Você apresenta mais de cinco doenças?
5. Perda de peso (*Loss of weight*)	Você perdeu mais de 5% do seu peso habitual no último ano?

Resposta positiva para três ou mais questões indica fragilidade. Resposta postiva para uma ou duas questões indica pré-fragilidade. Adaptada de Woo J, Leung J, Morley JE. Comparison of frailty indicators based on clinical phenotype and the multiple deficit approach in predicting mortality and physical limitation. J Am Geriatr Soc. 2012 Aug;60(8):1478-86.

- **The Vulnerability Elders Survey-13**

Escala autoaplicada que consiste em 13 itens: 1 item para idade e 12 itens que avaliam saúde, capacidade funcional e desempenho físico. É uma ferramenta prática, que tem sido relatada como marcador confiável de fragilidade em pacientes com câncer. No entanto, pode ter baixa acurácia, pois os pacientes podem superestimar suas próprias competências (Tabela 8.4).

Tabela 8.4
Vulnerable Elders Survey – 13

Categoria	Pontos
Idade (anos)	
< 75	0
75-84	1
≥ 85	3
Autoavaliação da saúde	
Boa, muito boa, excelente	0
Regular ou ruim	1
Incapacidade física	
1. Curvar-se, abaixar-se ou ajoelhar-se
2. Levantar ou transportar objetos pesados 5 kg
3. Estender os braços acima do nível dos ombros
4. Escrever ou segurar pequenos objetos
5. Andar 1 quarteirão
6. Fazer tarefa pesada de casa	
Número de itens realizados com dificuldade:	
0 itens	0
1 item	1
≥ 2 itens	2
Incapacidade funcional	
1. Compras de itens pessoais
2. Lidar com finanças
3. Andar pelo quarto
4. Fazer tarefas domésticas leves
5. Tomar banho	
Número de itens que requerem assistência devido à condição de saúde ou física	
0 itens	0
≥ 1 item	4

Pontuação: ≥ 3 pontos indica fragilidade.
Adaptada de Saliba D, Elliot M, Rubenstein LZ et al. The Vulnerable Elders Survey: a tool for identifying vulnerable older people in the community. J Am Geriatr Soc. 2001 Dec;49(12):1691-9.

- **Índice de fragilidade (The Frailty Index)**

Foi desenvolvido pelo *Canadian Health and Aging Study*. A proposta original inclui 70 itens, que variam de sinais e sintomas vagos a muito específicos, além de doenças e incapacidades. O número de déficits presentes é somado e dividido pelo número total de itens avaliados. Desperta pouco interesse para ser usado na prática clínica, por ser uma avaliação muito extensa. Para melhorar sua aplicabilidade, foi proposto um índice modificado (*Modified Frailty Index*), que abrange 11 itens (Tabela 8.5).

- **Avaliação geriátrica ampla**

A avaliação geriátrica ampla (AGA) tem sido utilizada como padrão-ouro na literatura oncológica para identificar indivíduos vulneráveis e frágeis, além de predizer mortalidade pós-cirúrgica e mortalidade geral em pacientes com câncer. Tem como objetivo identificar situações de risco de complicações, como *delirium*, incapacidade, complicações pós-operatórias, hospitalização e mortalidade, para propor intervenções que melhorem a independência, o suporte social, a cognição e a qualidade de vida dos idosos.

Tabela 8.5
Índice modificado de fragilidade (*Modified Frailty Index*)

Independência funcional
Histórico de diabetes
Histórico de doença pulmonar obstrutiva crônica ou pneumonia
Histórico de insuficiência cardíaca congestiva
Histórico de infarto do miocárdio
Histórico de intervenção coronariana percutânea, cirurgia cardíaca ou angina
Hipertensão arterial sistêmica com necessidade de anti-hipertensivo
Doença vascular periférica ou dor em repouso
Comprometimento sensorial
Ataque isquêmico transitório ou acidente vascular encefálico sem sequela
Acidente vascular encefálico com sequela

Adaptada de Farhat JS, Velanovich V, Falvo AJ et al. Are the frail destined to fail? Frailty index as predictor of surgical morbidity and mortality in the elderly. J Trauma Acute Care Surg. 2012 Jun;72(6):1526-30.

De acordo com o *guideline* da Sociedade Internacional de Oncogeriatria (SIOG), a AGA deve incluir os seguintes domínios: estado funcional, comorbidades, cognição, estado de saúde mental, nutrição, suporte social, fadiga, polifarmácia e síndromes geriátricas. Sua aplicação pré-operatória ocasionou a melhora dos desfechos cirúrgicos em pacientes com câncer. No entanto, é um instrumento que demanda muito tempo para aplicação (mínimo de 1 hora) e uma equipe especializada, motivo pelo qual ainda não é rotineiramente utilizado nos cuidados oncológicos de pacientes idosos.

Os instrumentos de rastreio de fragilidade mencionados demandam menos tempo de avaliação (5-15 minutos). Além disso, as ferramentas mais apropriadas para mensurar adequadamente cada domínio da AGA e seus pontos de corte ainda não estão definidos.

Para amenizar esses problemas, alguns autores sugerem o uso de um instrumento de rastreio de fragilidade para identificar pacientes que se beneficiariam da AGA completa. Um dos instrumentos propostos é a Avaliação Geriátrica Específica para o Câncer (*Cancer Specifc Geriatric Assessment* – CSGA), que inclui seis de nove domínios da AGA completa. Suas ferramentas de avaliação de cada domínio foram escolhidas considerando sua validade, rapidez de aplicação e capacidade prognóstica em pacientes com câncer. A Avaliação Geriátrica Específica para o Câncer mostrou ser fator preditor independente para toxicidade pelo tratamento oncológico.

≡ Manejo do idoso frágil

Como especificado antes, a presença de fragilidade eleva o risco de desfechos desfavoráveis no tratamento do câncer. Assim, ela deve ser um fator importante a ser considerado no processo de decisão terapêutica compartilhado com o paciente e a família.

Estudos de intervenção em idosos com síndrome da fragilidade estão aumentando na literatura; porém, até o momento, são escassos os estudos específicos para pacientes com câncer. A identificação dos pacientes com essa síndrome contribuirá para as tomadas de decisão, pois indicará aqueles que tolerarão menos terapêuticas agressivas.

Utilizar o diagnóstico de fragilidade para guiar as intervenções terapêuticas "pré-reabilitação", como exercícios e nutrição antes da cirurgia, pode melhorar a reserva fisiológica do paciente frágil e os desfechos após a cirurgia.

Foi demonstrado, por exemplo, que incluir pacientes em programas de terapia física pré-operatória melhora as complicações pulmonares e reduz a estadia hospitalar após cirurgia cardíaca eletiva. Além disso, exercícios físicos para melhora da resistência e força muscular levaram a ganho de força muscular e diminuição da sensação de fraqueza. A duração das intervenções com exercício físico variou entre seis semanas e 2,6 anos. Foi evidenciado efeito positivo significativo nas medidas de fragilidade com apenas seis semanas de intervenção.

Embora o prazo de seis semanas seja relativamente curto para melhora das medidas de fragilidade com o treino de exercício físico, no contexto oncológico, há risco de piora ou de progressão da doença, caso seja postergado o início do tratamento específico para o câncer. Os resultados de programas de treinamento pré-quimioterapia ou pré-cirurgia para idosos frágeis com câncer ainda são controversos; sendo assim, com os dados disponíveis até o momento, não se pode estabelecer uma orientação geral em relação à indicação e ao tempo de exercício físico pré-tratamento oncológico específico (cirurgia ou quimioterapia).

Contudo, a reabilitação pós-operatória deve ser sempre indicada para os pacientes com síndrome de fragilidade.

A suplementação nutricional proporcionou discretas melhorias nas medidas de fragilidade em idosos, sendo mais importante nos pacientes oncológicos com caquexia. Alguns estudos de intervenção com suplementação proteica mostraram resultado inicial positivo, porém a intervenção nutricional parece ser mais bem-sucedida quando associada ao exercício físico.

Ensaios clínicos com farmacoterapia com DHEA, testosterona e rhGH não apresentaram dados suficientes para recomendar seu uso rotineiro em pacientes com síndrome da fragilidade.

Com relação à vitamina D, recomenda-se dosagem e terapia de reposição ou suplementação conforme seus níveis, enfatizando-se que diversos estudos vêm demonstrando piores desfechos clínicos em pacientes oncológicos com baixos níveis de vitamina D.

Estratégias multidimensionais semelhantes às utilizadas para abordar as síndromas geriátricas identificadas na AGA, como redução da polifarmácia, também foram testadas para reduzir a fragilidade e desfechos adversos na saúde, levando à melhora dos marcadores de fragilidade.

A gestão da fragilidade é complexa e muitas vezes exige uma intervenção específica, com planos adaptados aos déficits de cada paciente. A AGA é útil para articular um plano de cuidados que atue nos problemas e potenciais risco identificados. A atuação de uma equipe multiprofissional, de modo interdisciplinar, é fundamental para o cuidado integral do idoso frágil e para se alcançar as metas propostas. Recomenda-se que o paciente frágil com câncer seja acompanhado pelo oncologista e geriatra, sempre que possível. Existem vários modelos colaborativos bem-sucedidos de oncologia e geriatria, com efeitos positivos sobre os resultados do câncer. A Tabela 8.6 resume as estratégias para manejo do paciente frágil com câncer.

Tabela 8.6
Estratégias para manejo do paciente frágil com câncer

Metas do tratamento	Manejo da fragilidade
Avaliação da presença de outras síndromes geriátricas e outras vulnerabilidades	Aplicação da avaliação geriátrica ampla para avaliar síndromes geriátricas e outras vulnerabilidades que coexistem com a fragilidade. Quando possível, encaminhar para acompanhamento em conjunto com geriatra para manejo clínico e redução dos riscos
Melhora da fraqueza	Treino de força e resistência, melhora da funcionalidade, suplementação proteica na dieta
Controle da perda de peso	Avaliação nutricional; adequada ingesta calórica; refeições junto com a família; facilitar o acesso aos alimentos; suporte para o preparo adequado das refeições; adequada higiene oral, ajuste de próteses dentárias; avaliação e tratamento da disfagia
Redução da polifarmácia	Evitar medicações de alto risco para idosos; revisar as medicações em todas as consultas; quando necessário, introduzir medicações, iniciar com baixas doses e aumento gradual; estar atento para efeitos adversos das medicações
Melhora da exaustão	Considerar possíveis efeitos adversos das medicações; avaliar desordens do humor; melhorar fraqueza
Rastreio de necessidade de suporte social	Orientar os familiares e cuidadores sobre os cuidados; encaminhar para o serviço social, caso seja necessário; investigar síndrome do estresse do cuidador
Rastreio de comprometimento cognitivo	Utilizar testes validados de rastreio de déficit cognitivo. Encaminhar para o geriatra ou neurologista caso haja suspeita de comprometimento cognitivo
Redução do risco de complicações da fragilidade (quedas, fratura, incapacidade, hospitalização, *delirium*, morbidade pós-operatória, mortalidade)	Tratamento da deficiência/insuficiência de vitamina D, avaliação da densidade mineral óssea, melhora da mobilidade e da funcionalidade, fisioterapia e terapia ocupacional, reavaliações ambulatoriais frequentes para evitar complicações e idas ao pronto-socorro; melhorar os parâmetros de fragilidade antes de cirurgias eletivas; encaminhar para acompanhamento em conjunto com o geriatra; conversar sobre diretivas antecipadas de vontade
Metas e objetivos do tratamento ajustados para o estado de risco do paciente	A presença de fragilidade eleva o risco de desfechos desfavoráveis no tratamento oncológico e deve ser um fator considerado no processo de tomada de decisão terapêutica

Elaborada pelos autores.

Conclusão

A síndrome da fragilidade está emergindo como um dos determinantes mais importantes de saúde e de desfechos associados à saúde. Sua prevalência é alta entre os pacientes com câncer. A fragilidade tem sido identificada como preditora de complicações pós-operatórias, intolerância à quimioterapia, progressão da doença e morte nesses pacientes. São necessários mais estudos para definição do instrumento mais indicado para rastreio de fragilidade em pacientes oncológicos e das intervenções específicas nessa população. Esforços contínuos devem ser realizados para incorporar o conceito de fragilidade à prática clínica e promover atuação multidisciplinar, em conjunto com a oncologia, para otimizar o cuidado desses pacientes.

Referências

Abellan van Kan G, Rolland Y, Bergman H, Morley JE, Kritchevsky SB, Vellas B. The I.A.N.A. Task Force on frailty assessment of older people in clinical practice. J Nutr Health Aging. 2008;12:29-37.

Clough-Gorr KM, Stuck AE, Thwin SS, Silliman RA. Older breast cancer survivors: geriatric assessment domains are associated with poor tolerance of treatment adverse effects and predict mortality over 7 years of follow-up. J Clin Oncol. 2010;28:380-6.

Clough-Gorr KM, Thwin SS, Stuck AE, Silliman RA. Examining five- and ten-year survival in older women with breast cancer using cancer-specific geriatric assessment. Eur J Cancer. 2012;48:805-12.

Collard RM, Boter H, Schoevers RA, Oude Voshaar RC. Prevalence of frailty in community-dwelling older persons: a systematic review. J Am Geriatr Soc. 2012;60:1487-92.

Ethun CG, Bilen MA, Jani AB et al. Frailty and Cancer: Implications for Oncology Surgery, Medical Oncology, and Radiation Oncology. CA Cancer J Clin 2017;67:362-77.

Fried LP, Tangen CM, Walston J et al. Frailty in older adults: evidence for a phenotype. J Gerontol A Biol Sci Med Sci. 2001;56:M146-M156.

Courtney-Brooks M, Tellawi AR, Scalici J et al. Frailty: an outcome predictor for elderly gynecologic oncology patients. Gynecol Oncol. 2012;126:20-4.

Farhat JS, Velanovich V, Falvo AJ, et al. Are the frail destined to fail? Frailty index as predictor of surgical morbidity and mortality in the elderly. J Trauma Acute Care Surg. 2012 Jun;72(6):1526-30.

Handforth C, Clegg A, Young C, et al. The prevalence and outcomes of frailty in older cancer patients: a systematic review. Ann Oncol. 2015;26:1091-101.

Huisingh-Scheetz M, Walston J. How should older adults with cancer be evaluated for frailty. Journal of Geriatric Oncology. 2017:8.

Kirkhus L, Benth JS, Grønberg BH et al. Geriatric assessment is superior to oncologists' clinical judgement in identifying frailty. British Journal of Cancer 2017;117:470-77.

Kristjansson SR, Ronning B, Hurria A et al. A comparison of two pre-operative frailty measures in older surgical cancer patients. J Geriatr Oncol. 2012;3:1-7.

Lourenço RA, Moreira VG, Mello RGB et al. Consenso brasileiro de fragilidade em idosos: conceitos, epidemiologia e instrumentos de avaliação. Geriatr gerontol Aging. 2018;12(2):121-35.

Makary MA, Segev DL, Pronovost PJ et al. Frailty as a predictor of surgical outcomes in older patients. J Am Coll Surg. 2010;210:901-8.

Morley JE, Vellas B, van Kan GA et al. Frailty consensus: a call to action. J Am Med Dir Assoc. 2013;14:392-7.

Robinson TN, Walston JD, Brummel NE et al. Frailty for surgeons: review of a National Institute on Aging conference on frailty for specialists. J Am Coll Surg. 2015;221:1083-92.

Saliba D, Elliot M, Rubenstein LZ et al. The Vulnerable Elders Survey: a tool for identifying vulnerable older people in the community. J Am Geriatr Soc. 2001 Dec;49(12):1691-9.

Tan KY, Kawamura YJ, Tokomitsu A, Tang T. Assessment for frailty is useful for predicting morbidity in elderly patients undergoing colorectal cancer resection whose comorbidities are already optimized. Am J Surg. 2012;204:139-143.

Woo J, Leung J, Morley JE. Comparison of frailty indicators based on clinical phenotype and the multiple deficit approach in predicting mortality and physical limitation. J Am Geriatr Soc. 2012 Aug;60(8):1478-86.

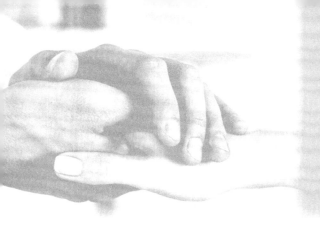

Capítulo 9

Sandra Elisa Adami Batista Gonçalves
Andrea Pereira

Sarcopenia no Idoso com Câncer e Suas Implicações na Evolução da Doença e no Tratamento

≡ Definição de sarcopenia

A sarcopenia é decorrente de um processo de perda progressiva de massa magra ao longo da vida, mas que se inicia perto dos 40 anos. A perda é estimada em 8% por década até os 70 anos de vida, acima do qual essa perda passa a ser de até 15% por década. A prevalência de sarcopenia varia entre os estudos devido aos diferentes critérios adotados para sua definição. Pode alcançar 5% a 13% entre as pessoas de 60 a 70 anos de idade, e ultrapassa 80% entre as pessoas acima de 80 anos. Em estudos de avaliação da sarcopenia por meio de tomografia, pode chegar a 60% nos idosos com câncer colorretal. Sabe-se que a massa livre de gordura tende a declinar com a idade, acompanhado de um relativo aumento do tecido adiposo total e infiltração muscular, enquanto o peso corporal se mantém estável.

A definição mais aceita de sarcopenia foi descrita pelo *European Work Group on Sarcopenia in Older People* (EWGSOP) como uma "síndrome caracterizada por uma progressiva e generalizada perda de músculo esquelético e força, com um risco elevado para eventos adversos, como incapacidade física, pobre qualidade de vida e morte". Ela é reconhecida como um dos sintomas das síndromes geriátricas, assim como o *delirium*, as quedas e a incontinência, e vem acompanhada de uma piora no estado de saúde do idoso, pois aumenta a incidência de quedas com fraturas, prejudica o desempenho nas atividades de vida diária, ocasiona a perda da independência e aumenta o risco de morte.

≡ Mecanismos fisiopatológicos no idoso e no câncer

O processo de declínio da massa muscular é secundário a alterações nos mecanismos fisiológicos que se sucedem com o avanço da idade. Ao mesmo tempo em que ocorre redução dos hormônios anabólicos (testosterona, hormônio de crescimento), aumento da apoptose das miofibrilas, das citocinas pró-inflamatórias (IL-6 e TNF-alfa) e do estresse oxidativo, também há aumento da resistência insulínica e degeneração da junção neuromuscular. O resultado é um desequilíbrio entre a síntese proteica e proteólise, com predominância da quebra de proteínas musculares. Todo esse processo acaba sendo acelerado pela redução da ingestão de calorias e proteínas pelo idoso, bem como pelo aumento da incidência de comorbidades, que pode ocasionar imobilismo e inatividade física.

A sarcopenia associada ao câncer tem uma base fisiológica bem diferente da primária do idoso. Suas vias metabólicas proporcionam uma intensa degradação proteica pela ativação da via ubiquitina-proteassoma ao mesmo tempo que ocorre redução de síntese, criando um ambiente propício para a perda constante e progressiva de massa muscular. Há contribuição de citocinas pró-inflamatórias do tipo TNF-alfa, IL-6 e IL-1, resultado tanto da produção tumoral como da reação imunológica. A Figura 9.1 demonstra essa complexa interação de mecanismos, culminando na degradação proteica. Ademais, o uso de glicocorticoides, a redução dos níveis de vitamina D, a resistência periférica à insulina e os baixos níveis do hormônio testosterona também contribuem para a perda muscular, adicionado de uma hiporresponsividade hipotalâmica aos estímulos periféricos (disfunção do sistema pró-opiomelanocortina/NPY hipotalâmica), corroborando o surgimento da anorexia do câncer.

≡ Diagnóstico da sarcopenia

O diagnóstico da sarcopenia não é tão simples, já que precisa agregar elementos que demonstrem obrigatoriamente perda de massa muscular, perda de força muscular e/ou redução da *performance* física. Hoje, os critérios para sarcopenia definidos pelo EWGSOP são os mais adotados na prática clínica (Figura 9.2). Após identificar o indivíduo de risco (SARC-F acima de 4 pontos), faz-se uma

Figura 9.1
Demonstrativo da complexa interação de mecanismos fisiopatológicos que resultam na sarcopenia secundária do câncer.

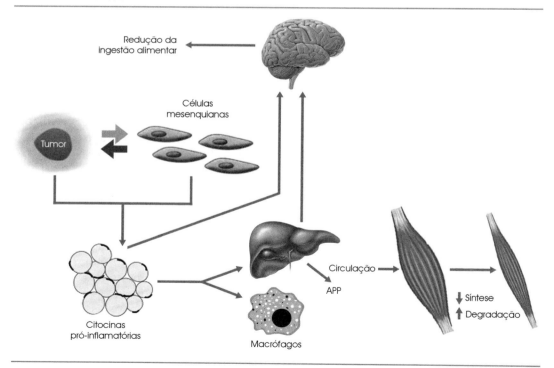

Fonte: Adaptada de Johns N, Stephens NA, Fearon KCH. Muscle wasting in cancer. Int J Biochem Cell Biol. 2013;45(10):2215-9.

avaliação qualitativa da força (o método mais acurado é a medida da preensão palmar) e a quantificação da massa muscular (diversos métodos são aceitos, como tomografia computadorizada, ressonância magnética, bioimpedância, DEXA e ultrassonografia). O teste de *performance* física é realizado com a finalidade de estabelecer a gravidade da sarcopenia, representada por velocidade de marcha inferior a 0,8 m/s em 4 metros de caminhada. O diagnóstico de sarcopenia é estabelecido quando há redução da massa muscular associada a perda de força. Caso apresente perda de massa, de força e de *performance*, será considerado portador de sarcopenia grave.

Dentre os critérios diagnósticos, o EWGSOP2 preconiza a presença dos seguintes itens:

- Redução da massa muscular, definida pelo índice de massa muscular < 7,0 kg/m^2 em homens e < 6,0 kg/m^2 em mulheres.

- Redução da força muscular, avaliada pela Força de Preensão Palmar (*Hand Grip*) inferior a 27 Kgf (homens) e 16 Kgf (mulheres).

- Baixa *performance* física, avaliada pela velocidade de marcha ≤ 0,8 m/s ou pelo *Timed-Up and Go* (TUG – 3 m) ≥ 20 segundos.

Diversos métodos podem ser utilizados para quantificação da massa muscular, especificamente a tomografia computadorizada (TC) e a ressonância magnética (RM), cujas imagens produzem a área de secção muscular transversal, são considerados métodos padrão-ouro nessa avaliação. Para essa avaliação, podemos usar o segmento lombar, cuja referência é 5 cm acima da transição L4/L5, aproximadamente na altura de L3, ou analisar o segmento torácico na região T3-T4. O segmento lombar apresenta valores definidos para quantificar a massa muscular, já o torácico

Figura 9.2
Diagnóstico de sarcopenia.

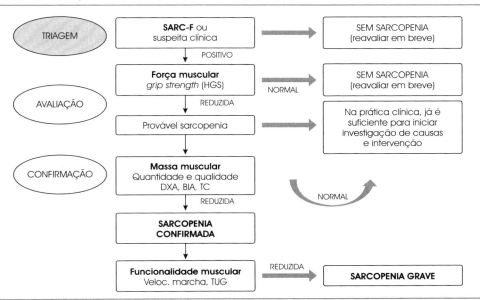

Fonte: Adaptada de *European Work Group on Sarcopenia in Older People* (EWGSOP2). Cruz-Jentoft AJ, Bahat G, Bauer J, Boirie Y, Bruyère O, Cederholm T et al. Sarcopenia: revised European consensus on definition and diagnosis. Age Ageing [Internet]. 2018;0:1-16.

ainda requer mais estudos. Além disso, um parâmetro recentemente estudado, capaz de avaliar a qualidade muscular, é a radiodensidade. De modo similar, a *Dual-energy X-ray absorptiometry* (DEXA) reproduz a massa muscular total do organismo com boa precisão. Esse método é muito utilizado na prática clínica, sobretudo para quantificação de massa muscular dos membros inferiores de idosos, cujos resultados apresentam associação positiva com a imagem obtida por TC. Os métodos de TC, RM e DEXA apresentam as desvantagens de alto custo, radiação ionizante (com exceção da RM) e limitações em pacientes obesos.

A impedanciometria bioelétrica (BIA) é um método simples, de baixo custo e prático, sem radiação ionizante. No entanto, pode apresentar menor acurácia para estimar a massa muscular esquelética dependendo de desidratação, volume vesical, temperatura, assimetria de tecido adiposo e posição dos braços.

Mais recentemente, a ultrassonografia (US) tem sido utilizada como uma boa estratégia para avaliar a massa muscular em idosos a partir das imagens obtidas da espessura do músculo quadríceps femoral. As imagens têm correlação positiva com a massa muscular obtida pela DEXA. Portanto, é considerado um método de boa acurácia e confiabilidade para a aferição da massa muscular em idosos. É uma técnica prática, barata e de fácil disponibilidade. Além disso, a medida da ecogenicidade surge como uma ferramenta para avaliar sarcopenia.

As principais diferenças entre os métodos estão descritas na Tabela 9.1.

Os principais parâmetros para diagnóstico de sarcopenia estão descritos na Tabela 9.2.

Tabela 9.1
Comparação entre os métodos de avaliação de composição corporal

Método	Vantagem	Desvantagem
TC	Alta acurácia Avaliação segmentar da massa muscular Avaliação da gordura periférica e visceral	Exposição à radiação Não pode ser usada em pacientes hospitalizados Requer um *software* específico para as análises Alto custo
RM	Melhor resolução espacial da composição corporal Não tem radiação Alta precisão	Longo tempo para aquisição das imagens Alto custo Requer um *software* específico para as análises
DXA	Alta acurácia e precisão Rápido % total e segmentar da composição corporal	Não é portátil Exposição à radiação Não pode ser feita em pacientes acamados
BIA	Baixo custo Portátil	Baixa acurácia para detectar mudanças na porcentagem de gordura corporal Necessidade de complementar com variáveis, como peso, altura, sexo etc. Pode apresentar erros dependendo de desidratação, volume vesical, temperatura, assimetria de tecido adiposo, posição dos braços etc.
US	Baixo custo Não invasivo Rápido Portátil Não há restrição de pacientes obesos e acamados	Experiência do examinador Padronização de procedimento e medidas deficientes Artefatos podem influenciar a aquisição de imagens

Adaptada de Gugliemi C et al. Eur J Radiol (2016).
TC: Tomografia Computadorizada; *RM:* Ressonância Magnética; *DEXA:* Densitometria Corporal; *BIA:* Impedanciometria Bioelétrica; *US:* Ultrassonografia.

Tabela 9.2
Parâmetros para diagnóstico de sarcopenia com base em índice muscular esquelético (IME) (DEXA, BIA e TC) e força de preensão palmar (FPP)

	Homens	Mulheres
DEXA (kg/m²)	7,26	5,50
BIA (kg/m²)	8,87	6,42
CT (cm²/m²)	52,4	38,5
FPP (kg)	< 27	< 16

DEXA-IME = massa muscular esquelética apendicular/(altura)²
BIA-IME = massa muscular esquelética absoluta/(altura)²
CT-IME = (área muscular esquelética)²/(altura)²

Referências:
Prado CMM, Heymsfield SB. Lean tissue imaging: A new era for nutritional assessment and intervention. J Parenter Enter Nutr. 2014;38(8):940-53.
Visser M, Fuerst T, Lang T, Salamone L, Harris TB. Validity of fan-beam dual-energy X-ray absorptiometry for measuring fat-free mass and leg muscle mass. Health, Aging, and Body Composition Study-Dual-Energy X-ray Absorptiometry and Body Composition Working Group. J Appl Physiol [Internet]. 1999;87(4):1513-20. Available from: http://www.ncbi.nlm.nih.gov/pubmed/10517786
Barrére APN, Pereira AZ, Carla Prado LMK. Composição corporal em oncologia. In: Guia Nutricional em Oncologia. 2017. p. 103.
Cruz-Jentoft AJ, Bahat G, Bauer J, Boirie Y, Bruyère O, Cederholm T et al. Sarcopenia: revised European consensus on definition and diagnosis. Age Ageing [Internet]. 2018;0:1-16.

≡ Obesidade sarcopênica

A obesidade sarcopênica é definida quando há IMC > 30, porém com reduzida massa muscular. Sua prevalência está aumentando entre os idosos e obviamente esse número é maior quando o idoso é portador de uma doença crônica, como o câncer. Nesse caso, o IMC deixa de ser uma ferramenta precisa de diagnóstico, uma vez que, em oncologia e em idosos, a redução da massa muscular pode ser mascarada pelo ganho de tecido adiposo. Em câncer colorretal, por exemplo, a sarcopenia foi diagnosticada em até de 31% de pacientes com sobrepeso e obesidade. Em importante estudo conduzido por Gonzalez *et al.*, os pacientes portadores de obesidade sarcopênica (IMC > 30 com índice de massa livre de gordura < 17,5 para homens e < 15,1 para mulheres) apresentaram uma redução da sobrevida em relação aos obesos não sarcopênicos.

≡ Sarcopenia e prognóstico na oncologia

A sarcopenia em idosos com câncer está relacionada com pior prognóstico devido ao aumento da mortalidade e da toxicidade da quimioterapia, piora dos resultados cirúrgicos e hospitalização prolongada. A perda de peso involuntária e a presença de sarcopenia são fatores independentes para a redução de sobrevida em pacientes com câncer.

Um importante estudo avaliou resultados após cirurgia colorretal em 234 pacientes com doença oncológica em estágios II a IV e evidenciou que a sarcopenia aumentou a incidência de infecções no pós-operatório, o tempo de reabilitação e, consequentemente, o tempo de internação. É importante salientar que esses resultados foram mais impactantes na população acima de 65 anos.

≡ Tratamento da sarcopenia

Na avaliação geriátrica, todo idoso deve ser avaliado quanto à presença de sarcopenia, que, caso positiva, pode se traduzir em prejuízo da sua função física e das atividades de vida diária (AVDs). Uma vez detectada sua presença, é recomendado estimular atividade física e incluir uma rotina de exercícios de resistência, já que essa medida demonstrou ser capaz de estimular a síntese proteica muscular, sobretudo quando associada a um regime alimentar hiperproteico. No caso da sarcopenia associada ao câncer, o foco primário deve ser o tratamento e controle da patologia de base, utilizando-se essas mesmas estratégias.

A massa muscular é notadamente sensível à ingestão de nutrientes. Para idosos sarcopênicos, recomenda-se empregar cardápios com elevado teor de proteínas (na taxa de 1,2 a 1,5 g/kg) e distribuir a oferta da proteína ao longo do dia, de preferência empregando fontes proteicas de elevado valor biológico. Caso a ingestão proteica não alcance a meta sugerida, pode-se empregar suplementos alimentares energéticos e proteicos. Dentre os módulos proteicos sugeridos, destaca-se a oferta de proteína isolada do soro do leite (*whey protein*), já que tem demonstrado aumentar o estímulo à síntese proteica muscular em estudos de idosos saudáveis e com doenças crônicas, cujo benefício pode ser potencializado se associado à atividade física de resistência. Em pacientes com câncer avançado, Prado *et al.* identificaram uma janela de tempo em que a síntese proteica pode ser estimulada pela oferta de proteínas (> 90 dias de sobrevida), criando, assim, uma oportunidade para uma intervenção nutricional adequada que poderia desacelerar a perda muscular desses pacientes.

Alguns estudos têm procurado empregar a reposição de hormônios androgênicos no tratamento da sarcopenia. Apesar de resultados ainda conflitantes na literatura, os autores comprovaram benefícios quanto à melhora da força e qualidade de vida em indivíduos que tinham níveis reduzidos de testosterona sérica. Porém, apresentam diversos efeitos adversos, como aumento do risco de câncer de próstata em homens, virilização em mulheres e aumento total do risco de eventos cardiovasculares, o que tem inviabilizado o seu emprego rotineiro para o tratamento da sarcopenia. Mais recentemente, os SARMS (moduladores seletivos de receptores androgênicos) receberam destaque devido ao seu potencial em reduzir esses efeitos adversos indesejáveis, porém seu principal agente, o Enobosarm ainda está em fase de estudo para comprovação da eficácia clínica.

Conclusão

Tratar o idoso sarcopênico com câncer ainda é um desafio no cotidiano clínico. Os diversos profissionais envolvidos nos cuidados desse paciente devem estar sempre alerta para o surgimento precoce do declínio funcional e perda de peso, afim de promover uma intervenção precoce para prevenir a sarcopenia e todos os efeitos negativos dela advinda dentro do contexto da doença oncológica, sobretudo quanto à promoção de qualidade devida e maior sobrevida. O diagnóstico, então, deve ser estabelecido precocemente, utilizando-se de exames de imagem, *performance* física e força muscular. Uma vez detectada a sarcopenia, ou mesmo para sua prevenção, recomenda-se atividade física envolvendo exercícios de resistência com a finalidade de promover benefícios no ganho muscular e funcionalidade, sobretudo quando associada à ingestão calórico proteica adequada, cuja suplementação com *whey protein* pode ser empregada se for necessário. Assim, o tratamento da sarcopenia estabelece-se de modo conjunto com o tratamento oncológico afim de alcançar os melhores resultados possíveis.

Referências

Andreoli A, Garaci F, Cafarelli FP, Guglielmi G. Body composition in clinical practice. Eur J Radiol. 2016; 85(8):1461-8.

Antoun S, Borget I, Lanoy E. Impact of sarcopenia on the prognosis and treatment toxicities in patients diagnosed with cancer. Current Opinion Support Paliative Care. 2013;7(4):383-9.

Barrére APN, Pereira AZ, Prado C. Composição corporal em oncologia. In: Guia Nutricional em Oncologia. 2017. p. 103.

Basualto-Alarcón C, Varela D, Duran J, Maass R, Estrada M. Sarcopenia and androgens: A link between pathology and treatment [Internet]. Frontiers in Endocrinology. 2014;5:1-12. Available from: https://www.frontiersin.org/articles/10.3389/fendo.2014.00217/full

Bauer J, Biolo G, Cederholm T, Cesari M, Cruz-Jentoft AJ, Morley JE et al. Evidence-based recommendations for optimal dietary protein intake in older people: A position paper from the prot-age study group. J Am Med Dir Assoc [Internet]. 2013;14(8):542-59. Available from: http://dx.doi.org/10.1016/j.jamda.2013.05.021

Berger J, Bunout D, Barrera G, de la Maza MP, Henriquez S, Leiva L et al. Rectus femoris (RF) ultrasound for the assessment of muscle mass in older people. Arch Gerontol Geriatr. 2015;61(1):33-8.

Broughman JR, Williams GR, Deal AM, Yu H, Nyrop KA, Alston SM et al. Prevalence of sarcopenia in older patients with colorectal cancer. J Geriatr Oncol. 2015;6(6):442-5.

Chu MP, Lieffers J, Ghosh S, Belch AR, Chua NS, Fontaine A et al. Skeletal muscle radio-density is an independent predictor of response and outcomes in follicular lymphoma treated with chemoimmunotherapy. PLoS One. 2015;10(6):e0127589.

Crawford J, Prado CMM, Johnston MA, Gralla RJ, Taylor RP, Hancock ML et al. Study Design and Rationale for the Phase 3 Clinical Development Program of Enobosarm, a Selective Androgen Receptor Modulator, for the Prevention and Treatment of Muscle Wasting in Cancer Patients (POWER Trials). Current Oncology Reports. 2016. p. 37.

Cruz-Jentoft AJ, Baeyens JP, Bauer JM, Boirie Y, Cederholm T, Landi F, et al. Sarcopenia: European consensus on definition and diagnosis. Age Ageing. 2010; 39(4):412-23.

Kim TN, Choi KM. Sarcopenia: definition, epidemiology, and pathophysiology. J Bone Metab. 2013;20(1):1-10.

Denison HJ, Cooper C, Sayer AA, Robinson SM. Prevention and optimal management of sarcopenia: A review of combined exercise and nutrition interventions to improve muscle outcomes in older people. Clinical Interventions in Aging. 2015;859-69.

Di Sebastiano KM, Mourtzakis M. A critical evaluation of body composition modalities used to assess adipose and skeletal muscle tissue in cancer. Appl Physiol Nutr Metab. 2012 Oct;37(5):811-21.

Dhillon RJS, Hasni S. Pathogenesis and management of sarcopenia. Clin Geriatr Med. 2017;33(1):17-26.

Dijk DPJ Van, Bakens MJAM, Coolsen MME, Rensen SS, Dam RM Van, Bours MJL et al. Low skeletal muscle radiation attenuation and visceral adiposity are associated with overall survival and surgical site infections in patients with pancreatic cancer. J Cachexia Sarcopenia Muscle. 2017;8:317-26.

Gonzalez MC, Correia MITD, Heymsfield SB. A requiem for BMI in the clinical setting. Curr Opin Clin Nutr Metab Care. 2017;20(0):1-8.

Gonzalez MC, Pastore CA, Orlandi SP, Heymsfield SB. Obesity paradox in cancer: New insights provided by body composition. Am J Clin Nutr. 2014;99:999-1005.

Harris-love MO, Seamon BA, Teixeira C, Ismail C. Ultrasound estimates of muscle quality in older adults: reliability and comparison of Photoshop and ImageJ for the grayscale analysis of muscle echogenicity. PeerJ. 2016;4(e1721):1-23.

Heymsfield SB, Gonzalez MC, Lu J, Jia G, Zheng J. Conference on "Nutrition and age-related muscle loss, sarcopenia and cachexia" Symposium 1: Sarcopenia and cachexia: scale of the problem, importance, epidemiology and measurement skeletal muscle mass and quality: evolution of modern measurement c. Proc Nutr Soc. 2015;74:355-66.

Johns N, Stephens NA, Fearon KCH. Muscle wasting in cancer. Int J Biochem Cell Biol. 2013;45(10): 2215-29.

Kinsey CM, San Jose Estepar R, Van der Velden J, Cole BF, Christiani DC, Washko GR. Lower pectoralis muscle area is associated with a worse overall survival in non-small cell lung cancer. Cancer Epidemiol Biomarkers Prev. 2017;26(1):38-43.

Lieffers JR, Bathe OF, Fassbender K, Winget M, Baracos VE. Sarcopenia is associated with postoperative infection and delayed recovery from colorectal cancer resection surgery. Br J Cancer. 2012;107(6):931-6.

Lima KMME, Da Matta TT, De Oliveira LF. Reliability of the rectus femoris muscle cross-sectional area measurements by ultrasonography. Clin Physiol Funct Imaging. 2012;32(3):221-6.

Muscaritoli M, Anker SD, Argilés J, Aversa Z, Bauer JM, Biolo G, et al. Consensus definition of sarcopenia, cachexia and pre-cachexia: Joint document elaborated by Special Interest Groups (SIG) "cachexia-anorexia in chronic wasting diseases" and "nutrition in geriatrics." Clin Nutr. 2010;29:154-9.

Prado CMM, Heymsfield SB. Lean Tissue Imaging: A New Era for Nutritional Assessment and Intervention. J Parenter Enter Nutr. 2014;38(8):940-53.

Prado CMM. Body composition in chemotherapy: the promising role of CT scans. Curr Opin Clin Nutr Metab Care. 2013;16(5):525-33.

Prado CM, Birdsell L a, Baracos VE. The emerging role of computerized tomography in assessing cancer cachexia. Curr Opin Support Palliat Care. 2009 Dec; 3(4):269-75.

Prado CM, Sawyer MB, Ghosh S, Lieffers JR, Esfandiari N, Antoun S, et al. Central tenet of cancer cachexia therapy: Do patients with advanced cancer have exploitable anabolic potential? Am J Clin Nutr. 2013; 98(4):1012-9.

Pereira AZ, Marchini JS, Carneiro G, Arasaki CH, Zanella MT. Lean and fat mass loss in obese patients before and after Roux-en-Y gastric bypass: A new application for ultrasound technique. Obes Surg. 2012;22(4):597-601.

Visser M, Fuerst T, Lang T, Salamone L, Harris TB. Validity of fan-beam dual-energy X-ray absorptiometry for measuring fat-free mass and leg muscle mass. Health, Aging, and Body Composition Study--Dual-Energy X-ray Absorptiometry and Body Composition Working Group. J Appl Physiol [Internet]. 1999;87(4):1513-20. Available from: http://www.ncbi.nlm.nih.gov/pubmed/10517786

Wang H, Ramakrishnan A, Fletcher S, Prochownik E V, Genetics M. Sarcopenia: Pre-operative Assessment of Muscle Mass to Predict Surgical Complications and Prognosis in Patients with Endometrial Cancer. Am Surg Oncol. 2015;2(2):972-9.

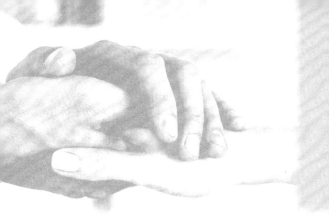

Capítulo 10

Ana Laura de Figueiredo Bersani
Fânia Cristina dos Santos

Saúde Óssea no Idoso com Câncer

≡ Introdução

O câncer e seus tratamentos podem ter impactos na saúde óssea, e, assim, espera-se dos clínicos um conhecimento sobre manejo multidisciplinar e uso de estratégias capazes de minimizar a morbidade esquelética da doença metastática e com atuação na redução do dano induzido pelo tratamento oncológico ao esqueleto normal.

≡ Metástases ósseas

As doenças oncológicas têm íntima relação com o sistema ósseo e tal relação pode ser representada pelas metástases ósseas. O tumor primário libera células que passam através da matriz extracelular, penetram a membrana basal dos vasos angiolinfáticos e, então, são transportados para os órgãos distantes através do sistema circulatório. A maioria das células tumorais disseminadas morre, mas o microambiente da medula óssea pode atuar como um reservatório para células malignas. As células neoplásicas do câncer de mama e de próstata têm afinidades pelo tecido ósseo e seu microambiente pode ser favorável para o aparecimento dessas células muitos anos depois do estado de dormência. Uma vez dentro do microambiente do osso, as células tumorais têm a capacidade de produzir citocinas e fatores de crescimento, incluindo as prostaglandinas e interleucinas relacionadas com os hormônios das paratireoides, que podem aumentar a produção do receptor ativador do fator nuclear kappa ligante (RANKL) por células de linhagem osteoblástica, ativando osteoclastos e desequilibrando a formação e reabsorção óssea.

À medida que a matriz óssea é destruída, os fatores derivados do osso estimulam a proliferação de células tumorais e a secreção de fatores osteolíticos. Essas interações contribuem para o desenvolvimento de metástases ósseas (sobretudo no esqueleto axial) e eventos relacionados com o esqueleto (ERE).

A doença óssea metastática é mais comum em alguns tipos específicos de câncer, principalmente aqueles que surgem em mama, próstata, pulmão e rim, bem como mieloma múltiplo (MM). Os sítios mais comuns de metástases ósseas são em todo o esqueleto axial. As metástases ósseas afetam muitos pacientes com doença avançada e em geral resultam em ERE.

Os EREs costumam ser sintomáticos, como dor, hipercalcemia maligna, fratura patológica, compressão da medula espinhal, morbidades que podem mudar o curso da vida do indivíduo e inclusive reduzir o desempenho funcional, a qualidade de vida e a expectativa de vida do idoso, além de levar a maiores gastos com os serviços de saúde. Esses EREs são mais comuns em pacientes com metástases líticas, apesar de ser possível a ocorrência em indivíduos com metástases blásticas e haver a necessidade de radiação e/ou cirurgia óssea.

O diagnóstico de metástase óssea é, em geral, direto. Porém, pode ser confundido com alterações comuns em pacientes idosos, como, por exemplo, doenças degenerativas e osteoporose.

☰ Perda óssea induzida pelo tratamento do câncer

Uma segunda conexão entre câncer e osso é que inúmeros tratamentos utilizados para tratar tumores sensíveis a hormônios têm um efeito indireto sobre o *turnover* ósseo, densidade óssea e qualidade óssea. Sobretudo nos idosos, a perda óssea induzida pelo tratamento do câncer é superada pela perda óssea fisiológica.

O aumento do envelhecimento populacional mundial será responsável pelo maior impacto da osteoporose. Sabe-se que em idosos a incidência de osteoporose, caracterizada pela baixa densidade óssea e deterioração da microarquitetura óssea, é alta e muito associada ao risco de fraturas. As fraturas osteoporóticas causam perda de mais anos de vida ajustados por incapacidade do que qualquer outra neoplasia que não a de pulmão. Mais especificamente, em indivíduos com 50 anos de idade ou mais, o risco de fratura de quadril, coluna ou antebraço ao longo desse período da vida é de 50% em mulheres, e de 20% em homens.

O diagnóstico da osteoporose classicamente é estabelecido pela avaliação quantitativa da densidade mineral óssea por meio da densitometria óssea. Como o risco de fratura é influenciado por diferentes fatores, a densidade mineral óssea sozinha tem uma sensibilidade relativamente baixa. Assim, a identificação de fatores de risco independentes, incluindo a idade, levou ao desenvolvimento da ferramenta de avaliação de risco de fratura da Organização Mundial de Saúde (OMS), o FRAX. Esse instrumento calcula a probabilidade de ocorrer uma fratura osteoporótica maior ou fratura de quadril sozinha em dez anos. No entanto, ele não foi validado para uma população com neoplasia e subestima substancialmente os efeitos de perda óssea induzida pelo tratamento do câncer.

Além das metástases ósseas e da perda óssea induzida pelo tratamento do câncer, há evidências crescentes de que o microambiente da medula óssea afeta a disseminação de câncer. Os agentes modificadores de osso podem, portanto, influenciar diretamente a sobrevivência do câncer. E, assim, os inibidores de osteoclastos, como bifosfonatos e denosumabe, tornaram-se ferramentas importantes no manejo de pacientes com metástases ósseas, capazes de reduzir a frequência e retardar o surgimento de ERE.

Apesar de os inibidores de osteoclastos serem acessíveis e eficazes, os estudos demonstram uma proporção elevada de indivíduos elegíveis ao uso e que não estão recebendo tratamento para prevenir os EREs.

Para o bom manejo desses pacientes, deve-se ter uma equipe multidisciplinar integrada e com treinamento em cuidados paliativos.

☰ Câncer de mama

É um dos tumores mais frequentes no sexo feminino e sua prevalência aumenta após a menopausa. A idade média de mortalidade das mulheres com essa doença é de 68 anos.

Com o aumento exponencial de idosas, o número de neoplasia de mama e suas complicações irão inevitavelmente aumentar, incluindo metástases ósseas e os efeitos adversos sobre os ossos das terapias sistêmicas adjuvantes, como os tratamentos antiestrogênicos (ablação química ou cirúrgica ovariana, inibidores da aromatase e em pacientes na pré-menopausa, o tamoxifeno), a quimioterapia, que promove disfunção ovariana, e o uso de medicações de suporte como os glicocorticoides.

Além do tratamento cirúrgico, o câncer de mama pode ser abordado com quimioterapia, radioterapia e hormonoterapia. A hormonoterapia é um tipo de tratamento indicado quando há expressão de receptores de hormônios (estrogênio e/ou progesterona) nas células tumorais. Ela pode ser feita por meio de medicações que bloqueiam o receptor hormonal (tamoxifeno), ou medicações que diminuem a produção de estrogênio no organismo, conhecidas como inibidores da aromatase (IAs).

Os IAs impedem a ação da enzima aromatase na conversão de andrógenos em estrógenos, reduzindo os níveis de estrógenos circulantes e, consequentemente, prejudicando a massa óssea da mulher. Hoje, os IAs (anastrozol, letrozol e exemestano) têm sido considerados o tratamento de primeira linha para mulheres na menopausa.

■ Impacto do tratamento do câncer de mama na saúde óssea

Considerando que as mulheres na pós-menopausa já estão sob maior risco de perda de massa óssea e fratura e, mais ainda, aquelas mulheres em uso de IA devem impreterivelmente ser acompanhadas em relação a sua massa óssea, sobretudo pela densitometria óssea.

As idosas com câncer de mama precoce e receptores hormonais positivos são as mais propensas a morrerem de causas não relacionadas com o câncer de mama do que morrerem do próprio tumor. Por essa razão, os riscos a longo prazo da terapia endócrina adjuvante devem ser cuidadosamente equilibrados com os seus benefícios. Assim, cada paciente deve ser avaliado em relação à probabilidade individual de efeitos adversos e benefícios de uma terapia específica.

Enquanto o tamoxifeno confere certa proteção para os ossos, os IAs aceleram a perda óssea, tanto na coluna quanto no fêmur, causando aumento da incidência de fraturas. A terapia com IA é associada a uma perda média de 2% da densidade mineral óssea (DMO) da coluna lombar ao ano (*versus* perda média anual de 0,5% em mulheres idosas em geral). E também há evidências de que os efeitos de IA no osso cortical e na força óssea são subestimados pela densitometria óssea.

O risco absoluto de fratura em mulheres, após cinco anos de uso de IA, varia de 1 a 18%, sendo duas a quatro vezes maior em relação às mulheres tratadas com tamoxifeno ou placebo.

■ Como acessar o risco de fratura osteoporótica

Os fatores de risco para fraturas incluem principalmente idade avançada, histórico pessoal e familiar de fraturas de quadril, comorbidades, uso de corticosteroides, tabagismo e etilismo. Em mulheres idosas, as fraturas estão associadas à mortalidade em três meses, cinco vezes maior. Isso pode, em parte, refletir a fragilidade subjacente nessa população e, assim, a prevenção da perda óssea deve ser um aspecto imprescindível nos cuidados de suporte.

Sabe-se que o FRAX não é adaptado para avaliar o risco de fratura em mulheres com câncer de mama e, de fato, pode subestimar o efeito da terapia de IA. A opção de osteoporose secundária encontrada em um dos itens na ferramenta FRAX tem um efeito muito menor sobre o risco de fratura do que seria esperado para tratamento com IA. Além disso, à medida que os ensaios clínicos avançam, comparando tamoxifeno com IA, torna-se evidente o enorme efeito dos IAs sobre o risco de fratura aguda nos pacientes em uso dessas drogas, o que pode ser subestimado pelo FRAX, instrumento projetado para avaliar o risco de fratura a longo prazo (dez anos). Parece que o risco de fratura independente em pacientes com perda óssea induzida pelo IA é semelhante ao observado na artrite reumatoide, sendo recentemente sugerido usar o item artrite reumatoide para esses indivíduos em uso de IA, assim como havia sido proposto para pacientes com diabetes tipo 2.

■ Recomendações para a prevenção da perda óssea em mulheres na pós-menopausa com câncer de mama

Recentemente, a American Society of Clinical Oncology (ASCO) publicou um guia com recomendações incluindo a realização de densitometria óssea em todas as mulheres na pós-menopausa que estiverem em uso de IA e nas mulheres na pré-menopausa que desenvolveram menopausa precoce relacionada com o tratamento oncológico. Também se reforça nesse guia a importância de considerar o uso dos bisfosfonatos nessas mulheres em vigência de tratamento para câncer de mama.

Os bisfosfonatos inibem a reabsorção óssea e previnem a perda óssea induzida pelas drogas. E, dentre os bisfosfonatos, o guia destacou que há evidências consistentes para o uso de clodronato (via oral) e ácido zolendrônico (via endovenosa). A via endovenosa melhora a adesão do paciente ao tratamento e causa menos efeitos colaterais gastrointestinais do que os orais. A decisão final de administração ou não de bisfosfonatos deve ser feita em consulta médica e em conjunto com o paciente, considerando o risco de recorrência, ponderando os benefícios e riscos potenciais.

As doses recomendadas dos bisfosfonatos como adjuvantes são as seguintes:

- Ácido *zolendrônico:* 4 mg endovenoso (durante 15 minutos) a cada seis meses por três a cinco anos. No estudo ZO-FAST, que analisou pacientes em uso de letrozol com uso imediato e uso tardio de ácido zolendrônico, demonstrou que o uso imediato foi efetivo para preservar a massa óssea.
- *Clodronato:* 1.600 mg via oral ao dia por dois a três anos.

A duração dessas drogas pode ser diferente, e, assim, esperam-se mais pesquisas comparando diferentes agentes modificadores ósseos, doses, intervalos de dosagem e duração de tratamento.

Antes do início da terapia antirreabsortiva, recomenda-se uma avaliação odontológica, coleta de perfil do cálcio e função renal. Qualquer problema dentário, se possível, deve ser resolvido antes do início do tratamento. E os pacientes devem ser informados sobre o risco de osteonecrose de mandíbula (ONM), por ser uma complicação importante relacionada com o uso dos bisfosfonatos, embora incomum. Em geral, essa complicação está associada ao uso dessas drogas em doses mais elevadas, como aquelas usadas para o tratamento das metástases ósseas.

Alguns estudos com denosumabe parecem ser promissores, porém os dados não são suficientes para fazer recomendação como adjuvante. Essa droga demonstrou diminuição do risco de fraturas nas mulheres na menopausa em tratamento com IA, apesar de menos dados relacionados com a sobrevida dessas pacientes, quando comparados com os dados existentes com uso dos bisfosfonatos.

O *turnover* ósseo aumentado atrai células cancerígenas para o osso e estimula o seu crescimento. Alguns bisfosfonatos, e talvez o denosumabe, mantêm o estado latente das células metastáticas na medula óssea, reduzindo a probabilidade de disseminação e recorrência da doença.

Deve-se reforçar como fundamentais no tratamento desses pacientes o uso de cálcio e vitamina D e a prática de atividade física regular.

O algoritmo ESMO, publicado recentemente, sugere que pacientes em tratamento hormonal adjuvante devem ser gerenciados de acordo com o risco de fratura. Assim, pacientes com *T score* superior a -2 e sem fatores de risco devem praticar atividade física e receber cálcio e vitamina D, monitorar os riscos e densitometria óssea a cada dois anos. Se o *T score* for inferior a – 2 ou se houver dois ou mais fatores de risco (como idade acima de 65 anos, tabagismo, histórico familiar e uso de corticosteroides), esses pacientes devem receber além das mesmas recomendações dos outros, o uso de bisfosfonatos (alendronato, risedronato, ibandronato ou ácido zolendrônico) ou denosumabe.

Com base nas evidências atuais, para a prevenção de perda óssea induzida pelos IAs em mulheres pós-menopausa, o ácido zolendrônico é preferível quando os efeitos sobre a recorrência da doença são prioritários, e o denosumabe nos casos em que se prioriza o risco de fratura como preocupação maior.

Ensaios em andamento e uma metanálise com mais de 18.000 pacientes demonstraram benefícios clinicamente significativos do uso de bisfosfonatos no desenvolvimento de metástases ósseas e mortalidade por câncer de mama em mulheres na pós-menopausa ou naquelas que recebem terapia de supressão dos ovários. Assim, acredita-se no potencial dos bisfosfonatos e talvez do denosumabe como parte do tratamento adjuvante do câncer de mama para prevenir a recorrência e aumentar a sobrevida dos pacientes. Os potenciais riscos e benefícios devem ser discutidos individualmente com cada paciente. Ressalta-se que o ácido zolendrônico ou denosumabe é recomendado em todos os pacientes com câncer de mama metastático e metástases ósseas, sejam eles sintomáticos ou não.

Câncer de próstata

Durante o envelhecimento, os homens também apresentam uma perda de DMO e um a cada cinco homens com mais de 50 anos sofrem uma fratura osteoporótica. Os homens com fratura de quadril apresentam maior taxa de mortalidade, duas a três vezes maior do que as mulheres.

De acordo com a Sociedade Brasileira de Densitometria Clínica (SBDens) e a Associação Brasileira de Avaliação Óssea e Osteometabolismo (ABRASSO), os homens com 70 anos ou mais devem ser investigados de osteoporose mesmo na ausência de fratura por fragilidade óssea. E para aqueles com idade inferior a 70 anos, a indicação de densitometria óssea deve ser embasada na presença de doença ou condição associada à baixa massa óssea, como uso de medicamentos (p. ex., os inibidores de androgênios), ou presença de fatores de risco, como baixo índice de massa corporal, histórico familiar de fratura, uso de glicocorticoides, fratura prévia, etilismo, tabagismo e artrite reumatoide.

No Brasil, o câncer de próstata é o segundo mais comum entre os homens (atrás apenas do câncer de pele não melanoma). E, segundo o Instituto Nacional de Câncer, cerca de três quartos dos casos no mundo ocorrem a partir dos 65 anos. O aumento observado nas taxas de incidência no Brasil pode ser justificado, em parte, pela evolução dos métodos diagnósticos, pela melhora na qualidade dos sistemas de informação do país e pelo aumento na expectativa de vida.

Alguns desses tumores podem crescer com rapidez, espalhando-se para outros órgãos, podendo levar à morte. Porém, a grande maioria cresce de tão lentamente que não chega a dar sinais durante a vida e nem ameaçar a saúde do homem. Assim, a saúde óssea torna-se mais importante, apesar de subdiagnosticada em homens idosos.

■ Privação androgênica e perda óssea

A terapia de privação androgênica, por meio de orquiectomia ou de análogos de LHRH, é a principal terapêutica do câncer de próstata, pois ambos são capazes de prevenir e tratar a doença metastática; porém, com importantes efeitos adversos na saúde óssea. Em até seis meses do início da terapia de privação androgênica, os níveis de N-telopeptídeo urinário (marcador de reabsorção óssea) podem se manter elevados. E, de acordo com a densitometria óssea do quadril e da coluna lombar, os homens tratados com agonistas LHRH perdem de 1 a 5% da densidade mineral óssea no primeiro ano. De acordo com dados norte-americanos, Shahinian *et al.*, podemos observar que o risco de mortalidade em pacientes com fratura no câncer de próstata mais do que dobrou.

Outra preocupação nesses pacientes é o uso de corticosteroides que são amplamente usados em associação com a quimioterapia e a terapia de privação androgênica, e também em pacientes com metástase. E essa preocupação tornou-se maior após o uso do inibidor de síntese de andrógenos (abiraterona) para pacientes com câncer de próstata resistente à castração, devido à produção endógena de cortisona. O abiraterona, em geral, é associado a 10 mg de prednisona. O abiraterona aumenta significativamente a sobrevivência global desses pacientes, por isso a exposição prolongada aos corticosteroides é esperada e, em consequência, um aumento do risco de fraturas osteoporóticas, perda de músculo e aumento de gordura visceral. Além disso, devido ao perfil de toxicidade ser favorável, o abiraterona parece ser adequado para idosos que não são candidatos à quimioterapia.

■ Recomendações para monitoramento e tratamento

Alendronato, ácido zolendrônico e denosumabe, em doses adequadas para osteoporose, previnem a perda óssea induzida pela terapia de privação androgênica. Para a prevenção de fratura relacionada com a osteoporose em pacientes tratados com terapia de privação androgênica sem metástase, as diretrizes da EAU sugerem o tratamento de pacientes com osteoporose, ou seja, aqueles com *T score* na densitometria óssea inferior a 2,5, com bisfosfonatos ou denosumabe. As diretrizes da NCCN recomendam alendronato (70 mg semanal) e ácido zolendrônico (5 mg anual) ou denosumabe (60 mg semestral) para homens com uma probabilidade em dez anos de fratura de quadril de 3% ou mais ou 20% ou mais de fratura maior calculadas pelo FRAX. Os idosos homens apresentam maior risco que os adultos de hipocalcemia, deficiência de vitamina D, complicações dentárias e osteonecrose de mandíbula relacionada com o tratamento da osteoporose (Quadro 10.1).

■ Manejo de metástase óssea e prevenção de eventos relacionados com o esqueleto ósseo

O manejo dos pacientes com metástases ósseas requer uma equipe multidisciplinar, incluindo especialistas em controle de sintomas, já que quase sempre o tratamento é paliativo. Outras opções são radioterapia, tratamentos endócrinos, quimioterapia, terapias direcionadas, radioisótopos e cirurgia. E, como complemento desses tratamentos, deve-se usar bisfosfonatos e denosumabe.

As metástases ósseas no câncer de próstata são, em sua maioria, osteoblásticas, mas há um componente osteolítico mediado pelos osteoclastos. Fraturas patológicas ocorrem,

---

Quadro 10.1
Recomendações gerais no uso de agentes modificadores ósseos

- Avaliar o *clearance* de creatinina
- Corrigir hipocalcemia antes de iniciar o tratamento
- Monitorar níveis séricos de cálcio, sobretudo nos primeiros 6 meses de tratamento
- Usar suplementação de cálcio e vitamina D
- Ajustar estilo de vida com exercício físico, cessação de tabagismo e limitação da ingestão alcoólica
- Avaliar a condição dentária antes de iniciar o tratamento e evitar procedimentos dentários invasivos

apesar de serem menos frequentes do que em neoplasias com predomínio osteolítico. O tratamento com a terapia de deprivação androgênica pode causar um aumento na reabsorção óssea e perda óssea, elevando o risco de fraturas osteoporóticas.

Indicações de inibidores de osteoclastos em metástases ósseas:
- Manejo de metástases ósseas para a maioria dos pacientes com tumor sólido.
- Homens com câncer de próstata resistentes à castração com metástases ósseas.
- Pacientes com improvável aparecimento de sintomas relacionados com o esqueleto ou expectativa de vida limitada devem ter suas situações individualizadas.

Considerações antes de iniciar tratamento

- *Cálcio e vitamina D:* a hipocalcemia e deficiência de vitamina D devem ser corrigidas antes de iniciar os inibidores de osteoclastos. Também devem ser monitorados durante o seu uso por causa do risco de hiperparatireoidismo secundário.
- *Saúde dental:* diante do risco de ONM, a ASCO recomenda que, se possível, todos os pacientes devem ser avaliados pelo dentista antes de iniciar tratamento e manter acompanhamento.

A seleção dos inibidores de osteoclastos deve ser influenciada pelo tipo de tumor e preferências individuais dos pacientes, como via de administração, frequência de uso, tolerância e custo. Em pacientes com metástase óssea de câncer de mama, de câncer de próstata resistentes à terapia de castração e de outros tumores, como o de pulmão, prefere-se denosumabe e ácido zolendrônico, pelo fato de estudos demonstrarem maior redução de ERE. Com relação aos bisfosfonatos endovenosos, o preferível é o ácido zolendrônico, porém há estudos com o pamidronato. Outras alternativas por via oral em câncer de mama são o clodronato e ibandronato de uso diário.

Doses recomendadas e via de administração

- *Ácido zolendrônico:* 4 mg a cada 12 semanas ou a cada 4 semanas (pelo menos no início naqueles pacientes mais sintomáticos ou com tumor extenso), endovenoso.
- *Denosumabe:* 120 mg mensal, subcutâneo.
- *Pamidronato:* 90 mg a cada 3-4 semanas, endovenoso.

O tratamento com inibidores de osteoclastos, segundo o *guideline* da ASCO, deve ser continuado por tempo indefinido na ausência de toxicidade e com duração a mais longa possível.

Eficácia dos agentes modificadores do osso

Apesar de as terapias antirreabsortivas serem importantes para os idosos com câncer, em geral são subutilizadas. Uma atenção especial deve ser dada aos idosos com insuficiência renal e aqueles em uso de outras medicações. E um monitoramento cuidadoso deve acontecer, sobretudo durante tratamento quimioterápico. Uma comparação com ácido zolendrônico de 4 mg a cada quatro semanas em pacientes com metástase óssea e denosumabe 120 mg a cada quatro semanas demonstrou a superioridade do denosumabe na redução do risco de SER, no desenvolvimento de dor moderada/grave e na qualidade de vida. No entanto, ambos os tratamentos permanecem adequados e a escolha deve ser embasada em fatores individuais e no perfil de efeitos adversos. Embora os bisfosfonatos ou o denosumabe devam ser iniciados assim que estabelece-se o diagnóstico de metástase óssea, com o objetivo de postergar o primeiro ERE e reduzir outras complicações, o uso em mulheres com hipocalcemia e vitamina D baixa pode aumentar o risco de hipocalcemia grave; assim, deve-se repor o mais rápido possível o cálcio nessas pacientes. A avaliação da creatinina sérica e da taxa de filtração glomerular nos idosos é fundamental antes de iniciar o bisfosfonato, uma vez que a insuficiência renal pode ser uma contraindicação do seu uso. E o denosumabe é uma alternativa nesses casos de prejuízo renal.

A ASCO e outras diretrizes afirmam que os bisfosfonatos devem ser continuados até que haja uma diminuição do desempenho do indivíduo. A interrupção do ácido zolendrônico ou a redução da frequência de infusão podem ser consideradas quando a doença óssea está controlada e o risco de ERE, sobretudo fraturas, for baixo. O tratamento contínuo com ácido zolendrônico é recomendado para pacientes com progressão de metástase óssea, ERE recente ou pacientes com marcadores de reabsorção óssea elevados. Ainda não há uma ferramenta capaz de avaliar o risco de ERE como o FRAX para fraturas. Os estudos ZOOM e OPTIMIZE sugeriram que a eficácia da administração trimestral e mensal do ácido zolendrônico é similar após cerca de um ano de tratamento para melhorar o esqueleto. Ao contrário dos bisfosfonatos, o denosumabe pode apresentar um efeito rebote ao ser interrompido em pacientes com metástase óssea, devendo ser mantido um tratamento sequencial com bifosfonato trimestral.

■ Risco de eventos adversos dos agentes modificadores do osso

Tanto os bisfosfonatos quanto o denosumabe costumam ser bem tolerados. No entanto, o ácido zolendrônico está mais associado a episódios de sintomas relacionados com a resposta de fase aguda e disfunção renal. O ácido zolendrônico não deve ser administrado em pacientes com *clearance* de creatinina inferior a 30 mL/min. O denosumabe está mais relacionado com sintomas de hipocalcemia. O evento adverso mais temido à administração frequente e prolongada de inibidores da reabsorção óssea é a ONM, sendo mais comum (1-2% ao ano em tratamento) em pacientes que usam bisfosfonatos endovenosos ou denosumabe em dose mais elevada (120 mg) mensalmente para controle de metástases do que naqueles em uso para preservação de massa óssea ou tratamento de osteoporose (risco entre 0,01 e 0,1% ao ano em tratamento com bisfosfonato oral ou ácido zolendrônico 5 mg endovenoso anual ou denosumabe 60 mg a cada seis meses). A incidência de ONM parece não diferir bastante entre pacientes tratados com denosumabe e ácido zolendrônico. Antes de iniciar o tratamento o paciente deve ser orientado sobre uma avaliação odontológica, além de hábitos de higiene oral.

≡ Mieloma múltiplo

Nos Estados Unidos, 62% dos casos e 77% dos óbitos da doença ocorrem em idosos. A avaliação geriátrica ampla auxilia nas decisões sobre intensidade relativa ao tratamento e a melhor droga. O mieloma múltiplo (MM) pode se apresentar com uma osteoporose difusa, o que pode dificultar o diagnóstico em uma população que costuma apresentar osteoporose. Também está associado a uma série de complicações relacionadas com destruição óssea: anemia, comprometimento renal e imunológico. Em geral, afeta a qualidade de vida e reduz a expectativa de vida. Embora a radiografia convencional de corpo total tenha sido considerada padrão para a detecção de lesões líticas em MM, a tomografia computadorizada é mais sensível, detecta mais lesões e é capaz de identificar com mais precisão as áreas de risco de fratura. A enfermagem desempenha uma função importante no reconhecimento de sintomas, como dor e mobilidade reduzida, sugestivos de eventos esqueléticos, podendo identificar necessidades educacionais e sociais dos pacientes, familiares e cuidadores, e também fornecer apoio emocional. Outras funções incluem o monitoramento de efeitos colaterais e dos resultados terapêuticos e a coordenação de cuidados que podem envolver especialistas em geriatria e cuidados paliativos tanto no hospital quanto na comunidade.

A dor óssea é um sintoma importante e deve ser avaliada de acordo com a localização, qualidade, radiação, duração, intensidade, agravantes e fatores de melhora e a eficácia ou não dos analgésicos. A dor óssea metastática é com frequência descrita como constante e de forte intensidade, pior à noite e no local da área de pressão. O autogerenciamento da dor relacionada com o câncer é fundamental para muitos idosos que vivem com metástase óssea. A investigação de compressão de medula espinhal requer inquérito sobre dormência, formigamento ou frieza nas mãos, pés, braços, tronco, pernas, dedos das mãos e dedos dos pés. O paciente deve ser interrogado sobre função intestinal e vesical para descartar lesões nos nervos autonômicos. No caso de fratura patológica, os objetivos do acompanhamento são alívio da dor, estabilização esquelética, preservação ou restauração da função e qualidade de vida e controle local do tumor.

Os exercícios de resistência supervisionados e adequadamente orientados a esses pacientes podem beneficiar a capacidade funcional, melhorar a densidade óssea e a massa magra e, em consequência, a qualidade de vida.

Considerações finais

Preservar a saúde óssea é de suma importância para os idosos. Os tumores de mama, próstata e MM são os principais responsáveis por metástases ósseas, ocasionando dor intensa e outros EREs, consequentemente prejudicando a qualidade de vida. O uso de bisfosfonatos e denosumabe elevou a capacidade de atenuar as consequências das metástases ósseas, reduzindo a taxa de fraturas patológicas, dor intensa e hipercalcemia maligna. As manipulações hormonais utilizadas no tratamento do câncer de mama e próstata perturbam a remodelação óssea normal, aumentam a perda óssea e causam osteoporose, elevando o risco de fraturas.

Os acontecimentos elucidados aqui não só prejudicam a qualidade de vida em sobreviventes de câncer a longo prazo como também aumentam a mortalidade. E o tratamento efetivo pode ser dificultado pelas comorbidades e pelo declínio funcional.

Referências

Beebe-Dimmer JL, Cetin K, Shahinian V, et al. Timing of androgen deprivation therapy use and fracture risk among elderly man with prostate cancer in the United States. Pharmacoepidemiol Drug Saf. 2012; 21:70-8.

Cardoso F, Costa A, Norton L, et al. ESO-ESMO 2nd international consensus guidelines for advanced breast cancer (ABC2)†. Ann Oncol. 2014;25:1871.

Cepa M, Vaz C. Management of bone loss in postmenopausal breast cancer patients treated with aromatase inhibitors. Acta Reumatol Port. 2015;40:323-30.

Coleman R, Body JJ, Aapro M, et al. Bone health in cancer patients: ESMO Clinical Practice Guidelines. Ann Oncol 2014; 25 Suppl 3:iii124.

Dhesy-Thind, et al. Use of Adjuvant Bisphosphonates and Other Bone-Modifying Agents in Breast Cancer: A Cancer Care Ontario and American Society of Clinical Oncology Clinical Practice Guideline. J Clin Oncol 35. © 2017 by American Society of Clinical Oncology.

Dorff TB, Crawford ED. Management and challenges of corticosteroid therapy in men with metastatic castrate-resistant prostate cancer. Ann Oncol 2013;24:31-8. Guise TA. Bone loss and fracture risk associated with cancer therapy. Oncologist 2006; 11:1121-31.

Hadji P, Body JJ, Aapro MS. Practical guidance for the management of aromatase inhibitor-associated bone loss. Ann Oncol. 2008;19:1407-16.

Hadji P, Coleman RE, Wilson C, et al. Adjuvant bisphosphonates in early breast cancer: consensus guidance for clinical practice from a European panel. Ann Oncol. 2016;27:379-90.

Hadji P, et al. Management of aromatase inhibitor-associated bone loss (AIBL) in postmenopausal women with hormone sensitive breast câncer: joint position statement of the IOF, CABS, ECTS, IEG, ESCEO, IMS and SIOG. J Bone Oncol. 2017;7:1-12.

Hillner BE, Ingle JN, Chlebowski RT. American Society of Clinical Oncology 2003 update on the role of bisphosphonates and bone health issues in women with breast cancer. J. Clin. Oncol. 2003;21:4042-57.

Leslie WD, Rubin MR, Schwartz AV, Kanis JA. Type 2 diabetes and bone. J Bone Min Res. 2012;27:2231-37.

Moukayed M, Grant WB. The roles of UVB and vitamin D in reducing risk of cancer incidence and mortality: A review of the epidemiology, clinical trials, and mechanisms. doi: 10.1007/s11154-017-9415-2, 2017.

Ottanelli S. Prevention and treatment of bone fragility in cancer patient. Clinical Cases in Mineral and Bone Metabolism. 2015;12(2)116-29.

Van Poznak C, Somerfield MR, Barlow WE, et al. Role of bone-modifying agents in metastatic breast cancer: An American Society of Clinical Oncology-Cancer Care Ontario Focused Guideline Update. J Clin Oncol 2017;35:3978.

Watts NB, Adler RA, Bilezikian JP, et al. Osteoporosis in men: An Endocrine Society Practical Guideline. J Clin Endocrinol Metab. 2012;97:1802-22.

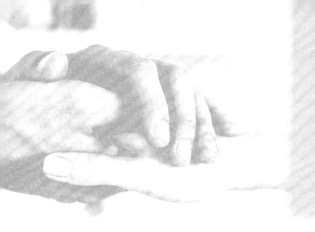

Capítulo 11

Juliana Bernardo Barban
Andrea Pereira

Vitamina D e Câncer

≡ Definição e fisiologia da vitamina D

A vitamina D é considerada um pré-hormônio, que atua na regulação da homeostase do cálcio e no metabolismo ósseo juntamente com o paratormônio (PTH). Existem dois tipos de vitamina D: a vitamina D_2 (ergocalciferol) e a vitamina D_3 (colecalciferol).

A vitamina D pode ser obtida por meio da síntese cutânea endógena ou por fontes alimentares, sendo a exposição solar a principal fonte de vitamina D para os seres humanos. Pela exposição solar, os fótons UVB penetram a epiderme, convertendo o substrato 7-deidrocolesterol em pré-vitamina D_3, que após uma conversão termal se converte em vitamina D_3. A vitamina D_3 é transportada para o fígado, onde em conjunto com a vitamina D proveniente de fontes alimentares sofre uma hidroxilação (25-hidroxilase), formando a 25-hidroxivitamina D_3 ou $25(OH)_2D_3$. Os níveis séricos de $25(OH)_2D_3$ presente na corrente sanguínea após a sua hidroxilação no fígado refletem o *status* de vitamina D presente no organismo.

Após a etapa hepática, a $25(OH)_2D_3$ circulante é transportada para os rins, onde novamente sofre uma hidroxilação (1-α hidroxilase), sendo transformada em calcitriol ou $1,25(OH)_2D_3$. O calcitriol só é capaz de desempenhar as suas funções dentro da célula após se ligar ao receptor da vitamina D.

A vitamina D promove a absorção do cálcio no intestino e mantém níveis adequados de cálcio e fosfato para o crescimento ósseo e a remodelação óssea por osteoblastos e osteoclastos, regulando, assim, todo o metabolismo do cálcio e do fosfato, sendo essencial para a mineralização óssea. A vitamina D também exerce no corpo humano as funções de modulação do crescimento celular, neuromuscular e função imune, bem como redução da inflamação. Desse modo, nas últimas décadas têm se observado sua possível correlação com diversas doenças crônicas.

Muitos genes que codificam as proteínas que regulam a proliferação, diferenciação e apoptose celular também são modulados, em parte, pela vitamina D, já que muitas células do corpo humano possuem o receptor da vitamina D, denominado VDR.

Sabe-se que a atividade da vitamina D é mediada pelo VDR. Ele foi descoberto em 1969 e a revelação da sua expressão em células humanas saudáveis aumentou a percepção da vitamina D na pesquisa clínica. O VDR é um receptor nuclear tipo II, que interage com os promotores de genes sensíveis à vitamina D. Quando a 1,25-$(OH)_2$-D se liga ao VDR, ele desencadeia uma série de mudanças conformacionais na célula.

Recomendação dos níveis séricos 25-hidroxivitamina D

De acordo com as recomendações do Comitê de Pesquisa do Institute of Medice (IOM), concentrações < 12 ng/mL (< 30 nmol/L) correspondem a níveis deficientes de vitamina D, 12 – < 20 ng/dL (30 – < 50 nmol/L) correspondem a níveis insuficientes de vitamina D e níveis ≥ 20 ng/dL (≥ 50 nmol/L) correspondem a níveis suficientes de vitamina D (Tabela 11.1).

Por outro lado, o último consenso da Sociedade Brasileira de Endocrinologia e Metabologia (SBEM), de 2014, traz uma classificação um pouco diferente (Tabela 11.2).

A maioria dos laboratórios brasileiros utiliza o padrão diagnóstico sugerido na Tabela 11.2.

Vitamina D e câncer

Alguns estudos têm sugerido uma possível correlação entre o câncer e a vitamina D, devido aos seus efeitos anticancerígenos, assim como seus efeitos antiproliferativos, indução de apoptose, inibição de invasão e metástase, redução da angiogênese e sensibilização das células para a quimioterapia. Esses efeitos são controlados pelo VDR.

Tabela 11.2
Classificação das concentrações séricas de 25-hidroxivitamina D [25$(OH)_2$D] segundo a Sociedade Brasileira de Endocrinologia e Metabologia (SBEM)

ng/mL	nmol/L	Classificação
< 20	< 50	Deficiência
20-29	50-74	Insuficiência
30-100	75-250	Suficiência

Sendo assim, estudos *in vitro* sugerem que a vitamina D pode exercer uma função protetora em relação ao câncer. Ao mesmo tempo, estudos epidemiológicos têm observado uma relação inversa entre incidência do câncer, mortalidade e níveis séricos de vitamina D.

O primeiro trabalho a respeito foi publicado em 1937, quando os pesquisadores Peller e Stephenson levantaram a hipótese que a exposição solar poderia reduzir o risco de câncer. Logo depois, em 1941, foi demonstrada a associação entre latitude e mortalidade por câncer. Apenas em 1980, Garland *et al.* observaram uma possível relação entre baixas concentrações de vitamina D e alto risco para câncer de cólon, mama e ovário em altas latitudes nos EUA. Na década de 1990, Schwartz *et al.* observaram similar relação para o câncer de próstata.

O VDR é expresso de modo diverso em vários tipos de câncer, como o câncer de mama,

Tabela 11.1
Classificação das concentrações séricas de 25-hidroxivitamina D [25$(OH)_2$D] e condição clínica

ng/mL	nmol/L*	Classificação	Condição clínica
< 12	< 30	Deficiência	Raquitismo em lactentes e crianças e osteomalácia em adultos
12-< 20	30-< 50	Insuficiência	Normalmente, é considerado inadequado para a saúde óssea e manutenção da saúde, de modo geral, em indivíduos saudáveis
≥ 20	≥ 50	Suficiência	Normalmente, é considerado adequado para a saúde óssea e manutenção da saúde, de modo geral, em indivíduos saudáveis
> 50	> 125	Superdosagem	Efeitos adversos para a manutenção da saúde

*1 nmol/L = 0,4 ng/dL

ovário e outros. Os polimorfismos do VDR podem desregular a atividade da vitamina D, interferindo na sua função e no risco de desenvolvimento de câncer.

Numerosos são os polimorfismos identificados do gene VDR, capaz de influenciar a afinidade do receptor, a ligação ao DNA nuclear, a transcrição do RNA e a síntese proteica. A presença de um alelo no polimorfismo pode proporcionar maior ou menor atividade VDR. Além disso, já está bem estabelecido que os genótipos de VDR variam de acordo com a etnia.

Diferentes graus de evidências reforçam a correlação entre vitamina D, VDR e câncer. São eles:

- A irradiação solar e a presença de vitamina D reduzem o risco de morte por diversos tipos de câncer.
- A baixa ingestão de vitamina D está associada ao aumento do risco de câncer.
- Altos níveis de vitamina D circulante está associado à redução do risco de desenvolver câncer.
- A agressividade do câncer no verão é menor. pois a produção de vitamina D é maior.
- Os polimorfismos genéticos do VDR afetam o risco de desenvolvimento de câncer.

Os polimorfismos e genótipos do VDR são mais de 470, os mais importantes e estudados até o momento são $Fok1$, $Bsm1$, $Taq1$, $Apa1$ e $Poly(A)$.

A metanálise realizada por Gnagnarella et al. e Raimondi et al. sugere que os polimorfismos $Fok1$ e $Bsm1$ podem determinar fatores de risco para o câncer, com efeito diferencial por etnia.

A metanálise realizada por Serrano et al., que avaliou os polimorfismos do VDR $Cdx2$, $Taq1$ e $Apa1$ em diferentes grupos étnicos e diferentes tipos de câncer, encontrou que $Cdx2$ está associado a um aumento em 12% do risco de desenvolver câncer. No entanto, os polimorfismos $Taq1$ e $Apa1$ não apresentaram associação significativa com o risco de desenvolver câncer (Figura 11.1).

≡ Câncer de mama

O câncer de mama é o câncer mais comum entre as mulheres no mundo e no Brasil, perdendo apenas para o câncer de pele não melanoma. Hoje, de acordo com dados da *American Cancer Society*, o risco médio nos

Figura 11.1
Polimorfismos do VDR associados ao aumento do risco de câncer.

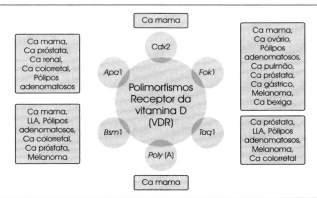

Fonte: Retirado de Vitamin D Receptor Polymorphism and Cancer: An Update. Rai et al., 2017.

Estados Unidos de uma desenvolver câncer de mama é de 12% ao longo da vida. Isso significa que uma em cada oito mulheres desenvolverá câncer de mama. Segundo o Instituto Nacional de Câncer (INCA), no Brasil, a estimativa para 2016 era de 57.960 novos casos no Brasil.

Em recente metanálise, na qual se verificou a correlação entre a vitamina D ingerida e os níveis séricos em relação ao risco ou mortalidade por câncer de mama, não foram encontradas associações significativas em relação à vitamina D ingerida ou aos níveis séricos em relação ao risco de câncer de mama. No entanto, foi encontrada associação significativa em relação a altos níveis de vitamina D circulante e baixa mortalidade por câncer de mama. O risco reduziu em 42% em pacientes que apresentavam vitamina D > 29,1 ng/mL.

O risco para o câncer de mama vem sendo avaliado em relação aos polimorfismos do VDR, por causa da sua evidente correlação com efeitos regulatórios da angiogênese. Em uma glândula mamária normal, o VDR é expresso nas células epiteliais, estromais e imunes e é controlado no compartimento epitelial durante as alterações hormonais da puberdade e gravidez.

Os polimorfismos do VDR relacionados com câncer de mama são, no mínimo, quatro (*Fok*1, *Bsm*1, *Taq*1 e *Apa*1). Todavia, os estudos atuais apresentam divergências em relação aos polimorfismos e sua associação ao câncer de mama, decorrente da limitação individual dos estudos ou das variações genéticas (diversidade racial e cultural).

≡ **Câncer colorretal**

Excluindo o câncer de pele, o câncer colorretal é o terceiro câncer mais comum entre homens e mulheres nos Estados Unidos. A *American Cancer Society* estima que o número de novos casos de câncer colorretal nos Estados Unidos, em 2017, será de 95.520 de câncer de cólon e 39.910 novos casos de câncer de reto. No Brasil, o INCA estimou para 2016 34.280 casos novos de câncer colorretal.

Os estudos epidemiológicos realizados confirmam a relação inversa entre a vitamina D e o risco de câncer colorretal, e a Agência Internacional de Pesquisa em Câncer (IARC) indica que a associação é convincente e congruente.

O VDR possui grande expressão nos primeiros estágios do câncer colorretal, e sua expressão reduz de modo significativo em casos avançados metastáticos, sugerindo que a vitamina D desempenha um papel mais relacionado com a quimioprevenção no câncer colorretal do que como uma possível terapia.

≡ **Câncer de bexiga**

O câncer de bexiga é considerado um grande problema para homens em países desenvolvidos, tendo uma incidência de três para quatro quando comparado com o sexo feminino. No Brasil, segundo dados do Instituto Nacional de Câncer, a estimativa de casos novos em 2016 era de 9.670, sendo 7.200 em homens. Nos Estados Unidos, o câncer de bexiga é considerado o quarto câncer mais comum em homens e o oitavo em relação à mortalidade associada ao câncer.

Diversos estudos têm avaliado a associação entre câncer de bexiga e concentrações séricas de vitamina D. O estudo realizado por Liao *et al.* observou que altas concentrações de 25-(OH)-D estão associadas à redução do risco subsequente de câncer de bexiga.

A revisão sistemática realizada por Zhao *et al.* sugere que a manutenção de níveis suficientes de 25-(OH)-D pode contribuir para a redução do risco de desenvolvimento do câncer de bexiga. Segundo o mesmo autor, a concentração ≥ 29,6 ng/dL (≥ 74 nmol/L) está associada a uma redução de 60% na sua incidência.

Câncer de próstata

Nos últimos 20 anos, a incidência do câncer de próstata vem aumentando, em parte devido ao aumento da expectativa de vida. Em homens americanos e brasileiros, o câncer de próstata é o segundo câncer mais incidente, perdendo apenas para o câncer de pele. Segundo a *American Cancer Society*, estima-se que em 2017 nos Estados Unidos teremos cerca de 161.360 novos casos de câncer de próstata. No Brasil, segundo dados do INCA, para 2016 a previsão era de 61.200 novos casos.

Em torno de um entre sete homens desenvolverá câncer de próstata ao longo da sua vida. Em valores absolutos e considerando ambos os sexos, no Brasil o câncer de próstata é considerado o quarto tipo mais incidente, e nos Estados Unidos é o terceiro.

Estudos recentes estão avaliando o potencial da vitamina D na etiologia do câncer de próstata. Diversas linhas de evidências sugerem a importância da vitamina D na patogênese e na sua progressão. As células na próstata expressam o receptor de vitamina D (VDR) e sabe-se que dois dos fatores de risco preestabelecidos para o desenvolvimento do câncer de próstata, como idade > 65 anos e a raça negra, também estão associados à redução da síntese de vitamina D.

Apesar dos inúmeros estudos realizados para avaliar a correlação entre a vitamina D e o câncer de próstata, estudos epidemiológicos se mostram inconsistentes para afirmar sua correlação até o momento.

O estudo caso-controle realizado por Schenk *et al.* sugere uma associação potencial protetora entre a concentração de 25-(OH)-D e câncer de próstata em graus de agressividade mais elevados, de tal modo que concentrações sanguíneas de vitamina D podem estar associadas à redução da agressividade do câncer de próstata.

Estudo realizado por Deschasaux *et al.* observou que pacientes com níveis séricos de 25-hidroxivitamina D entre 18,2-20 ng/dL apresentam um diagnóstico favorável em comparação com os pacientes com níveis inferiores.

No entanto, outros trabalhos não estão alcançando os mesmos resultados. Alguns autores observaram que altas concentrações de vitamina D podem estar correlacionadas com o aumento da agressividade do câncer de próstata.

Ainda não há evidências convincentes de que a vitamina D é capaz de atuar na prevenção do câncer de próstata. Algumas evidências sugerem uma possível relação da vitamina D com prevenção da progressão em estágios iniciais da doença; no entanto, existem resultados inconsistentes em relação a vitamina D *versus* mortalidade.

Doenças hematológicas

No Brasil, segundo o INCA, estimou-se para 2016 10.070 novos casos de leucemia, 2.470 novos casos de linfoma de Hodgkin e 10.240 de novos casos de linfoma não Hodgkin. Nos Estados Unidos, segundo dados da *American Cancer Society*, para 2017 serão 62.130 novos casos de leucemia, 8.260 novos casos de linfoma de Hodgkin e 72.240 novos casos de linfoma não Hodgkin.

As ações da vitamina D em tumores sólidos vêm sendo estudadas há algum tempo. No entanto, a relação da vitamina D com cânceres hematológicos começou a ser estudada mais recentemente.

De modo geral, baixos níveis séricos de 25-hidroxivitamina-D em cânceres hematológicos estão associados a baixa resposta para o tratamento, maior agressividade da doença e maior carga celular maligna.

Em uma metanálise, realizada por Wang *et al.*, foi observado que baixos níveis de $25\text{-}(OH)_2\text{-}D_3$ em pacientes com doença hematológica estão significativamente correlacionados com redução da sobrevida geral e sobrevida livre de doença.

De modo geral, a maioria das doenças hematológicas apresenta o VDR altamente expressado, o que sugere que essas células possam responder ao tratamento com vitamina D, gerando efeitos antitumorais.

A vitamina D exerce inúmeros efeitos nas células hematológicas malignas. Já está estabelecido que ela induz diferenciação na leucemia mieloide aguda (LMA) e apoptose em outras linhas celulares de linfoma e leucemia. No entanto, a suplementação necessária para alcançar esses efeitos em muitos casos induz hipercalcemia. Estudos estão sendo realizados para se desenvolver um análogo da vitamina D capaz de desempenhar a função anticancerígena sem causar hipercalcemia. Isso aumenta a expectativa de que no futuro a vitamina D seja utilizada como terapia combinada para o tratamento de doenças hematológicas (Figura 11.2).

▪ Tratamento

O tratamento da vitamina D engloba um consumo alimentar adequado e exposição à luz solar em horários de menor risco para câncer de pele e com uso de protetor solar. Na Tabela 11.3, descrevemos os alimentos que contêm maior quantidade de vitamina D.

Figura 11.2
Resumo das ações anticâncer da vitamina D nas doenças hematológicas.

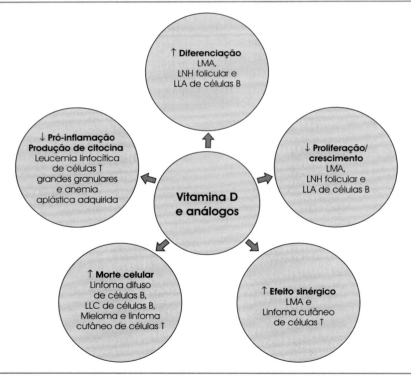

Fonte: Retirada de Vitamin D in hematological disorders and malignancies. (LNH = linfoma não Hodgkin, LLC = leucemia linfoide crônica)

Tabela 11.3
Fontes alimentares de vitamina D

Alimento	Porção	Quantidade de vitamina D/porção
Salmão selvagem	100 g	~ 600-1.000 UI de vitamina D3
Salmão de criação	100 g	~ 100-250 UI de vitamina D3
Sardinha em conserva	100 g	~ 300 UI de vitamina D3
Cavala em conserva	100 g	~ 250 UI de vitamina D3
Atum em conserva	100 g	~ 230 UI de vitamina D3
Óleo de fígado de bacalhau	5 mL	~ 400-1.000 UI de vitamina D3
Gema de ovo	1 unid.	~ 20 UI de vitamina D3
Cogumelos frescos	100 g	~ 100 UI de vitamina D2
Cogumelos secos ao sol	100 g	~ 1.600 UI de vitamina D2

No caso do tratamento medicamentoso, podemos dividi-lo em preventivo, utilizado em populações de risco para deficiência de vitamina D, que varia de acordo com a faixa etária, conforme descrito na Tabela 11.4, e no tratamento de deficiência propriamente dito, descrito na Tabela 11.5.

Tabela 11.4
Doses de diárias de vitamina D recomendadas para população geral e para população de risco para deficiência

Faixas etárias	População geral (UI)	População de risco (UI)
0-12 meses	400	400-1.000
1-8 anos	400	600-1.000
9-18 anos	600	600-1.000
19-70 anos	600	1.500-2.000
> 70 anos	800	1.500-2.000
Gestantes 14-18 anos	600	600-1.000
Gestantes > 18 anos	600	1.500-2.000
Lactantes 14-18 anos	600	600-1.000
Lactantes > 18 anos	600	1.500-2.000

Tabela 11.5
Tratamento diário com colecalciferol para a deficiência de vitamina D de acordo com a classificação da SBEM

Vitamina D	Tratamento	Manutenção
Deficiência	50.000 UI/semana ou 7.000 UI/dia por 6-8 semanas Após esse período, deixar uma dose de manutenção	Adultos: 400-2.000 UI/dia Idosos: 1.000-2.000 UI/dia ou 7.000-14 000 UI/semana

Conclusão

Até o momento, sabe-se que a vitamina D exerce diversas funções, de efeitos sistêmicos, como a regulação do cálcio e fosfato, a efeitos celulares pela sua ligação ao receptor de calcitriol (VDR) na célula, como também efeitos na redução da proliferação, aumento da diferenciação e outros, efeitos estes considerados antitumorais.

Sendo assim, diversos estudos estão sendo realizados visando avaliar a associação da vitamina D ao risco de desenvolvimento de câncer, mortalidade, agressividade do câncer e polimorfismos do VDR.

Os resultados ainda são divergentes em relação ao risco, mortalidade e agressividade do câncer, variando de acordo com o tipo do câncer, etnia e polimorfismos do VDR.

No entanto, manter níveis séricos de vitamina D dentro do recomendado pela IOM pode reduzir o risco de desenvolvimento de câncer, bem como sua agressividade e mortalidade. Vale ressaltar que concentrações superiores ao recomendado pelo IOM também não são aconselháveis, visto que trabalhos recentes já observaram que a superdosagem pode estar associada a prejuízos para a saúde.

A adequação dos níveis séricos de vitamina D é uma medida de baixo custo e sem grandes riscos para o paciente, devendo ser um recurso a mais para as equipes de oncologia.

Referências

American Cancer Society. Cancer Statistics Center. American Cancer Society; 2017. p. 1-11.

D IN de CJAG da S. Tipos de câncer. Inca. Rio de Janeiro-RJ; 2017.

Deschasaux M, Souberbielle J-C, Latino-Martel P, Sutton A, Charnaux N, Druesne-Pecollo N, et al. A prospective study of plasma 25-hydroxyvitamin D concentration and prostate cancer risk. Br J Nutr. 2016;(115):305-14.

Feldman D, Krishnan AV, Swami S, Giovannucci E, Feldman BJ. The role of vitamin D in reducing cancer risk and progression. Nat Rev Cancer. Nature Publishing Group; 2014;14(5):342-57.

Gnagnarella P, Pasquali E, Serrano D, Raimondi S, Disalvatore D, Gandini S. Vitamin D receptor polymorphism Foki and cancer risk: A comprehensive meta-analysis. Carcinogenesis. 2014;35(9):1913-9.

Hart PH, Gorman S, Finlay-Jones JJ. Modulation of the immune system by UV radiation: more than just the effects of vitamin D? Nat Rev Immunol. Nature Publishing Group; 2011;11(9):584-96.

Health. TNACR funded by NI of, Ross AC, Taylor CL, Yaktine AL, Del HB. DRI, Dietary reference intakes for calcium and vitamin D. Washington, DC: National Academy Press; 2011.

Jacobs ET, Kohler LN, Kunihiro AG, Jurutka PW. Vitamin D and colorectal, breast, and prostate cancers: A review of the epidemiological evidence. J Cancer. 2016;7(3):232-40.

Kim Y, Je Y. Vitamin D intake, blood 25(OH)D levels, and breast cancer risk or mortality: a meta-analysis. Br J Cancer. 2014;110(11):2772-84.

Kulling PM, Olson KC, Olson TL, Feith DJ, Loughran TP. Vitamin D in hematological disorders and malignancies. Eur J Haematol. 2016;98(3):187-97.

Liao Y, Huang J-L, Qiu M-X, Ma Z-W. Impact of serum vitamin D level on risk of bladder cancer: a systemic review and meta-analysis. Tumor Biol. 2015 Mar; 36(3):1567-72.

Maeda SS, Borba VZC, Camargo MBR, Silva DMW, Borges JLC, Bandeira F, et al. Recomendações da Sociedade Brasileira de Endocrinologia e Metabologia (SBEM) para o diagnóstico e tratamento da hipovitaminose D. Arq Bras Endocrinol Metabol. 2014; 58(5):411-33.

Maeda SS, Borba VZC, Rodrigues MB, Marcelo D, Silva W, Cunha JL, et al. Recommendations of the Brazilian Society of Endocrinology and Metabology (SBEM) for the diagnosis and treatment of hypovitaminosis D. Arq Bras Endocrinol Metab. 2014;58(5): 411-33.

Pandolfi F, Franza L, Mandolini C, Conti P. Immune modulation by vitamin D: special emphasis on its role in prevention and treatment of cancer. Clin Ther. Elsevier HS Journals, Inc.; 2017;39(5):884-93.

Rai V, Abdo JOE, Agrawal S, Agrawal DK. Vitamin D receptor polymorphism and cancer: An update. Anticancer Res. 2017;37(8):3991-4003.

Raimondi S, Pasquali E, Gnagnarella P, Serrano D, Disalvatore D, Johansson HA, et al. BsmI polymorphism of vitamin D receptor gene and cancer risk: A comprehensive meta-analysis. Mutat Res - Fundam Mol Mech Mutagen. Elsevier B.V.; 2014;769:17-34.

Serrano D, Gnagnarella P, Raimondi S, Gandini S. Meta-analysis on vitamin D receptor and cancer risk: focus on the role of TaqI, ApaI, and Cdx2 polymorphisms. Eur J Cancer Prev. 2016;25(1):85-96.

Shaikh F, Baig S, Jamal Q. Do VDR gene polymorphisms contribute to breast cancer? Asian Pacific J Cancer Prev. 2016;17(2):479-83.

Trump D, Deeb K, Johnson CS. Agent for cancer prevention and therapy. Cancer J. 2010;16(1):1-9.

Wang W, Li G, He X, Gao J, Wang R, Wang Y, et al. Serum 25-hydroxyvitamin D levels and prognosis in hematological malignancies: A systematic review and meta-analysis. Cell Physiol Biochem. 2015;35(5): 1999-2005.

WJeannette M Schenka, Cathee A. Tillb, Catherine M. Tangenb, Phyllis J. Goodmanb X, Songa KCT, , Alan R Kristala, d, Ulrike Petersa and MLN. Serum 25-hydroxyvitamin D concentrations and risk of prostate cancer: Results from the Prostate Cancer Prevention Trial. Cancer Epidemiol Biomarkers Prev. 2014;23(8): 1484-93.

Wu X, Zhou T, Cao N, Ni J, Wang X. Review role of vitamin D metabolism and activity on carcinogenesis. Oncol Res. 2014;22(3):129-37.

Zhao Y, Chen C, Pan W, Gao M, He W, Mao R, et al. Comparative efficacy of vitamin D status in reducing the risk of bladder cancer: A systematic review and network meta-analysis. Nutrition. Elsevier Inc.; 2016; 32(5):515-23.

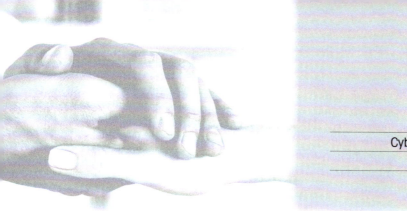

Capítulo 12

Cybelle Maria Diniz Azeredo Costa
Ivan Okamoto

Declínio Cognitivo, Demência e Câncer

≡ Introdução

O estudo do câncer em idosos avançou muito no diagnóstico e tratamento, com consequente aumento da sobrevida das pessoas tratadas, mas a presença de efeitos colaterais passou a ser descrita. Há mais de três décadas, foi proposto o termo "*chemobrain*", cunhado para descrever alterações cognitivas experimentadas por aqueles submetidos à quimioterapia. Apesar de muito frequente, esse fenômeno não é universal. Em 2005, o *International Cognitive and Cancer Task Force* (ICCTF) foi composto para estudar e entender melhor esse fenômeno. Rapidamente, percebeu-se que o comprometimento cognitivo relacionado ao câncer (CCRC) estava muito além da quimioterapia, estando presente antes mesmo do diagnóstico e permeando todo o tratamento. Atualmente, o National Cancer Institute (NCI) tem orientado a optar pelo termo comprometimento cognitivo relacionado à Quimioterapia, o qual é superponível, em parte, ao termo CCRC.

Apesar dessas alterações cognitivas poderem ser observadas em praticamente todo tumor fora do SNC, o câncer de mama é muito utilizado como modelo para avaliar o impacto sob a cognição, pois é o segundo em prevalência em mulheres com idade superior a 65 anos. Além disso, tem um tratamento bastante amplo e, como veremos a seguir, de diversas maneiras pode causar perda cognitiva ou criar um ambiente favorável a perda cognitiva. Alguns estudos têm sido conduzidos em câncer de testículo, linfoma, câncer colorretal, câncer de ovário e próstata.

Então, se com o envelhecimento pode ocorrer perda cognitiva e funcional, é preciso entender muito bem a interface com o câncer e seu tratamento nessa população. A presença de CCRC pode dificultar a aderência ao tratamento, a capacidade de tomada de decisão e piorar a qualidade de vida e sobrevivência.

Este capítulo tem por finalidade discutir o que a literatura científica tem de consenso, bem como expor pontos ainda não esclarecidos.

≡ Mudanças cognitivas do envelhecimento

A característica básica do envelhecimento é a redução de mecanismos compensatórios do organismo como um todo. Soma-se a isso o acúmulo de doenças e/ou de dano celular que ocorrem com o passar do tempo e o resultado será um organismo com pouca capacidade adaptativa. O processo de envelhecimento não é uniforme em uma comparação de indivíduos da mesma espécie. O mesmo ocorre em uma confrontação dos diversos sistemas orgânicos de um indivíduo. Peculiaridades do envelhecimento neurológico fazem desse sistema um dos recordistas de reclamações.

No envelhecimento cerebral normal, há redução na velocidade de processamento e na capacidade de realizar duas tarefas, menos flexibilidade dos processos mentais (funções executivas), dentre outras. Em conjunto, essas modificações fazem essa população ter um aprendizado mais lento. Habilidades e memórias cristalizadas operam normalmente no cérebro senescente.

Outras condições típicas do envelhecimento podem exacerbar essas mudanças, como: modificações da visão (presbiopia) e da audição (presbiacusia) podem limitar a entrada de informações; uso de múltiplos fármacos (polifarmácia) para tratar diversas condições de saúde (polipatologia), que podem ter ação direta ou indireta sob o cérebro e doenças que aumentem o estado pró-inflamatório, como aterosclerose e fragilidade.

A fragilidade é entendida como um fenótipo em que há aumento da vulnerabilidade a fatores estressores por um declínio global dos sistemas fisiológicos. Está associada a desfechos negativos, como hospitalizações, quedas, dependência funcional e morte. Os indivíduos apresentam estado inflamatório crônico, com redução do gasto energético e que tem como base a sarcopenia, desregulação neuroendócrina e desregulação imunológica, conforme descrito por Fried *et al.*, em 2001. Apesar de o fenótipo original não incluir a função cognitiva, indivíduos frágeis são mais vulneráveis ao desenvolvimento de perda cognitiva. A inflamação e a sarcopenia podem estar diretamente relacionadas com perda cognitiva, sendo terreno vasto para estudo.

As modificações cognitivas experimentadas pelo indivíduo idoso são importantes e com grande frequência estão presentes na avaliação realizada pela equipe de saúde. Por isso, na Avaliação Geriátrica Ampla (AGA), já descrita em capítulo anterior, os testes de rastreio cognitivos são empregados para ajudar a entender a saúde do idoso em um contexto amplo.

A Doença de Alzheimer (DA) é a demência mais prevalente em todas as faixas etárias. Contudo, há um aumento exponencial de frequência após os 60 anos de idade. É o protótipo das demências corticais primárias e degenerativas. No Brasil, a incidência é de 7,7 casos para cada 1.000 habitantes por ano.

O entendimento da DA mudou bastante desde a publicação de Jacks *et al.*, em 2010, onde foi descrito, por meio de biomarcadores, alterações compatíveis com a patologia da DA até 20 anos antes da caracterização da síndrome demencial. Passou-se a entender que a DA tem uma fase pré-clínica, uma fase oligossintomática ou comprometimento cognitivo leve (CCL) e a fase sintomática ou síndrome demencial. A Sociedade Brasileira de Neurologia (SBN) publicou, em 2011, as diretrizes para uso de biomarcadores na DA. Orienta que os biomarcadores só devem ser coletados em fase sintomática da doença. A fase pré-clínica pede ser exclusivamente uma área de pesquisa, uma vez que não existe tratamento para essa fase. No CCL ou na demência causados pela DA, podem ser dosados proteína amiloide, proteína Tau e P-Tau no líquor, além de imagem funcional com marcador para proteína amiloide. Os resultados ainda não são plenamente reprodutíveis, pois a técnica laboratorial ainda é pouco desenvolvida e extremamente cara. As pesquisas por biomarcadores mais confiáveis e de uso em larga escala seguem em vários centros pelo mundo.

Levando-se em conta a teoria amiloide, o cérebro iniciaria a deposição de proteína amiloide anormal, seguida da fosforilação da proteína Tau, disfunção sináptica e morte neuronal. Outras teorias, não necessariamente excludentes, buscam explicar o início desse processo, com destaque para processos inflamatórios/estresse oxidativo, dano vascular e predisposição genética. Este último expressa-se pela presença do gene da apolipoproteína E. Cada indivíduo tem um par de alelos que podem ser facilitadores da DA (APOE4), neutros (ApoE3) ou protetores (ApoE2). É a combinação desses alelos que pode originar susceptibilidade à DA. Outros fatores também têm grande peso no desfecho desfavorável da cognição em idosos por interferirem em fatores tróficos, inflamação e reserva cognitiva. São eles: educação, atividade física, controle de fatores de risco vasculares, como hipertensão, diabetes, dislipidemias e até dieta.

É interessante notar que alguns estudos encontraram que indivíduos com CCRC eram menos escolarizados e mais idosos que os pacientes com câncer sem perda cognitiva. Também a presença da ApoE4 foi relacionada com maior susceptibilidade para desenvolver CCRC.

Para os idosos com câncer, a chance da coexistência de fatores genéticos e ambientais, somada à presença do tumor e/ou seu tratamento, pode ser crucial para o desenvolvimento ou piora de problemas cognitivos. Identificar se o idoso tem apenas queixa de memória (testes cognitivos normais), CCL (testes cognitivos levemente alterados e funcionalmente independentes) ou demência (testes cognitivos e funcionalidade alterados) pode ajudar a equipe de saúde, a família ou o paciente, sabendo que existe risco de piora da cognição, a optar por qual a melhor maneira de tratar o tumor.

≡ Mudanças cognitivas e câncer

As queixas cognitivas em mulheres com câncer de mama começam antes do tratamento (20-30%). São mais frequentes nas mais idosas (40%) e nas que já tinham queixa cognitiva antes do diagnóstico do tumor (60%). Parece que a presença do tumor *per si* pode alterar cognição. Isso também tem sido referido em pessoas com câncer de cólon. O ambiente inflamado com elevação de citocinas nefrotóxicas como o fator de necrose tumoral (TNF)) e interleucina-6 tem uma relação inversamente proporcional ao desempenho cognitivo. O hipocampo, estrutura responsável pela formação de novas memórias, é muito sensível a essas substâncias. Estudar o impacto do câncer na cognição pela inflamação demonstra que à medida que o TNF cai, a cognição melhora. Se associarmos essa questão a um indivíduo idoso e frágil, que também tem um organismo inflamado, a chance de comprometimento cognitivo é alto.

Além disso, fatores psicológicos e alteração do sono são medidas de ajustamento comuns após o diagnóstico de câncer. Ambas podem ter impacto negativo na cognição e contribuir para o aumento da queixa cognitiva.

Durante o tratamento, a perda cognitiva pode ser observada. Estudos preliminares não observavam tais perdas, pois os pacientes tinham seus testes comparados com o padrão de normalidade da população em geral. Contudo, ao se comparar *performance* do paciente antes do tratamento e após tratamento, foi possível encontrar essas diferenças.

A quimioterapia pode causar comprometimento cognitivo de várias maneiras. Diretamente, ao cruzar a barreira hematoencefálica e causar toxicidade aos neurônios e células da glia e desregulação de neurotransmissores. Indiretamente, ao causar cardiotoxicidade e reduzir o fluxo sanguíneo cerebral, elevação de citocinas inflamatórias e aumento de estresse oxidativo com consequente dano ao DNA, mitocôndria e apoptose. Também tem-se observado que a disfunção cognitiva é diretamente proporcional à dose da quimioterapia, sendo altas doses associadas a um elevado comprometimento cognitivo. Doses cumulativas também são relacionadas com perda cognitiva. Estima-se 29-51% de prevalência, porém poucos estudos foram focados na prevalência de CCRC em idosos.

A hormonoterapia também pode interferir na cognição por reduzir atividade colinérgica e serotoninérgica, ação tóxica sobre os dendritos e sinapses, além de alterar lipídios de membrana. Por exemplo, a ação antiestrogênica compromete a cognição, pois no cérebro existem receptores para esse hormônio, o qual exerce ação antioxidante/anti-inflamatória e ajuda a manutenção dos telômeros (marcador de envelhecimento celular). Em estudos com PET-CT, foi possível observar redução da atividade no lobo temporal medial em paciente em uso de tamoxifeno, onde estão as estruturas responsáveis pela memória e emoções, incluindo o hipocampo. Parece que o uso de inibidores da aromatase teria menor impacto sobre a cognição, pois como eles bloqueiam a conversão de andrógeno em estrógeno, essa atividade pró-androgênica teria impacto positivo na cognição, mas são necessários mais estudos para comprovação. Medicações antiandrogênicas têm resultados controversos no que se refere ao impacto cognitivo.

Outros tratamentos, como o uso de células-tronco e de medicações antiangiogênicas também começam a ter relatos de comprometimento cognitivo e apatia.

Exames de neuroimagem estrutural (ressonância magnética) e funcional (PET-CT) revelam alterações em pacientes submetidos à quimioterapia. Em estudo de revisão sistemática da literatura, foram descritos: redução da densidade de substância cinzenta, alteração da integridade da substância branca e redução de volume de áreas cerebrais, bem como sua ativação durante processos cognitivos. Também foi possível observar ativação de áreas não relacionadas com a tarefa solicitada, o que denota um mecanismo compensatório, isto é, para alcançar a mesma eficiência em uma tarefa cognitiva, o cérebro usa áreas não relacionadas, em comparação com o desempenho anterior ao tratamento quimioterápico.

Em sua publicação, a ICCTF orienta que o paciente com câncer tenha sua avaliação cognitiva realizado por testes neuropsicológicos validados. Os domínios mais acometidos são memória verbal, memória visual, habilidades visoespaciais, funções executivas – sobretudo a memória operacional e a velocidade de processamento. Os efeitos podem ser observados de um ano ou ser tão longo quanto dez anos. Orienta também o cuidado na escolha do grupo-controle e da análise estatística.

Do ponto de vista prático, o idoso com câncer deve ter avaliação cognitiva pré-tratamento, seja por testes de rastreio presentes na AGA ou por avaliação neuropsicológica ampla.

A perspectiva de tratamento para essa condição ainda não tem consenso e carece de estudos controlados. Atividade física e *mindfulness* que podem melhorar a atenção começam a ser estudadas nessa população. Nesse mesmo contexto, a reabilitação cognitiva tem sido descrita. Medicações, como modanafil e metilfenidrato, começam a ser descritas em estudos pequenos (fases II e III).

≡ Conclusão

O CCRC necessita de toda atenção da equipe de saúde. Idosos com queixa de perda cognitiva são mais propensos a ter CCRC e a avaliação cognitiva prévia é fundamental. Programas de acompanhamento e reabilitação ao paciente devem ser incluídos no plano de tratamento do idoso com câncer. Estudos para prevenir e tratar o CCRC devem sem realizados, pois essa área ainda tem muitas questões não respondidas e carece de informação de qualidade.

≡ Referências

Andrysak A, Witkosc M, Izdebski P, Zurawski B. A systemic literature review os neuroimaging studies in women with breast cancer treated with adjuvant chemotherapy. Contemp Oncol (Pozn) 2017;21(1):6-15.

Fried LP, Tangen CM, Walston J, et al. Frailty in older adults: Evidence for a phenotype. Journal of Gerontology 2001;56A(3):146-57.

Frota NAF, Nitrini R, Damasceno BP, Forlenza O, et al. Critérios para o diagnóstico da doença de Alzheimer. Dement Neuropsychol. 2011 June;5(Suppl 1):5-10.

Jack CR Jr, Konpman DS, Jagust WJ, Shaw LM, Aisen PS, Weiner MW, Petersen RC, Trojanowski JQ. Hypothetical model of dynamic biomarkers of the Alzheimer's pathological cascade. Lancet Neurol. 2010 Jan; 9(1):119-28.

Janelsins MC, Kesler SR, Ahles TA, Morrow GR. Prevalence, mechanisms and management of cancer-related cognitive impairment. Int Rev Psychiatry. 2014 Fev;26(1):102-13.

Joly F, Giffard B, Rigal O, et al. Impact of cancer and its treatments on cognitive function: Advances in research from the Paris International Cognition and Cancer Task Force Symposium and Update Since 2012. Journal of Pain and Symptom Management 2015;50(6):830-41.

Lok KP, Janelsins MC, Mohile SG, Holmes HM, et al. Chemotherapy-related cognitive impairment in older patients with cancer. J Geriatr Oncol. 2016 july;7(4):270-80.

Mandelblatt JS, Hurria A, McDonald BC, et al. Cognitive effects of cancer and its treatments at the intersection of aging: What do we know; What do we need to know? Semin Oncol 2013 Dez; 40(6):. doi:10.1053/j.seminoncol.2013.09.006

Merriman JD, Von Ah D, Miaskowski C, Aouizerat BE. Proposed mechanisms for cancer- and treatment-related cognitive changes. Semin Oncol Nurs. 2013 Nov;29(4):260-9. doi:10.1016/j.sonen.2013.08.006

Capítulo 13

Juliana Marília Berretta
Lessandra Chinaglia

Outras Síndromes Geriátricas e Suas Implicações no Tratamento Oncológico

Introdução

As síndromes geriátricas são condições clínicas altamente prevalentes em idosos, sobretudo nos considerados vulneráveis ou frágeis, e não podem ser atribuídas a uma categoria de doença específica.

Com o aumento da expectativa de vida e do número de idosos no Brasil, assim como no mundo, a incidência de câncer nessa população irá aumentar de modo acelerado. Sendo assim, os profissionais de saúde que trabalham com oncologia deverão ter o conhecimento de como avaliar e intervir nas síndromes geriátricas.

As síndromes geriátricas podem complicar o tratamento do câncer, aumentar a morbidade do paciente e os custos dos cuidados. Além disso, o tratamento do câncer pode agravar as síndromes geriátricas e afetar substancialmente a qualidade de vida, impactando o prognóstico e o desfecho do tratamento oncológico.

Os pacientes com diagnóstico de câncer têm maior prevalência de síndromes geriátricas, como depressão, quedas, osteoporose e incontinência urinária, o que alcança 60,3% dos casos. Isso pode ser decorrente de interações entre os sintomas do câncer, os efeitos adversos do tratamento e a vulnerabilidade subjacente dos pacientes.

Instabilidade postural e quedas

A ocorrência de quedas é considerada uma síndrome geriátrica e um problema de saúde pública. A ocorrência das quedas é observada em um terço dos idosos que vivem na comunidade, e 5 a 10% das quedas resultam em lesões graves, como fraturas ou traumatismo craniano. Representam uma grande causa de morbidade, mortalidade e declínio funcional, com possibilidade de institucionalização precoce em idosos. Os fatores de risco para quedas entre idosos incluem histórico de queda prévia, deficiência visual, polifarmácia, anormalidades de marcha/equilíbrio, fraqueza muscular, comprometimento neurológico, distúrbios cardiológicos, hipotensão postural, calçado inapropriado e perigos ambientais.

Com o envelhecimento populacional e consequentemente o aumento da incidência de câncer nessa população, haverá um número crescente de idosos com diagnóstico de câncer sofrendo quedas e risco de lesões relacionadas com elas. Por ser uma complicação potencialmente evitável, a atenção às quedas será essencial para atender às necessidades dessa população em crescimento. Os dados sobre quedas em idosos com câncer ainda são limitados, sendo a maioria dos estudos com dados apenas associados à ocorrência ou não de quedas e não aos fatores de risco para a ocorrência delas. A revisão sistemática de Wildes *et al.* sugere que as quedas em idosos com câncer podem ser mais comuns, com 16-17% de risco a mais do que entre os adultos idosos que vivem na comunidade sem diagnóstico de câncer.

A avaliação sistemática e a implantação de medidas de prevenção para quedas não são priorizadas em centros oncológicos, como é feito em serviços de saúde geriátricos. Em um estudo que avaliou uma amostra de idosos com câncer com relato de pelo menos uma queda nos últimos seis meses, em uma avaliação geriátrica prévia, apenas 10% tiveram essa informação documentada em prontuário pelo oncologista. Os oncologistas são, muitas vezes, o principal profissional que atende esses pacientes idosos e muitos deles não estão familiarizados com o impacto das quedas nessa população.

A avaliação das quedas em pacientes idosos com câncer é muito importante, pois fornece um meio para avaliar o estado funcional do paciente e pode ser uma consideração importante em relação às decisões de tratamento oncológico. A identificação precoce das quedas possibilita uma oportunidade para iniciar intervenções oportunas. Estudos demostraram que intervenções multifatoriais podem ser efetivas na redução de quedas em idosos. As intervenções para prevenção de quedas podem potencialmente ocasionar melhora funcional, tolerabilidade ao tratamento oncológico e qualidade de vida para pacientes idosos com câncer.

A identificação de fatores de risco para quedas e lesões secundárias a ela são de extrema importância em idosos com câncer, pois esses eventos são complicações que podem interromper o tratamento oncológico, interferindo no prognóstico e na evolução da doença. Os pacientes com histórico de quedas nos últimos 12 meses antes do início do tratamento oncológico têm cerca de quatro vezes mais chance de cair após decisão de tratamento em comparação com os idosos sem histórico de quedas no último ano.

No estudo de Walle *et al.*, foi avaliado a incidência e os fatores de risco associados a quedas no período de dois a três meses após decisão terapêutica em idosos com câncer na comunidade. Os preditores independentes de quedas encontrados foram fadiga, dependência funcional para atividades básicas de vida diária, suporte social (morar sozinho), risco geriátrico pelo G8 (pontuação menor ou igual a 14) e histórico de quedas nos últimos 12 meses.

O estudo de Stones *et al.* avaliou a incidência de quedas e fatores de risco associadas a ela, em pacientes com câncer avançado em um período de seis meses. Este identificou que um em cada dois pacientes com câncer avançado cai nesse período de seguimento, demonstrando que esse número é aproximadamente o dobro em comparação com idosos saudáveis. Alguns fatores de risco relacionados com a queda em pacientes com câncer avançado foram tumores primários ou metástases em sistema nervoso central, déficit cognitivo, miopatia proximal relacionada com o uso de corticoides, histórico de quedas e uso diário de benzodiazepnícos. A idade não demonstrou ser um fator de risco de quedas em pacientes com câncer avançado.

Na revisão sistemática de Wildes *et al.*, as medidas de estado funcional foram significativamente relacionadas com quedas, sobretudo a pontuação em atividades básicas de vida diária (ABVD) e atividades instrumentais de vida diária (AIVD), assim como medidas de *performance* física, histórico de quedas, declínio cognitivo, depressão e estado civil (solteiro). Os estudos avaliados nessa revisão também analisaram a relação dos sintomas secundários ao câncer e o tratamento na ocorrência de quedas. A dor oncológica e a realização de quimioterapia foram associadas à ocorrência de quedas.

A avaliação diária da dor foi associada a uma probabilidade de queda 44% maior em um dos estudos e 87% maior em outro. O aumento do número de ciclos de quimioterapia neurotóxica foi associado a um maior risco de quedas e *doublets* neurotóxicos foram associados a quedas com complicações. Déficit visual não foi significativamente relacionado com um maior risco de quedas na população oncológica.

Com relação a quedas em ambiente hospitalar, em idosos com câncer, a maioria dos estudos encontrou uma taxa de quedas entre 15 e 23%. E entre os caidores, a taxa de permanência hospitalar foi maior em comparação com os não caidores. Os fatores associados a quedas em pacientes internados com câncer foram a idade, inclusive em um estudo retrospectivo foi identificado que os idosos caidores eram em média 3,5 anos mais velhos em comparação com os não caidores, bem como as comorbidades, sobretudo doenças cardiológicas, doença renal crônica e doença pulmonar obstrutiva crônica.

Histórico de quedas também foi um fator fortemente relacionado com um maior risco de quedas em idosos internados com câncer. As medidas de *performance* física foram consistentemente associadas a quedas nesse contexto. Os pacientes com instabilidade de marcha apresentaram um risco 11 vezes maior de quedas do que aqueles com marcha normal. Outros fatores identificados foram comprometimento cognitivo, *delirium* e o uso de alguns medicamentos específicos, como antipsicóticos, opioides, corticoides e benzodiazepínicos.

Sendo assim, para identificação de tais fatores de risco e implementação de medidas preventivas, é muito importante e recomendável uma avaliação geriátrica ampla prévia à decisão de tratamento e, sempre que possível, o seguimento geriátrico durante o curso do tratamento oncológico. Com isso, os riscos de complicações e de interrupção do tratamento será minimizado.

Quimioterapia e quedas

A quimioterapia pode contribuir para a instabilidade de marcha e do equilíbrio em idosos. Os efeitos colaterais dos agentes oncológicos de uso comum incluem toxicidade cerebelar, neuropatia periférica, tonturas, desidratação e fadiga, resultando no aumento do risco de instabilidade e quedas. O fluorouracil (5-FU) e altas doses de citarabina são conhecidos por causar toxicidade cerebelar. A cisplatina em doses mais elevadas pode causar neuropatia periférica tardia, comprometimento sensorial e perda de propriocepção. O paclitaxel (Taxol) também é conhecido por causar neuropatia periférica, e, em conjunto com a cisplatina, pode potencializar a neuropatia. Por isso, o paciente idoso com câncer deve ser avaliado para a instabilidade da marcha e equilíbrio antes e durante o curso da quimioterapia.

As quedas e lesões secundárias às quedas desempenham papel importante no prognóstico de pacientes idosos em quimioterapia, porém ainda há pouca informação na literatura, como a frequência com que esses eventos ocorrem e quais são os idosos mais suscetíveis.

As pessoas que estão recebendo quimioterapia são mais propensas a cair em comparação com as pessoas que não estão recebendo tratamento quimioterápico contra o câncer. Complicações associadas a anemia, fadiga, dor e funcionalidade contribuem para o risco de quedas. Segundo modelo preditivo de Hurria *et al.*, que estratifica o risco de pacientes com câncer de desenvolver toxicidade hematológica e não hematológica durante o curso da quimioterapia, pacientes com histórico de quedas nos seis meses que antecedem o início da quimioterapia possuem maior risco de desenvolver toxicidade grau 3-5 ao esquema quimioterápico proposto.

A neuropatia periférica é um importante efeito colateral que limita a dose de muitos fármacos quimioterápicos de uso comum, incluindo taxanos, medicamentos à base de platina e alcaloides da vinca. Os mecanismos da neuropatia periférica relacionada com quimioterapia não foram claramente elucidados e podem variar com cada agente neurotóxico. Esse efeito colateral pode ocorrer em 10 a 40% dos pacientes tratados com esse tipo de quimioterapia. Perda de sensibilidade, perda de propriocepção e fraqueza muscular nas extremidades inferiores são sinais e sintomas comuns da neuropatia periférica, independentemente da etiologia. Além disso, pode ocasionar ou exacerbar instabilidades da marcha e problemas de equilíbrio e está associado a um aumento de duas a três vezes o risco de quedas em idosos da comunidade.

Os déficits causados pela neuropatia periférica secundária à quimioterapia podem incluir disfunção sensorial, como perda de sensação ao toque e sensação vibratória, hiporreflexia e, com mais frequência, afetam nervos das extremidades inferiores. Também pode causar disfunção motora, com sintomas de fraqueza muscular e alteração do equilíbrio, que são em muitos casos sintomas ignorados nesse contexto. Isso pode levar à perda da propriocepção, com a possibilidade de resultar em ataxia, instabilidade de marcha, e, em consequência, quedas e comprometimento funcional.

No estudo de Gewandter et al., o componente motor dos sintomas relacionados com neuropatia periférica associada à quimioterapia foi o que demonstrou maior relação no aumento do risco de quedas e perda funcional. Questionar os pacientes sobre fraqueza muscular e perda de equilíbrio pode ser um método útil para avaliar o risco de queda e devem ser combinados com medidas objetivas de força e equilíbrio

O estudo de Tofthagen et al. identificou potenciais fatores de risco para quedas em pessoas com neuropatia periférica induzida por quimioterapia. Esses incluem dose cumulativa e número de ciclos de quimioterapia, gravidade da perda de equilíbrio e da fraqueza muscular, bem como a quantidade de sintomas neuropáticos. O estudo também sugeriu que os pacientes que recebem taxanos podem correr um risco maior de queda durante a quimioterapia do que pacientes que receberam medicamentos com base em platina.

Um estudo retrospectivo identificou que idosos que receberam quimioterapia neurotóxica tiveram maior risco de apresentar lesões secundárias a quedas. Foi constatado também que o mecanismo pelo qual isso ocorre não está relacionado apenas com a possibilidade de tal quimioterapia causar neuropatia periférica, mas também com outros efeitos associados ao tratamento, como hipotensão postural, fadiga e desidratação. Em uma coorte prospectiva de idosos que receberam quimioterapia, um em cada cinco adultos mais velhos desenvolveu nova dependência em suas atividades de vida diária entre o primeiro e o segundo ciclo de quimioterapia; sendo assim, quase um em cada cinco idosos com câncer desenvolverá um novo fator de risco para quedas após o início da quimioterapia.

Avaliar os fatores de risco de quedas em idosos com câncer inclui considerar ambos os fatores de risco estabelecidos na população em geral, como a dependência em atividades de vida diária e fatores de risco exclusivos de uma população oncológica, como certos agentes quimioterápicos e estágio avançado do câncer. O risco de queda em um idoso com câncer não é algo estático; provavelmente, esses idosos precisam ser avaliados de maneira contínua para identificação daqueles que podem se beneficiar de intervenções para a redução do risco de quedas. Na abordagem desses fatores de risco e avaliação da rapidez com que os idosos com câncer sofrem alterações no estado de saúde decorrentes do tratamento ou da própria doença, pode-se intervir de modo adequado e prevenir quedas nesses indivíduos vulneráveis.

≡ Incontinência urinária

A incontinência urinária (IU) é definida como toda perda involuntária de urina. A prevalência eleva-se com a idade e afeta mais mulheres que homens até os 80 anos. Predispõe quedas, infecções perineais, genitais e do trato urinário. Pode causar isolamento social, impactar a produtividade profissional, prejuízo do sono, disfunção sexual, piora da qualidade de vida e surgimento de quadros depressivos. A prevalência de incontinência nos idosos varia consideravelmente. Na comunidade, a incidência de incontinência varia de 15 a 30%, mas em instituições de longa permanência, em torno de 50 a 60% dos idosos são incontinentes.

A fisiologia da micção envolve o sistema nervoso central, a medula espinhal e os nervos periféricos. É necessário relaxamento dos esfíncteres interno e externo da uretra e contração do músculo detrusor. O sistema parassimpático é estimulado, determina a contração do músculo detrusor e a inibição do sistema simpático, resultando em relaxamento do esfíncter interno. Para o enchimento vesical, ocorre inibição do sistema parassimpático e estimulação do simpático, que produz relaxamento do detrusor e contração do esfíncter interno. Assim, a saúde dos músculos pélvicos é fundamental para manter a integridade e o bom funcionamento da uretra e a posição dos órgãos dentro da pelve.

O envelhecimento não causa incontinência urinária por si só, mas induz mudanças funcionais e estruturais no trato urinário que tornam o idoso suscetível a esse problema. Há redução da capacidade da bexiga, aumento do volume residual e certa hiperatividade do detrusor, além de diminuição da pressão e fechamento uretral. Nos homens, há aumento do volume prostático, e nas mulheres, redução na produção de estrogênio.

A presença de tumores na bexiga, na próstata, no útero e tumores que afetam o sistema nervoso central, a medula espinhal ou os nervos periféricos podem prejudicar o controle da micção e causar sintomas urinários e de incontinência urinária. Do mesmo modo, os tratamentos preconizados a esses cânceres estão associados a maior risco de desenvolver IU.

Um estudo que avaliou a prevalência de IU em uma população de idosos sobreviventes de câncer (mama, próstata, bexiga, colorretal, pulmão e endométrio/útero) e em idosos sem câncer, por meio de uma base de dados norte-americana, identificou uma prevalência de IU de cerca de 53,9% em câncer endometrial/uterino, 37% em câncer de pulmão comparado com uma prevalência de 36,2% na população sem diagnóstico de câncer. Nesse estudo, os fatores associados à IU foram o tipo de tumor, sexo feminino, dependência em algumas atividades de vida diária, idade mais avançada e algumas comorbidades, como diabetes, histórico de acidente vascular encefálico e doença pulmonar crônica. O diagnóstico de câncer de próstata foi associado a uma maior probabilidade de ter IU, assim como câncer de bexiga e de endométrio/útero, enquanto ser diagnosticado com câncer de pulmão ou colorretal não elevou essa probabilidade.

O estudo prospectivo de Kopp *et al.*, que avaliou os múltiplos aspectos da saúde urinária de idosos que tiveram câncer de próstata, demonstrou que a prevalência de IU entre esses idosos foi muito maior em comparação com idosos sem câncer, independentemente do tipo de tratamento. A prevalência da IU foi duas vezes maior nos idosos com antecedente de câncer de próstata tratados com observação ou terapia de privação androgênica e mais de quatro vezes maior em homens tratados com cirurgia.

Tratamento oncológico e IU

O tratamento das neoplasias ginecológicas e urológicas em geral envolve uma abordagem múltipla com cirurgia radical, radiação pélvica e/ou quimioterapia sistêmica. Todas essas terapias causam danos diretos ou indiretos à anatomia e fisiologia dos órgãos pélvicos e podem impactar a função do assoalho pélvico e, em consequência, a micção. Além disso, metástase em sistema nervoso central ou na medula espinal pode interferir nas vias nervosas necessárias para a micção normal e causar incontinência.

Um dos efeitos adversos mais comuns e dispendiosos do tratamento do câncer de próstata localizado são a incontinência urinária (com mais frequência relacionada com prostatectomia) e sintomas do trato urinário inferior, como aumento da frequência urinária, urgência miccional e noctúria. A incontinência urinária é uma complicação comum após a prostatectomia, e a idade é considerada fator de risco independente para a ocorrência de IU após esse procedimento.

Os idosos sobreviventes de um câncer de próstata que continuaram com alterações urinárias são um problema de saúde pública. O impacto econômico e em qualidade de vida desses indivíduos irão permanecer por anos após o diagnóstico e o tratamento do câncer. Além disso, esses sintomas do trato urinário inferior estão associados a um aumento do risco de mortalidade, quedas, depressão e dependência funcional.

O fortalecimento e o treinamento dos músculos do assoalho pélvico antes e após a prostatectomia parecem ajudar no retorno mais precoce do controle urinário em idosos. O tratamento envolve a reabilitação com fisioterapia do assoalho pélvico com utilização de eletroestimulação, *biofeedback* e exercícios monitorados. Se o problema persistir, cirurgias podem ser necessárias. Dentre as técnicas, está a implantação de esfíncter artificial, um dispositivo que substitui o esfíncter uretral do paciente. O método melhora a incontinência urinária em homens em 80 a 90% dos casos.

A radioterapia também pode causar irritação e inflamação da mucosa da bexiga. Nesse caso, o paciente pode apresentar sintomas, como disúria, noctúria, polaciúria, urgência miccional, hematúria e incontinência urinária. Pode haver ainda a presença de fístulas vésico-vaginais, que podem ocorrer em consequência de processos traumáticos, irradiação ou cirurgias realizadas na região pélvica. Nesse caso, o paciente pode ficar com um gotejamento ininterrupto e incontrolável.

O tratamento quimioterápico também pode precipitar ou piorar a incontinência urinária. É comum a administração de líquidos e diuréticos em conjunto com a quimioterapia, o que pode exacerbar os sintomas da incontinência, provocando sintomas leves, moderados ou graves, prejudicando a qualidade de vida. Além disso, algumas drogas específicas, como a ciclofosfamida e a ifosfamida, podem causar complicações mais graves, como a cistite hemorrágica.

A avaliação e a detecção precoce da incontinência urinária, antes da definição terapêutica em idosos com câncer, são de extrema importância. Além de sinalizar comorbidades prévias que podem causar ou predispor a quadros de IU e, assim, auxiliar na identificação de vulnerabilidades e possíveis fatores relacionados com pior tolerabilidade ao tratamento oncológico, também antecipam o risco de complicações e de piora do quadro urinário de acordo com a terapêutica selecionada para cada tipo de neoplasia. Manter a observação e a avaliação durante e após o tratamento oncológico é essencial para a detecção precoce de complicações urinárias secundárias a esse, permitindo intervenções precoces e menor impacto na qualidade de vida do paciente idoso.

≡ Imobilidade

Com o envelhecimento, observamos em uma parcela da população idosa um processo de fragilidade que, por várias causas, ocasionam uma curva descendente de funcionalidade, redução da mobilidade e restrição ao leito. O idoso acamado de modo permanente traz consigo uma diminuição do equilíbrio no funcionamento dos diversos sistemas. Pela diminuição de suas reservas fisiológicas, são aqueles indivíduos que possuem maior risco de complicações, como hospitalizações, dificuldade de recuperação diante a um evento agudo, maior risco de eventos adversos, institucionalização e mortalidade.

A síndrome de imobilidade, apesar de ser familiar entre os geriatras, ainda é pouco difundida entre as outras especialidades médicas. Há critérios que nos orientam para a sua identificação. Os critérios maiores são déficit cognitivo moderado a grave e múltiplas contraturas musculares, e os menores, sinais de sofrimento cutâneo ou úlcera de pressão, disfagia leve a grave, dupla incontinência e afasia. Para o diagnóstico da síndrome de imobilidade, um paciente precisa ter os dois critérios maiores e pelo menos dois critérios menores.

A seguir, algumas alterações nos sistemas encontradas na síndrome de imobilidade (Tabela 13.1).

O paciente com síndrome de imobilidade está em uma condição progressiva, irreversível e com alta mortalidade, requerendo uma ação interdisciplinar e multiprofissional, exigindo formação de equipes visando à recuperação e manutenção funcional quando possível ou evitando a piora das incapacidades e o surgimento de novas complicações e consequências da imobilidade.

O rastreio oncológico na população idosa deve considerar o conjunto de saúde do indivíduo, sua expectativa de vida e seus valores. O número de comorbidades graves e de dependências funcionais é o melhor preditor de mortalidade na população idosa do que a idade cronológica. Um indivíduo com uma expectativa de vida inferior a cinco anos não se beneficia de exames subsidiários para prevenção ou diagnóstico precoce de neoplasias.

Com esse cenário, consideramos que os exames para rastreio neoplásico nesse contexto não são indicados. A expectativa do tratamento de uma neoplasia em um paciente com imobilidade deve ser alinhada com todos os membros da equipe e família, pois, além de estarmos diante de uma condição que por si implica um mau prognóstico e qualidade de

Tabela 13.1
Alterações de órgãos e sistemas na síndrome de imobilidade

Sistemas	Alterações encontradas na síndrome de imobilidade
Tegumentar	Atrofia da pele, úlceras de decúbito, escoriações, equimoses, dermatites, micoses
Esquelético	Osteoporose, artrose e anquilose, fraturas
Muscular	Atrofia, encurtamento dos tendões, hipertonias, contraturas
Cardiovascular	Trombose venosa profunda, embolia pulmonar, isquemia arterial, hipotensão postural, edema linfático
Urinário	Incontinência urinária, infecção do trato urinário, retenção urinária
Digestório	Desnutrição, fecaloma, disfagia, gastroparesia
Nervoso	Depressão, piora do déficit cognitivo (demência), inversão do ritmo do sono, *delirium*
Respiratório	Pneumonia, insuficiência respiratória
Endócrino e metabólico	Resposta diminuída à insulina, resposta diminuída da suprarrenal, diminuição da excreção de sódio, potássio e fosfato, retenção hídrica, eritropoiese diminuída, capacidade aeróbica diminuída, VO_2 máximo diminuído, síntese de vitamina D diminuída

Adaptada de Hashimoto, 2016.

vida, os riscos de toxicidade, efeitos colaterais, sintomas e a própria logística de mobilizar o paciente para quimioterapia ou radioterapia são maiores do que os benefícios de medidas de conforto.

A síndrome da imobilidade é uma oportunidade para os cuidados paliativos, não se justificando o prolongamento dessa condição com tratamentos ricos em efeitos colaterais, procedimentos invasivos e desnecessários e internações em Unidades de Terapia Intensiva. O diálogo com a equipe multiprofissional e com a família pode trazer mais dignidade para o paciente, alinhando expectativas e visando maior conforto para paciente e família.

Iatrogenia

Em 1956, Moser descreveu algo que chamou de "Doença do Progresso Médico", como uma condição que não teria ocorrido caso o paciente não tivesse sido submetido a determinado procedimento terapêutico. Desde então, o crescimento no número de procedimentos diagnósticos, o aumento na quantidade de medicamentos prescritos e a perspectiva do aumento da expectativa de vida do homem reforçam cada vez mais essa percepção de meados do século passado.

O termo iatrogenia deriva do grego, em que *iatrus* significa médico ou curandeiro, e *genia*, origem ou causa. Atualmente, a iatrogenia representa um dano à saúde do paciente causado por qualquer tipo de intervenção (medicamento, procedimento ou diálogo) da equipe de saúde como um todo. Em 1974, Mills estudou em uma amostra 20.864 pacientes na Califórnia no ambiente hospitalar a porcentagem do que chamou de eventos potencialmente compensáveis na prática médica e notou que a população da faixa etária superior a 65 anos era a mais atingida por ações iatrogênicas. Assim, a iatrogenia passou a ser considerada uma das síndromes geriátricas por estar tão presente nessa população e ser, muitas vezes, a grande causa de desfechos desfavoráveis.

Dentro do conceito de iatrogenia em geriatria, temos dois grupos que definem os tipos de iatrogenia, aos quais nossos pacientes estão sujeitos:

1. Iatrogenia de ação.
2. Iatrogenia de omissão.

A seguir, iremos definir cada tipo e entender o que podemos fazer como equipe de cuidados à saúde para minimizar nossos danos ao paciente, sobretudo na prática da oncogeriatria.

■ Iatrogenia de ação

É aquela que ocorre pela ação médica e/ou da equipe de saúde, desde a relação com o paciente (iatrogenia da palavra), passando pelo diagnóstico, terapêutica e prevenção. É difícil quantificarmos a incidência de cada tipo de ação em geriatria, mas, em 2010, Szlejf *et al.* fizeram um estudo na enfermaria de geriatria do Hospital das Clinicas da FMUSP e foi identificada que a incidência de iatrogenia foi de 25,9%, e 53% foram terapêuticas relativas ao uso de medicamentos, 27% quedas e úlcera de pressão e 11% decorrentes de procedimentos diagnósticos.

A questão terapêutica ganha espaço nas possíveis intervenções iatrogências no idoso pelas alterações fisiológicas do envelhecimento na farmacodinâmica e farmacocinética das drogas e pelo maior potencial de polifarmácia. Em oncogeriatria, essa informação é muito importante, pois atém do uso de quimioterápicos que já possuem toxicidades específicas de cada classe, o paciente oncológico usa várias medicações para o controle dos sintomas relacionados com o tratamento, alem de fármacos para tratamento de doenças coexistentes, como diabetes, hipertensão arterial e depressão.

A prescrição inapropriada é definida como aquela cujo risco de complicações supera os eventuais benefícios. Pode se caracterizar pelo uso de medicamentos considerados inapropriados, pelo emprego de doses e de interações inapropriadas, podendo estas serem consequências da interação entre medicamentos ou medicamento-doença. Usar uma combinação de ferramentas projetadas para identificar o uso de medicação prejudicial, como os critérios Beers e STOPP, o MAI, pode ser útil em oncogeriatria. Tais ferramentas identificam medicamentos que são pouco seguros e considerados potencialmente inapropriados para idosos, guardando como características comuns o risco elevado de reações adversas graves, evidência insuficiente de benefícios e a existência de terapêuticas tão ou mais efetivas com menos risco.

O objetivo da prescrição deve ser minimizar os medicamentos desnecessários e otimizar a adesão a medicamentos que promovam os resultados do tratamento do câncer e/ou melhorem a qualidade de vida. Essa ferramenta de prescrição deve ser incluída em uma avaliação abrangente de oncologia geriátrica para cada paciente idoso com câncer.

A polifarmácia, definida tanto como o uso inapropriado quanto o uso de cinco ou mais medicações, é uma das grandes questões em geriatria. A sua mais importante consequência é o aumento das reações adversas aos medicamentos, com impacto sobre a mortalidade, morbidade e qualidade de vida. Antes de prescrevermos um medicamento, é adequado levarmos em conta a expectativa de vida daquele indivíduo naquele momento e pensarmos nos objetivos daquela terapêutica. A seguir, listaremos algumas questões importantes que devem ser consideradas no momento da prescrição e na sua revisão.
- Qual é o sintoma-alvo?
- O fármaco é necessário?
- Existem terapias não farmacológicas?
- Qual é a menor dose possível?
- A interrupção do outro fármaco utilizado pode reduzir os sintomas?
- Esse fármaco tem algum efeito colateral que é mais provável de ocorrer em um idoso?
- Essa é a escolha mais custo efetiva?
- Qual o critério de avaliação e quando os efeitos do tratamento devem ser reavaliados?

Com relação à escolha da medição, devem considerar os seguintes pontos:
- Tem eficácia estabelecida? O fármaco é seguro?
- Tem baixo risco de complicações?
- A meia-vida é inferior a 24 h?
- O processo de eliminação não se altera com a idade?
- Tem ajuste renal e hepático estabelecidos?
- Tem dose conveniente (1 a 2 vezes ao dia, no máximo)?
- O indivíduo tem condições financeiras de adquirir o medicamento?

A seguir, listaremos algumas mudanças fisiológicas com o envelhecimento e suas implicações no efeito medicamentoso (Tabela 13.2).

O uso excessivo de testes de diagnóstico também é um cenário que nos leva a situações, como a presença de falso-positivos, sobrediagnóstico, repetição desnecessária de exames e o efeito da cascata clínica, todas elas predispondo iatrogenias. Procedimentos relacionados com os cuidados em saúde, desde o uso de uma simples sondagem vesical intermitente até um cateterismo cardíaco, podem trazer complicações irreversíveis ao paciente, e o questionamento do risco *versus* o benefício deve sempre estar presente em cada tomada de decisão.

Hoje, as recomendações de rastreio oncológico em geriatria se direcionam também para a importância da sobrevida do paciente e as discussões sobre exames diagnósticos na população de idosos frágeis e dependentes são produtivas e ascendentes, com a tendência de

Tabela 13.2
Alterações fisiológicas no envelhecimento e suas implicações farmacológicas

	Alteração	Consequência	Exemplos
Farmacocinética	Absorção: diminuição do número de células de absorção, aumento do pH gástrico, redução da motilidade no trato digestivo e diminuição do trânsito intestinal	Não há alteração significativa na absorção dos fármacos	
	Distribuição: aumento da massa de gordura, redução do conteúdo de agua corporal, diminuição da albumina sérica em idosos frágeis	Aumento da meia-vida de fármacos lipossolúveis, elevação do volume de distribuição de fármacos hidrossolúveis e aumento da meia-vida de fármacos ligados a albumina	Aumento de efeitos colaterais de drogas, como benzodiazepínicos, digoxina e fenitoína
	Metabolismo: diminuição da massa hepática, defluxo sanguíneo do fígado e da atividade do citocromo P450	Diminuição do metabolismo de fármacos dependentes do fluxo hepático e redução do metabolismo oxidativo	Diminuição do metabolismo de nitratos
	Exceção: diminuição da massa renal total, do fluxo plasmático renal, da taxa de filtração glomerular	Diminuição de fármacos de exceção renal	Aumento da meia-vida de opioides, risco de nefropatia por contraste
Farmacodinâmica	Alteração dos mecanismos homeostáticos	Risco aumentado de hipotensão por anti-hipertensivos, hipotensão induzida por psicofármacos	Hipotensão postural com neurolépticos
	Modificação dos receptores	Maiores efeitos extrapiramidais, maior sensibilidade a anticolinérgicos, aumento da sensibilidade a benzodiazepínicos, efeitos colaterais a psicofármacos no coração	Xerostomia, retenção urinária com anticolinérgicos, acatisia com antiparkinsonianos

Adaptada de Gorzoni, 2016.

se avaliar os marcadores clínicos de desfechos desfavoráveis, como a fragilidade, em conjunto com a idade cronológica.

Ainda no conceito das ações, temos a iatrogenia da palavra, na qual encontramos na comunicação médico-paciente-família situações que vão desde a interação não verbal até comunicação de más notícias, que podem ser danosas aos envolvidos. Há situações em que a interação para a expressão do eu para o outro recai sobre palavras, atitudes e mensagens mal construídas que podem ferir ou entorpecer o paciente, resultando em hostilidade contra o mensageiro, na exclusão do paciente de um compromisso terapêutico e comprometendo a formação do vínculo necessário ao processo de cuidar Desse modo, uma interação que deveria ser terapêutica pode ter efeito inverso e tornar-se iatrogênica.

Existem protocolos de comunicação de más notícias que podem nortear tanto o geriatra como o oncologista no momento da conversa com o paciente e família, na tentativa de minimizar o impacto negativo que a informação sobre diagnóstico, prognóstico e planejamento terapêutico pode gerar. O protocolo Spikes, muito utilizado também no contexto de cuidados paliativos, inclui seis passos que nos direcionam na transmissão de uma notícia com potencial deletério ao paciente e à família. É visto como uma orientação flexível para ajudar o médico a atender às necessidades individuais de pacientes e familiares de modo personalizado e "centrado no paciente".

Iatrogenia de omissão

É aquela que ocorre pela falta de assistência à saúde, quer no diagnóstico, quer no tratamento. O subdiagnóstico ou o retardo no diagnóstico correto são mais comuns em idosos e constituem fatores que muitas vezes elevam a gravidade da doença, o risco de intervenções mais invasivas e, em consequência, o risco de iatrogenias.

Com a intenção de minimizar efeitos do uso indiscriminado da medicina diagnóstica, há um movimento ascendente em relação à condução na tomada de decisões em diversas áreas médicas, que vem crescendo em vários países. O *Choosing Wisely* é uma campanha multinacional para promoção de debates e reflexões sobre eventuais excessos no emprego de testes diagnósticos, procedimentos e tratamentos. Esses questionamentos surgem a partir de listas de recomendações, criadas sobretudo pelas sociedades de especialidades médicas. A iniciativa, criada pelo *American Board of Internal Medicine* (ABIM), dirige-se a profissionais de saúde e pacientes, pois essa instituição acredita que tais questões concernem à sociedade como um todo.

Assim, todos os profissionais da saúde que trabalham com idosos devem se organizar de modo a melhorar a comunicação em equipe, trocar experiências e dividir junto com pacientes e familiares as questões sobre as decisões no diagnóstico, tratamento e expectativas de cada ação planejada, para que se minimizem as iatrogenias na assistência em saúde.

Referências

Benedetti-Panici P, Zullo MA, Plotti F, et al. Long-term bladder function in patients with locally advanced cervical carcinoma treated with neoadjuvant chemotherapy and type 3-4 radical hysterectomy. Cancer 2004;100:2110-7.

Braile WF. Given Bad News Oncologist. 2015 Aug; 20(8): 852-3.

By Emily J. Guerard, MD, Allison M, et al. Falls in older adults with cancer: Evaluation by oncology providers. J Oncol Pract. 2015 Nov;11(6):470-4.

Choosing Wisely Brasil in https://proqualis.net/choosing-wisely-brasil

Del Giglio A, Karnakis T, Kaliks R, Jacob Filho W. Oncogeriatria: Uma Abordagem Multidisciplinar. 1ª ed. São Paulo: Manole; 2012.

Fleshner N, Herschorn S. The artificial urinary sphincter for post-radical prostatectomy incontinence: impact on urinary symptoms and quality of life. J Urol 1996;155:1260-4.

Freitas EV, Py L. Tratado de Geriatria e Gerontologia. 4ª ed. Rio de Janeiro: Guanabara Koogan; 2016

Gewandter JS, Fan L, Magnuson A, et al. Falls and functional impairments in cancer survivors with chemotherapy-induced peripheral neuropathy (CIPN): a University of Rochester CCOP study. Support Care Cancer. 2013 July;21(7):2059-66..

Gorzoni ML, Passarelli MCG. Farmacologia e terapêutica. In: Tratado de Geriatria e Gerontologia. 4ª ed. Rio de Janeiro: Guanabara Koogan; 2016.

Hashimoto, VAM, Gagliardi, AMZ. Síndrome da Imobilidade. In: Geriatria: Guia Prático. Rio de Janeiro: Guanabara Koogan; 2016.

Kopp RP, Marshall LM, Wang PY, et al. The burden of urinary incontinence and urinary bother among elderly prostate cancer survivors. Eur Urol. 2013 October;64(4):672-79.

Mills DH. Medical Insurance Feasibility Study. West J Med 1978 Apr;128(4):360-5.

Mohile SG, Fan L, Reeve E, et al. Association of cancer with geriatric syndromes in older medicare beneficiaries. J Clin Oncol 2011; Apr 10;29(11):1458-64.

Moraes NS, Di Tommaso AB, Nakaema KE, Pernambuco AC, Souza PM. Cuidados Paliativos com Enfoque Geriátrico: a assistência multidisciplinar. 1ª ed. São Paulo: Ateneu; 2014.

Moser RH. Diseases of medical progress. N Engl J Med 1956;255:606-14.

Naeim A, Reuben D. Geriatric syndromes and assessment in older cancer patients. Oncology (Williston Park). 2001 Dec;15(12):1567-77.

Pereira AC, Franken RA, Sprovieri SR, Golin V. Arq. Bras. Cardiol 2000 Jul;75(1).

Sanda MG, Dunn RL, Michalski J, et al. Quality of Life and Satisfaction with Outcome among Prostate-Cancer Survivors. N Engl J Med 2008;358:1250-61.

Sharma et al. Polypharmacy and potentially inappropriate medication use in geriatric oncology J Geriatr Oncol. 2016 September; 7(5): 346-53.

Spoelstra SL, Given BA, Schutte DL, et al. Do older adults with cancer fall more often? A comparative analysis of falls in those with and without cancer. Oncol Nurs Forum. 2013; 40(2):E69-78.

Stone CA, Lawlor PG, Savva GM, et al. Prospective Study of Falls and Risk Factors for Falls in Adults With Advanced Cancer. J Clin Oncol. 2012 Jun 10;30(17): 2128-33.

Szlejf C. Eventos adversos médicos em idosos hospitalizados: frequência e fatores de risco em enfermaria de geriatria. Tese [Doutorado em Ciencias de Saúde]. São Paulo: Faculdade de Medicina, Universidade de São Paulo; 2010, 90p.

Tofthagen C, Overcash J, Kip K. Falls in persons with chemotherapy induced peripheral neuropathy. Support Care Cancer. 2012 March;20(3):583-9.

Walle NV, Kenis C, Heeren P, et al. Fall predictors in older cancer patients: a multicenter prospective study. BMC Geriatr. 2014 Dec 15;14:135.

Ward PR, Wong MD, Moore R, et al. Fall-related injuries in elderly cancer patients treated with neurotoxic chemotherapy: A retrospective cohort study. J Geriatr Oncol. 2014 Jan;5(1):57-64.

White AJ, Reeve BB, Chen RC, et al. Urinary incontinence and health-related quality of life among older Americans with and without cancer: a cross-sectional study. BMC Cancer 2013;13:377.

Wildes TM, Dua P, Fowler AS, et al. Systematic review of falls in older adults with cancer. J Geriatr Oncol. 2015 January;6(1):70-83.

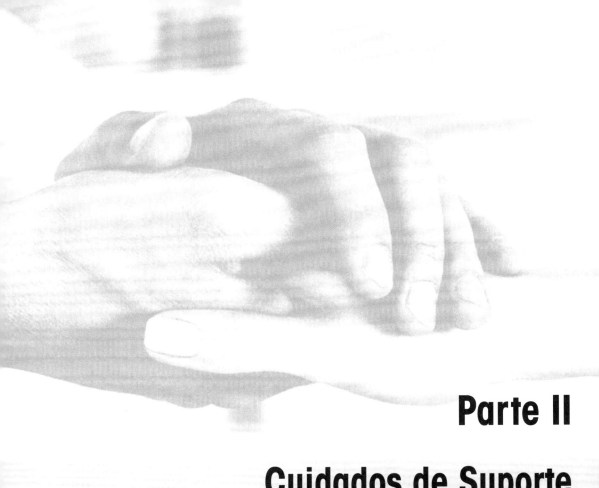

Parte II

Cuidados de Suporte e Cuidados Paliativos

Capítulo 14

Polianna Mara Rodrigues de Souza

Avaliação da Qualidade de Vida em Idosos com Câncer

≡ Introdução

Cerca de 60% dos diagnósticos de câncer são feitos em indivíduos idosos, isto é, com 60 anos ou mais; assim, cerca de 60% das pessoas que convivem atualmente com o câncer têm mais de 60 anos. Vários são os fatores que podem influenciar, em diferentes locais do mundo, a proporção de idosos lidando com a doença e a de idosos sobreviventes do câncer, mas o fato inegável é que ambos os números aumentam em todo o mundo. Além disso, com o advento de novos tratamentos, pacientes sobreviventes do câncer também estão envelhecendo.

A despeito de ser essa a realidade atual, pacientes idosos ainda são sub-representados nos ensaios clínicos, fazendo com que faltem evidências confiáveis sobre as melhores escolhas terapêuticas nessa população. Estudos demonstram que idosos são com mais frequência tratados com estratégias não curativas, mesmo quando já se sabe que a idade, por si só, não deveria ser o único fator a ser utilizado na decisão terapêutica.

Apesar do processo de envelhecimento ser heterogêneo entre os indivíduos, fazendo com seus efeitos e impacto sejam diferentes para cada pessoa, e da idade cronológica não ser sinônimo de idade biológica e funcional, é fato que tal processo traz modificações ao organismo, como, por exemplo, redução das reservas funcionais e alterações na metabolização de fármacos. Além disso, nessa população é mais comum a coexistência de processos mórbidos e polifarmácia. Desse modo, pacientes idosos costumam ser mais vulneráveis à toxicidade do tratamento oncológico, podendo ocorrer comprometimentos variáveis da qualidade de vida, o que torna fundamental a sua avaliação antes e durante todo o tratamento oncológico.

Isso posto, percebe-se que pacientes idosos podem apresentar inúmeras características particulares, tornando mais difícil a decisão sobre o tratamento oncológico mais apropriado. Nesse cenário, além da utilização de dados fornecidos pela Avaliação Geriátrica Ampla (AGA), compreender a significação da qualidade de vida pelo paciente idoso, incluindo o quanto este está disposto a comprometê-la durante o tratamento, é essencial para nortear as melhores decisões terapêuticas.

À medida que a possibilidade de sobrevida declina e os riscos do tratamento se elevam com a idade e a fragilização, a preservação da qualidade de vida deve ser uma meta a ser alcançada, com o olhar voltado para a manutenção de funcionalidade e o melhor controle de sintomas possível. Não é incomum entre os idosos a preferência por mais qualidade de vida, mesmo em detrimento do tempo vivido.

Qualidade de vida

Conceituada pela Organização Mundial de Saúde (OMS) na década de 1970 como *"completo estado de bem-estar físico, mental e social e não meramente ausência de doenças"*, o conceito de qualidade de vida sofreu várias alterações ao longo do tempo, a fim de se considerar a multidimensionalidade e a subjetividade de cada indivíduo. Assim, a definição atual da OMS é a que considera qualidade de vida como *"a percepção subjetiva do indivíduo acerca de sua posição na vida no contexto da cultura e sistema de valores nos quais ele vive e em relação aos seus objetivos, expectativas, padrões e preocupações"*; podendo ser afetada pela saúde física e mental, estados psíquicos diversos, condições e relacionamentos sociais, crenças e valores pessoais e fatores ambientais.

Assim sendo, é fundamental determinar, para cada paciente, quais são suas expectativas em relação à sua qualidade de vida durante seu tratamento, buscando avaliar e pesar o possível impacto de cada proposta terapêutica. Tal avaliação não deve ocorrer apenas ao diagnóstico e ao início do tratamento, mas deve ser continuada durante todo o tratamento, considerando a possibilidade de ajustes no mesmo.

Qualidade de vida no idoso com câncer

Nenhum planejamento terapêutico para o idoso com câncer será adequado se não estiver embasado em dados de uma AGA bem realizada. Esta será fundamental para a identificação de problemas ocultos que poderiam comprometer bastante a segurança e a eficácia do tratamento oncológico. Além disso, os dados da AGA auxiliam na identificação da presença e da gravidade de comorbidades e síndromes geriátricas, na avaliação de suporte e fatores sociais, na identificação de recursos necessários e disponíveis e em estimativas prognósticas, permitindo a elaboração de um plano de cuidados abrangente a curto, médio e longo prazo.

Apesar de não integrarem a AGA convencional, cada vez mais os instrumentos para avaliação de qualidade de vida têm sido utilizados durante a realização da AGA do paciente oncológico. Associações como a *American Society of Clinical Oncology* (ASCO) e a *European Society of Medical Oncology* (ESMO) recomendam a avaliação da qualidade de vida, considerando-a como um desfecho-chave secundário na avaliação do tratamento oncológico, sobretudo quando não há expectativa de se alterar a sobrevida global do paciente.

Vários instrumentos já foram estudados e podem ser utilizados para a avaliação de qualidade de vida em saúde e a escolha depende da experiência e das autorizações disponíveis em cada serviço. Dentre esses, os mais utilizados em oncologia são o EORTC QLQ C30, EORTC ELD15/ELD14 (mais indicado para idosos), FACT-G e SF-36. Recomenda-se a avaliação da qualidade de vida basal seguida por monitoramento ao longo do tratamento.

Além da aplicação de instrumentos específicos para a "mensuração" da qualidade de vida, vários estudos têm demonstrado a importância em se dar voz ao paciente pela valorização da satisfação e da experiência do paciente, considerando-se os desfechos reportados pelo paciente, que podem ser utilizados para avaliar efetividade do controle de sintomas, toxicidade ao tratamento, impacto global do tratamento e da doença na vida e qualidade de vida do paciente, perda funcional e cognitiva, além de examinar a satisfação do paciente quanto ao manejo dos mesmos.

Programas de acompanhamento próximo e monitoramento de toxicidades e sintomas, inclusive com uso de variadas tecnologias, propiciam mais agilidade nas ações e condutas de controle, com melhor resolução de sintomas, diminuição de ansiedade e depressão, maior satisfação com os cuidados recebidos e impacto positivo na qualidade de vida. Estudos mais recentes evidenciam, inclusive, redução da necessidade de admissões hospitalares e de custos, com a utilização de recursos e serviços de saúde e aumento de sobrevida. Apesar de os estudos não terem contemplado especificamente a população idosa e essa população poder apresentar maiores dificuldades com o uso de tecnologias por diversas razões, acredita-se que os benefícios demonstrados possam aqui ser replicados, podendo os idosos serem educados ou contarem com o auxílio de cuidadores e familiares no uso de tais ferramentas, ainda que isso possa alterar a qualidade das respostas obtidas.

Um benefício adicional dessas ferramentas é a possibilidade de se identificar necessidades previamente ocultas.

Mais estudos são necessários na população idosa para que tudo isso se comprove. Além disso, seria interessante a construção de ferramentas mais específicas e padronizadas para a avaliação de desfechos reportados pelo paciente. Para essa população, seria importante que tais ferramentas pudessem considerar funcionalidade, emoções, valores e preferências, conceitos relacionados com a doença, expectativas quanto ao tratamento, necessidades e metas a curto, médio e longo prazo.

Conclusões

Uma vez que os diagnósticos de câncer aumentam entre os idosos e essa população é mais vulnerável à toxicidade dos tratamentos oncológicos, é fundamental que a avaliação destes para as tomadas de decisões terapêuticas considere a apreciação da qualidade de vida dos pacientes. Cada vez mais, estudos realizados na população geral demonstram o valor não apenas da avaliação da qualidade de vida, mas também da experiência do paciente e dos desfechos relatados pelos pacientes. Considerando que os idosos podem apresentar algumas limitações na utilização dos instrumentos de avaliação de qualidade de vida e desfechos (por limitações sensoriais ou cognitivas, por exemplo), estudos específicos nessa população ainda são necessários para a comprovação dos mesmos benefícios observados na população geral. No entanto, o que não se pode negar é a importância de se dar voz ao idoso e considerar seus conceitos de qualidade de vida e suas preferências, valores, crenças e expectativas nas tomadas de decisões.

Referências

Cheng KK-F, et al. Quality of life of elderly patients with solid tumours undergoing adjuvant cancer therapy: a sistematic rewiew. BMJ Open. 2018. 8:e0181101.

Pasetto LM, et al. Quality of life in elderly cancer patients. Eur Journal of Cancer. 2007;43:1508-13.

Scotte F, et al. Adressing the quality of life needs of folder patients with cancer: a SIOG consensus paper and practical guide. Annals of Oncology. 2018:29: 1718-26.

Capítulo 15

Erika Satomi
Eduardo Dias

Comunicação de Más Notícias e Tomada de Decisão

Introdução

Os profissionais que lidam com pacientes com câncer enfrentam ao longo da doença diversos momentos em que é necessário comunicar uma má notícia. A má notícia é definida como toda informação capaz de mudar de modo drástico a visão de futuro do paciente ou que cause uma alteração emocional, comportamental ou cognitiva e que persiste por mais algum tempo naquele que recebe a notícia. Isso pode ocorrer em pacientes oncológicos no momento de informação sobre seu diagnóstico ou prognóstico, necessidade de modificação de seu estilo de vida, indicação de um tratamento mais agressivo, falha de um tratamento, impossibilidade de prosseguir uma quimioterapia ou proximidade da morte.

Se essa é uma situação corriqueira, por que dar uma má notícia costuma ser tão difícil? Um dos motivos é o treinamento da graduação e residência, em que a cura é sempre enfatizada, enquanto aspectos psicossociais ou de relacionamento são deixados em segundo plano. Isso é mais intenso quando o médico é superotimista e toma para si todas as decisões de tratamento ao invés de compartilhar a tomada de decisões, tornando-se o "principal responsável" pelo desfecho.

Um dos impactos da comunicação é a reação emocional do paciente e/ou familiar: medo, negação, raiva... e essas emoções intensas têm o potencial de causar desconforto naquele que transmite a má notícia. Por outro lado, é esperado que os profissionais consigam dar suporte aos pacientes e ajudem-nos a enfrentar a situação, mesmo dentro dos limites impostos pela prática clínica (como a falta de tempo). Essa comunicação deveria ser feita de maneira empática, fornecendo informação adequada e respondendo às preocupações do paciente e sua família.[1]

No passado, as habilidades de comunicação eram consideradas inatas ou adquiridas por meio de experiências durante a vida. Porém, pesquisas mais recentes sugerem que a comunicação é uma habilidade que pode ser aprendida e melhorada.[2] Ainda são poucos os que receberam treinamento sobre técnicas de comunicação e, nesse contexto, a *American Society of Clinical Oncology* (ASCO) publicou, em 2017, um *guideline* sobre esse tema. As recomendações da ASCO incluem orientações sobre habilidade de comunicação; discussão de objetivos de cuidado e prognóstico; uso da comunicação para facilitar o envolvimento familiar no cuidado; comunicação frente a barreiras de linguagem ou literárias;

discussão sobre opções de tratamento, cuidados de fim de vida e custos do cuidado; e treinamento em comunicação.[3] Vale lembrar que a comunicação de más notícias não é um aprendizado de um único momento e requer uma adaptação contínua frente à relação do profissional com o paciente e a família, ao ambiente institucional e cultural, que difere caso a caso. A aquisição dessa habilidade personaliza o atendimento e retira o estigma de um tratamento e comunicação estereotipado/protocolar do paciente com câncer.

≡ Preferências do paciente

No momento da comunicação de más notícias, discussão sobre prognóstico ou negociação das opções de tratamento, muitos se questionam o que o paciente espera da equipe de saúde. O que o paciente deseja ouvir, como informar sobre a expectativa de vida, como fazer tudo isso sem tirar a esperança do paciente... são questões desafiadoras para a maioria dos profissionais.

Passar todas essas informações da melhor maneira para otimizar a compreensão, melhorar o ajuste psicológico e, em consequência, a tomada de decisão são fundamentais para o processo de comunicação. Por outro lado, isso ainda não é a regra. As evidências atuais sugerem que, com frequência, pacientes com câncer não entendem o que lhes é dito e interpretam erroneamente a extensão de sua doença, o objetivo do seu tratamento e superestimam o seu prognóstico, o que pode levar a decisões contrárias ao seu melhor interesse.

Mas quanto o doente realmente deseja saber? Lobb et al. avaliaram mulheres com câncer de mama em estado inicial e, nesse grupo, 90% desejavam saber sobre a probabilidade de cura, os detalhes do estadiamento e a chance de responder ao tratamento, 87% desejavam informações sobre a sobrevida em dez anos e 70% sobre a média de sobrevida. O modo como a informação era apresentada era fator importante nesse contexto.[4]

Já em outro grupo de pacientes com câncer metastático, a grande maioria desejava receber informações sobre as opções de tratamento, seus efeitos colaterais e sobre o prognóstico de sobrevida. Também prefeririam informações com números e palavras em vez de gráficos e planilhas. Na primeira consulta, ao ser diagnosticada a metástase, 84% desejavam discutir os objetivos do tratamento e suas opções, porém, 59% desejavam saber quanto tempo de vida ainda tinham e apenas um terço gostaria de discutir sobre sua morte e cuidados paliativos na primeira consulta, enquanto um terço desejava conversar ao longo da evolução. Uma minoria (11%) preferia nunca discutir sobre sua morte ou cuidados de fim de vida, ou tinham dúvidas a respeito (10%). O formato pelo qual a sobrevida pode ser explicada pode variar bastante. Enquanto pessoas com ascendência anglo-saxônica preferiam palavras, os idosos preferiam o diagrama de 100 pessoas. Enquanto pessoas mais jovens em geral preferem que o médico apenas dê as informações que achar necessário, pessoas mais velhas preferem negociar sobre como, o que e quando a informação seria passada.[5]

≡ Conversas sobre fim de vida

Na fase final de vida, não é incomum que tanto a equipe de saúde quanto a família desconheçam os desejos do doente sobre os cuidados aos quais deseja ou não ser submetido. Isso sugere que a comunicação sobre cuidados de fim de vida ainda é inadequada. No estudo SUPPORT (*Study to Understand Prognoses and Preferences for Outcomes and Risks of Treatment*), que avaliava pacientes com condições ameaçadoras de vida (estimativa de mortalidade em seis meses de 50%), apenas 23% haviam discutido suas preferências de cuidado em fim de vida. Daqueles que não tinham tido a oportunidade de discutir sobre o assunto, 42% relatavam que gostariam de fazê-lo.[6]

Quanto às expectativas dos pacientes sobre conversas de fim de vida, Abdul-Razzak *et al.* identificaram o que os pacientes esperavam que o médico engajasse a família nessas conversas, uma vez que ela desempenha um papel importante como sua representante no caso de ela estar impossibilitada de se expressar. Assim, o paciente poderia informar a família sobre seus desejos e aliviar o peso de serem substitutos na tomada de decisão. Além disso, os pacientes identificavam que médicos que demonstravam interesse por sua vida pessoal (incluindo valores e definição de qualidade de vida) tinham melhor capacidade de comunicação e isso implicava maior abertura e confiança para discussão de diretivas antecipadas de vontade. A honestidade também foi fator importante na comunicação, pois permitia a tomada de decisão de maneira mais autônoma, planejamento do futuro e preservação sua autonomia. Porém, isso deveria ser feito segundo alguns preceitos: ambiente adequado com privacidade, avaliação do preparo para receber a notícia (*timing*, quantidade e qualidade da informação), abordagem sensível, com compaixão; e reconhecimento que essas conversas podem trazer emoções negativas; e, por fim, após dar informações sobre o prognóstico, discutir sobre as opções de tratamento.[7]

Técnicas de comunicação

Apesar de raramente o médico ser ensinado a se comunicar de maneira eficaz, sobretudo perante a comunicação de más notícias, esta é uma capacidade que pode ser aprendida. A seguir, estão algumas técnicas que podem facilitar esse processo.[8]

Comportamentos a serem evitados

Bloqueio

Ocorre quando o paciente levanta uma preocupação e o profissional de saúde redireciona a conversa para outro tópico ou falha em responder. Isso nem sempre é consciente.

Aula

Outro erro comum é quando o profissional tenta dar uma explicação ao paciente por meio de um monólogo, sem dar a chance de o paciente responder ou perguntar o que ficou em dúvida. Dessa maneira, o indivíduo nem sempre é capaz de seguir na mesma velocidade em que a informação é passada. Além disso, quando tem alguma pergunta específica, tende a absorver muito pouco do que lhe é dito relacionado com outros temas. Outro ponto negativo é que ele pode se sentir sobrecarregado por tantas informações.

Esquivar

O paciente hesita em tocar em assuntos mais difíceis e a equipe de saúde também não o faz. O indivíduo infere que se o assunto for importante o profissional irá mencioná-lo, enquanto o médico imagina que se o paciente desejar saber, irá lhe perguntar. Esse é um dos motivos pelo qual tópicos, como prognóstico, cura e fim de vida, raramente são abordados com o paciente.

Tranquilizar prematuramente

Em vez de explorar as preocupações do paciente e auxiliá-lo a compreender o que está ocorrendo, o profissional opta por tranquilizá-lo. Aparentemente, isso toma menos tempo, mas pode levar ao questionamento em momentos futuros e impedir um fortalecimento de vínculo (Tabela 15.1).

Comportamentos a serem cultivados

Pergunta – fala – pergunta

Esta técnica é embasada no fato que a educação é baseada no que a pessoa já sabe e assim construir o conhecimento. Isso permite que o profissional demonstre estar preocupado em ouvir o doente e entender qual é a sua demanda.

Tabela 15.1
Comportamentos a serem evitados

Comportamentos	Exemplos
Bloqueio	"Quanto tempo eu ainda tenho de vida?" "Não se preocupe com isso agora."
Aula	"Apesar da quimioterapia Y que demos recentemente e que é considerada a primeira linha de tratamento, houve um aumento do seu tumor e, portanto, queremos propor uma nova químio X, cujos estudos demonstraram benefício em casos como o seu. Dentre os efeitos adversos esperados, podemos encontrar..."
Esquivar	Paciente pensa: "Estou cansado. Será que esta químio aumentará em alguns anos meu tempo de vida?" O médico prescreve a químio sem explicar a resposta que espera em termos de sobrevida.
Tranquilizar prematuramente	"Doutor, eu estou preocupado com a condição da minha família caso o tratamento não dê certo." "Fique tranquilo. Não é necessário pensar sobre isso agora."

Elaborado pelos autores.

Perguntar sobre o seu conhecimento acerca de sua situação de saúde auxilia a entender qual é a real compreensão do mesmo, estado emocional e grau de educação a respeito do tema.

No momento de falar, o ideal é preparar o paciente quanto ao tema a ser abordado e fornecer a informação aos poucos, de maneira que ele tenha tempo de digerir a informação. Isso deve ser feito evitando jargões técnicos.

Em seguida, pergunta-se se ele compreendeu o que lhe foi dito para avaliar se assimilou a informação. Isso permite que o paciente faça perguntas e auxilia o profissional a elucidar pontos importantes.

Conte mais...

Às vezes, a conversa pode sair do eixo esperado e isso pode ocorrer, uma vez que a conversa tem diversos níveis, incluindo o que o paciente está tentando compreender, como ele se sente e qual o significado dessa informação. Nesse contexto, o profissional pode incitar o paciente a contar mais a respeito de um desses tópicos.

"Poderia me contar mais sobre o que deseja saber neste momento?"

"Conte-me como está se sentindo sobre o que acabamos de discutir."

"Poderia me dizer o que isso significa para você?"

Responder a emoções

Em vez de tentar tranquilizar rapidamente o paciente, é necessário compreender que ele tem a sua própria visão e emoções a respeito do que está passando. Assim, consegue-se validar a contribuição do paciente no relacionamento. É importante ressaltar que aceitar as emoções não é o mesmo que concordar com tudo. Se, por um lado, o médico deve aceitar que o paciente deseja ser curado, ele não deve concordar que isso é possível, se não o for de fato.

O mnemônico NURSE resume uma das maneiras de responder à emoção do paciente.
N (*naming* = nomear)
U (*understanding* = compreender)
R (*respecting* = demonstrar respeito)
S (*supporting* = fornecer suporte)
E (*exploring* = explorar)

Ao nomear a emoção, o médico demonstra valorizar o que o paciente sente e está conectado ao que está sentindo. Deve-se ter o cuidado de sugerir a emoção, sem ser de maneira declarativa. Por exemplo: "Imagino que você deve estar se sentindo triste." Ou: "Algumas pessoas na sua situação costumam ficar com raiva." Não usar frases como: "Percebi que você está com raiva."

Tentar entender o motivo pelo qual o paciente está se sentindo dessa maneira é um modo de construir uma base sólida de relacionamento. Também é necessário respeitar a emoção e isso pode ser feito de maneira não verbal (postura, toque, postura, expressão facial) ou verbal ("Estou impressionada como você tem conseguido enfrentar toda essa situação"). Isso ajuda a criar empatia no relacionamento. Explorar a emoção e mostrar-se interessado no que o paciente disse pode ser uma outra maneira de aprofundar uma relação empática.

Finalmente, frente ao sofrimento, é necessário dar suporte. Isso pode ser feito pela demonstração de preocupação com o outro, desejo em ajudar, e reforço de não abandono perante à doença e às limitações impostas.

- **SPIKES**

Outro protocolo bastante difundido e que pode ser um norteador da comunicação de más notícias é o SPIKES.[9]

S *setting up*
P *patient's perception*
I *invitation*
K *knowledge*
E *emotion*
S *summary*

Nesse protocolo, o primeiro passo é preparar-se para informar o paciente: ter tempo disponível sem ser interrompido (desligar o celular), decidir quem deve estar presente nessa conversa e providenciar um ambiente adequado (no qual todos possam se sentar, com lenços disponíveis, e privacidade).

A seguir, avalia-se o que o paciente compreende sobre sua situação, se há negação por parte do paciente ou familiares e tenta-se determinar as preocupações e expectativas do momento.

Então, primeiro o profissional pede permissão para relatar o que considera relevante e depois transmite a informação. Para isso, o profissional dá um alerta antes de dar a notícia. "Infelizmente, os resultados dos seus exames não eram o que eu esperava." Nesse momento, é importante considerar que cada pessoa deseja um grau de informação distinto. A linguagem deve ser clara e simples, com poucos termos técnicos. Deve-se sempre responder à emoção e não fugir dela, como descrito antes neste texto.

Por último, são discutidas as opções de tratamentos e fornecido um resumo do plano terapêutico. No final desse atendimento, o médico deve avaliar a compreensão que o paciente teve e assegurar que ele o auxiliará em todo o processo.[10]

Outras técnicas que podem ser usadas e alguns exemplos seguem na Tabela 15.2.

≡ Tomada de decisão compartilhada

Define-se a tomada de decisão compartilhada como o processo de integrar as melhores evidências disponíveis e os valores e as preferências do paciente no processo de tomada de decisão.

Tabela 15.2
Técnicas de comunicação de más notícias

Técnica	Exemplo
Elogio[11]	"Você tem cuidado muito bem do seu esposo. Percebo que você se preocupa muito com os detalhes para que não falte nada pra ele."
Esperar pelo melhor, mas preparar para o pior[12]	"É ótimo saber quais são as suas expectativas com relação ao tratamento! Mas você gostaria de conversar sobre suas preocupações caso as coisas não ocorram como você espera?"
Quanto informar[13]	"Você se importa em me falar sobre seus planos futuros? Assim, posso tentar adequar qual tipo de informação devo passar."

Elaborado pelos autores.

Para que esse processo seja garantido, é necessário que o paciente esteja bem informado sobre as opções diagnósticas e terapêuticas, diminuindo, assim, os conflitos decisórios dele e sua família. Oferecer informações para o paciente é um processo básico de comunicação, mas por muitas vezes é prejudicado pela falta de tempo e habilidade dos médicos.

Destacam-se dois importantes conceitos necessários para a tomada de decisão: capacidade e competência. Pacientes capazes têm o direito de recusar cuidados médicos. Mesmo nos casos em que os desejos do paciente possam entrar em conflito com os de sua família, o direito de o paciente recusar certos tratamentos é determinante. Para pacientes mentalmente incapacitados, os seus desejos podem ser garantidos quando deixados registrados em seu testamento vital ou nas suas diretivas antecipadas de vontade.

Presume-se que os pacientes possuem capacidade até que essa presunção seja refutada. Determinar que um paciente não tem capacidade não requer um processo legal formal, nem uma avaliação psiquiátrica. Essa avaliação pode ser feita por um clínico geral. A capacidade é específica da tarefa. Mesmo que um paciente não tenha capacidade para tomar algumas decisões, ele ainda pode estar apto para tomar outras. A competência é distinta de duas maneiras. Primeiro, é uma determinação global da capacidade da pessoa de tomar decisões médicas e não médicas. Em segundo lugar, enquanto a capacidade se baseia em avaliações clínicas, a competência é uma determinação legal que deve ser feita por um juiz.

Diante desse cenário, no contexto de cuidados paliativos, é importante estabelecer um debate com o objetivo de resolver um impasse na tomada de decisão, por meio de conversas clínicas considerando o componente emocional envolvido na comunicação de más notícias e os objetivos reais do paciente e da sua família.

Os objetivos podem estar relacionados com os desejos e vontades que o paciente e a família ainda querem vivenciar (p. ex., estar vivo para participar do casamento da filha, ver o nascimento de um neto etc.) ou então podem ser simplesmente fisiológicos, relacionados com parâmetros mensuráveis (p. ex., melhorar a hemoglobina para diminuir a fadiga, diminuir o tamanho do tumor para aliviar a dispneia etc.).

O primeiro passo para uma intervenção nos cuidados paliativos envolve a definição de seus objetivos esperados e a avaliação da possibilidade de alcançar esses objetivos. Objetivos impossíveis não devem ser perseguidos, nem mesmo com a intenção equivocada de fornecer esperança ao paciente. A discussão honesta e aberta sobre as opções de cuidados de saúde não inclui a falsificação de benefícios potenciais em um esforço para evitar discussões desagradáveis em torno do morrer e da morte.

Em situações em que não está claro se os objetivos podem ser alcançados com uma intervenção, um teste com tempo limitado pode ser uma abordagem apropriada pelo diálogo com o paciente e/ou sua família. A duração do teste e os parâmetros que definem o sucesso ou a falha da intervenção são decididos antecipadamente. Deverá ser desenvolvido um plano claro que descreva os parâmetros para definir o sucesso ou a falha de uma intervenção. Uma situação comum vivenciada nesse contexto é o uso de antibióticos em pacientes com demência avançada. É claro na literatura médica, que assim como a ventilação mecânica e a diálise podem ser medidas prolongadoras de vida de maneira artificial, a antibioticoterapia também tem esse papel nos pacientes com quadro de demência avançada. Diante disso, define-se um período de 48 a 72 horas de tratamento para um quadro infeccioso (infecção do trato urinário, pneumonia etc.) e define-se que se nesse período o paciente parar de ter febre ou melhorar o nível de consciência, o tratamento será completado conforme o julgamento clínico. Entretanto, se após esse mesmo período, não forem observadas melhora clínicas, como febre e nível de consciência, o antibiótico será suspenso e serão oferecidas medidas de conforto exclusivamente.

Outra situação bastante comum é quando se pergunta ao paciente quais são as preferências dele de tratamento e ele diz: "*Eu quero tudo!*". Os médicos cujos pacientes pedem "tudo" podem concluir que o paciente está solicitando todos os tratamentos imagináveis, por mais agressivos, invasivos ou improváveis possam parecer. Uma ação óbvia é escrever uma ordem "código completo – sem limitações" em resposta direta ao pedido do paciente. No entanto, acreditamos que uma resposta mais apropriada, depois que os médicos reconhecem o pedido, é discutir os valores de tratamento subjacentes do paciente e as preocupações não médicas e fornecer informações precisas sobre a doença e o prognóstico do paciente. Com essas informações, os médicos podem fazer recomendações com mais informações, e os pacientes podem tomar decisões sobre o que deve (e não deve) ser feito para ajudá-lo a alcançar seus objetivos. Para isso, recomendamos seis passos para discutir essa questão.

Passo 1: entender o que "fazer tudo" significa para o paciente

Tudo pode ser menos sobre as decisões médicas que precisam ser feitas e mais sobre os medos associados a ficar mais doente, as preocupações de que os médicos que tratam serão menos vigilantes se o paciente não solicitar todas as intervenções possíveis ou preocupações sobre abandono se o paciente considerar renunciar ao tratamento agressivo e optar apenas pelo conforto. Nesse contexto, faz-se necessária a pergunta: "Quais são suas maiores preocupações e medos?"

Outros pacientes podem desconhecer o seu prognóstico verdadeiro ou a capacidade limitada da terapia médica para influenciar sua doença e podem reconsiderar seu desejo de tecnologias invasivas ou prolongadas durante a vida, uma vez que estejam totalmente informados sobre os altos encargos e os benefícios mínimos desses tratamentos.

Os médicos devem fornecer informações sobre a eficácia e o fardo do tratamento para garantir que a decisão subsequente seja tão informada quanto possível. Conversar sobre "tudo" pode permitir a exploração de suas esperanças e metas para o tratamento discutido.

> *"Tudo" também está relacionado com o contexto religioso; sendo assim, é necessário explorar a crença do paciente. Alguns podem acreditar que sua religião exige que eles tentem tudo para se manterem vivos. Outros podem pensar que somente Deus deve tomar a decisão sobre quando alguém morre. Outros, ainda, podem pedir "tudo" para dar a Deus um tempo para a chegada de um milagre.*

O contexto social também deve ser explorado, tentando compreender a dinâmica familiar e como a família (filhos, pais, cônjuges etc.) lidam com a doença do paciente. "Tudo" pode ser um desejo de um familiar e a resposta do paciente diante desse desejo é a relutância em enfrentar emoções dolorosas relacionadas com a perda da saúde do paciente, e a morte potencialmente iminente, preferindo manter a esperança viva e evitando qualquer discussão desse tipo.

Passo 2: proponha uma filosofia de tratamento

Considerando os valores de cada paciente e suas prioridades, informe sobre a sua condição clínica e o seu prognóstico, e discuta o que faz sentido para ele, abordando os riscos e benefícios do tratamento proposto. Isso ajuda o paciente e a família a compreender que suas decisões estão embasadas no conhecimento dos seus valores e prioridades. Além disso, toda interpretação errônea da filosofia do paciente pode ser corrigida em conversas subsequentes.

Passo 3: recomende um plano terapêutico

Nesse passo, devem ser abordados procedimentos que poderiam ou não ser feitos. Por exemplo: não haveria significado realizar manobras de ressuscitação cardiopulmonar ou intubação orotraqueal, mas poderia ser feita uma quimioterapia paliativa para diminuir os sintomas relacionados com a doença, oferecendo, assim, mais qualidade de vida. Todas as decisões devem incluir uma atenção especial à filosofia de tratamento do paciente e evitar o sentimento de abandono do paciente pelo médico.

Passo 4: suporte à resposta emocional

Quando os médicos conversam com o paciente e suas famílias sobre suas esperanças e medos, as limitações da medicina ou a possibilidade de morte, paciente e famílias podem responder com fortes emoções. Nesse momento, é imprescindível dar apoio a essa resposta. Isso pode ser feito de algumas maneiras:

- Reconhecimento – *"Essas discussões são difíceis."*
- Legitimidade – *"Toda pessoa que enfrente essas questões se sente um tanto assustada."*
- Explorando a resposta do paciente – *"Diga-me qual é a parte mais difícil para você."*
- Empatia – *"Posso imaginar que o futuro parece muito menos certo agora que tivemos essa discussão."*

É importante reiterar o compromisso de continuar a cuidar do paciente.

Passo 5: negociar recusas

Diante de propostas descabidas ou sem eficácia, é importante que o médico revise a compreensão do paciente e seus valores para assegurar um entendimento comum e reiterar a sua condição clínica e seu prognóstico, mesmo com o tratamento sugerido. É claro que nessa situação pode-se tentar também um teste terapêutico por um tempo limitado, adaptando-o para melhor atender às necessidades e aos valores dos pacientes diante de sua condição clínica.

Passo 6: utilize estratégia de redução de danos para situações que se torna difícil discutir

Alguns pacientes e familiares valorizam a extensão da vida muito mais do que evitar o sofrimento evitável, outros podem não confiar no sistema médico o suficiente para renunciar a qualquer tratamento e outros ainda não estão dispostos a enfrentar a possibilidade de morrer. Nesse caso, a negociação é improvável e improdutiva. Diante disso, a função do médico é garantir o que o paciente pede, mas com julgamento terapêutico de proporcionalidade. Por exemplo: se é desejo do paciente que ele seja submetido a manobras de ressuscitação cardiopulmonar, mas o médico julga que isso é desproporcional, no momento da parada cardiorrespiratória, as manobras devem ser iniciadas, mas cessadas após o primeiro ciclo, pois seu julgamento clínico diz que o sucesso é improvável e evitará a provação de manobras de RCP fúteis e prolongadas. Vale ressaltar também que, nesse contexto, não são recomendados os "códigos de exibição" ou "código lento", em que se encena uma situação falsa para que não haja conflitos com os familiares ou institucionais.

Para finalizar, a importância de manter a esperança pode entrar em conflito com o pressuposto de que os pacientes precisam de informações explícitas e precisas para se envolverem na tomada de decisão compartilhada. A relutância dos profissionais de saúde em conversar com os pacientes e suas famílias é, em parte, responsável por cuidados excessivamente agressivos no final de vida.

≡ Referências

1. Abdul-Razzak A, You J, Sherifali D, Simon J, Brazil K. 'Conditional candour' and 'knowing me': an interpretive description study on patient preferences for physician behaviours during end-of-life communication. BMJ Open 2014; 4, e005653.
2. Back AL, Arnold RM. Discussing prognosis: "how much do you want to know?" talking to patients who are prepared for explicit information. J Clin Oncol. 2006;24,4209-13.
3. Back AL, Arnold RM, Baile WF, Edwards KA, Tulsky JA. When praise is worth considering in a difficult conversation. Lancet 2010;376,866-7.
4. Back AL, Arnold RM, Baile WF, Tulsky JA, Fryer-Edwards K. Approaching difficult communication tasks in oncology. CA Cancer J Clin. 2005;55,164-77.
5. Back AL, Arnold RM, Quill TE. Hope for the best, and prepare for the worst. Ann Intern Med. 2003; 138,439-43.
6. Baile WF, Buckman R, Lenzi R, Glober G, Beale EA, Kudelka AP. SPIKES - A six-step protocol for delivering bad news: application to the patient with cancer. Oncologist 2000;5,302-11.
7. Bousquet G, Orri M, Winterman S, Brugière C, Verneuil L, Revah-Levy A. Breaking bad news in oncology: A metasynthesis. J Clin Oncol. 2015;33, 2437-43.
8. Epner DE, Ravi V, Baile WF. When patients and families feel abandoned. Support Care Cancer. 2011;19,1713-7.
9. Gilligan T, Coyle N, Frankel RM, Berry DL, Bohlke K, Epstein RM, Finlay E, Jackson VA, Lathan CS, Loprinzi CL, Nguyen LH, Seigel C, Baile WF. Patient-Clinician Communication: American Society of Clinical Oncology Consensus Guideline. J Clin Oncol. 2017;35,3618-32.
10. Gorniewicz J, Floyd M, Krishnan K, Bishop TW, Tudiver F, Lang F. Breaking bad news to patients with cancer: A randomized control trial of a brief communication skills training module incorporating the stories and preferences of actual patients. Patient Educ Couns. 2017;100,655-66.
11. Hagerty RG, Butow PN, Ellis PA, Lobb EA, Pendlebury S, Leighl N, Goldstein D, LO SK, Tattersall MH. Cancer patient preferences for communication of prognosis in the metastatic setting. J Clin Oncol. 2204;22,1721-30.
12. Hofmann JC, Wenger NS, Davis RB, Teno J, Connors AF, Desbiens N, Lynn J, Phillips RS. 1997. Patient preferences for communication with physicians about end-of-life decisions. Support investigators. Study to understand prognoses and preference for outcomes and risks of treatment. Ann Intern Med.1997;127,1-12.
13. Lobb EA, Kenny DT, Butow PN, Tattersall MH. Women's preferences for discussion of prognosis in early breast cancer. Health Expect. 2001; 4,48-57.

≡ Bibliografia

Belanger E, Rodrigues C, Groleay D. Shared decision-making in palliative care: A systematic mixed studies review using narrative synthesis. 2010. Palliative Medicine 2010;25(3)242-61.

Belanger E. Editorial: Shared decision-making in palliative care: Research priorities to align care with patients' values Palliative Medicine. 2017;31(7):585-86.

Lago EA, Rico CC, Sanjuán JAG. Limitación del esfuerzo terapéutico en la situación de enfermedad terminal: ¿nos puede ayudar la bioética a la toma de decisiones? Med Pal (Madrid) 2006;13(4):174-8.

Quill TE, Arnold R, Back AL. Discussing treatment preferences with patients who want "everything". Ann Intern Med. 2009;151:345-9.

Capítulo 16

Noam Fabel Pondé

Medicina Personalizada

≡ Introdução

O tratamento do câncer em idosos é um dos desafios centrais a serem enfrentados pela oncologia nas próximas décadas. Entretanto, além dos problemas característicos do paciente idoso, como a perda de funcionalidade e o aumento do número de comorbidades, o tratamento de idosos com câncer é acompanhado de todos os desafios inerentes à oncologia moderna. Dentre esses desafios, está a extrema variabilidade das respostas terapêutica e dos efeitos colaterais consequentes ao tratamento sistêmico (quimioterapia, hormonoterapia e terapia-alvo). Com efeito, como visto diariamente na prática clínica, dois pacientes com o mesmo tumor primário podem ter prognósticos radicalmente diferentes, responder de maneira diversa à mesma intervenção terapêutica e sofrer efeitos colaterais diferentes pelo mesmo tratamento. Esses fenômenos, à primeira vista peculiares, podem ser explicados por dois conceitos complementares: (1) A natureza individual da fisiologia de cada paciente, notadamente em sua capacidade de absorver e metabolizar medicamentos. (2) A heterogeneidade tumoral.

≡ Variabilidade fisiológica

Diferenças genéticas têm um impacto relevante sobre o metabolismo de drogas – e, em consequência, sobre sua eficácia e perfil de toxicidade. Às variações genotípicas se somam variações fenotípicas ocasionadas pela influência do meio ambiente, hábitos, comorbidades, reserva funcional de órgãos e *status performance* do doente – todos com potencial para influir no curso tratamento. Além disso, em pacientes idosos, particular atenção deve ser tomada para com o potencial de interações medicamentosas e o impacto de toxicidades específicas (p. ex., neuropatia) na funcionalidade e independência do doente.

≡ Heterogeneidade tumoral

Um tumor clinicamente evidente é o produto de gerações sucessivas de divisão celular e contínua seleção natural. Todo tumor, seja primário ou secundário, é composto de diferentes populações de células, que possuem genótipo e fenótipo diversos. Do ponto de vista clínico, essa realidade significa que: (1) dois tumores, em pacientes diferentes, com a mesma origem primária podem ter comportamento biológico diverso (p. ex., uma mulher com câncer de mama estádio IIIA fica curada após tratamento com cirurgia e quimioterapia adjuvante enquanto outra sofre recorrência); (2) em um único paciente, diferentes focos de doença podem ter comportamento biológico diverso, decorrentes de populações celulares com genótipos/fenótipos divergentes – a chamada heterogeneidade espacial (p. ex., um paciente com metástases hepáticas, submetido à quimioterapia, tem metástases que diminuem enquanto outras crescem); (3) no interior de toda lesão, múltiplas populações de células estão em competição, e podem ter sensibilidades diversas ao tratamento. Com a exposição sucessiva a múltiplos tratamentos, populações de células tumorais que adquiriram mutações que conferem resistência ao tratamento se multiplicam – a chamada heterogeneidade temporal (p. ex., uma mulher exposta à quimioterapia por um câncer de mama metastático inicialmente responde bem e, em seguida, tem progressão da doença à medida que as populações de células resistentes se tornam dominantes no interior de cada lesão).

Medicina personalizada

A medicina personalizada é um conceito que tem por objetivo sanar os problemas descritos antes por meio da máxima individualização da abordagem clínica ao doente. No entanto, apesar de não se tratar de um conceito novo e tampouco limitado à oncologia, há uma grande variabilidade no modo de defini-lo e compreendê-lo. Com efeito, a medicina personalizada não possui uma definição única consensual no presente momento. A definição mais aplicada em oncologia, que está, cada vez mais, na base da prática clínica e do desenvolvimento de drogas atual é também a mais restrita: um modelo de abordagem terapêutica com base na avaliação de características moleculares do tumor de um paciente. Essa definição, responsável, em grande parte, por avanços significativos, como a terapia anti-HER2 no câncer de mama e a anti-EGFR no câncer de pulmão, é limitada, pois exclui o paciente da equação totalmente e, além disso, traduz uma visão simplista da complexidade biológica inerente ao câncer ao excluir a heterogeneidade tumoral no tempo e espaço do processo de decisão terapêutica. A esse modelo de abordagem terapêutica, devemos dar um nome mais propriamente definido – medicina de precisão, medicina genômica ou, ainda, medicina baseada em genômica. É necessário que a oncologia, sobretudo no tratamento de pacientes idosos, lance mão de uma definição mais ampla, holística e dinâmica da medicina personalizada: um modelo de abordagem terapêutica com base na avaliação contínua do tumor, do paciente e do seu meio de modo a individualizar o tratamento de cada doente, maximizar o benefício clínico e minimizar os efeitos colaterais. Na prática, a medicina genômica é um componente importante da medicina personalizada, embora sua natureza presente estática precise ser ultrapassada pelo uso de novas técnicas, como a biópsia líquida. É necessário também reconhecer que, ao menos no presente momento, a medicina personalizada não pode ser verdadeiramente personalizada – descer a um grau de granularidade tal que seja possível desenhar estratégias terapêuticas realmente individuais – mas sim para pequenos subgrupos de pacientes que sejam semelhantes. Nas próximas décadas, a medicina personalizada pode transformar múltiplas áreas da oncologia, incluindo o rastreamento de tumores, a determinação do prognóstico à seleção de terapia sistêmica pelos marcadores preditivos de eficácia e toxicidade e o seguimento de pacientes pós-tratamento.

Em geriatria oncológica, parte preponderante de uma abordagem personalizada ao paciente está embasada na avaliação geriátrica e do tratamento e acompanhamento do doente inserido em um contexto geriátrico e multiprofissional. Os aspectos mais reveladores da individualidade do paciente (comorbidades, funcionalidade, nutrição, medicamentos usados) e de seu meio (suporte social, financeiro, emocional, dentre outros elementos) são identificados durante a avaliação geriátrica e intervenções específicas são delineadas nesse contexto. Considerando que esses aspectos já foram tratados de maneira profunda em outros capítulos desta obra, este capítulo se limitará à acepção mais comum de medicina personalizada na oncologia, isto é, a medicina baseada em genômica, explorando seus conceitos fundamentais, aplicações teóricas e práticas, colocando-a, sempre que possível, dentro do contexto geriátrico.

Conceitos fundamentais
Sequenciamento

Desde o sucesso do projeto do genoma humano em 2003, as tecnologias de sequenciamento genômico avançaram, tanto em termos de precisão, quanto de rapidez – e, mais significativamente, em custo. O surgimento de técnicas rápidas e baratas está na base do desenvolvimento da medicina baseada em genômica. Tais técnicas são chamadas comumente de sequenciamento de próxima geração (NGS). Em tecidos tumorais, o objetivo desse sequenciamento é detectar as mutações, responsáveis pelo comportamento aberrante da célula tumoral – denominadas mutações condutoras. É importante notar, no entanto, que a simples determinação de uma mutação condutora não é suficiente para o desenho de um tratamento personalizado de sucesso. Uma célula pode ou não ter como única base do seu comportamento uma mutação condutora comum, e dentro dos circuitos de multiplicação celular o número de conexões e redundância é significativo. No presente momento, o transcriptoma (conjunto de RNAs produzidos) e proteoma (conjunto de proteínas produzidas) também são alvo de intensa pesquisa dada a crescente compreensão da sua relevância na tumorigênese.

Biomarcadores prognósticos

Biomarcadores prognósticos podem ser definidos como quaisquer características de uma célula tumoral ou tecido circundante que possam ser identificadas e que, quando presentes, determinam um prognóstico melhor ou pior, independentemente do tratamento utilizado. Biomarcadores prognósticos incluem o *status* do receptor de estrogênio no câncer de mama, a positividade para o vírus HPV no câncer de cabeça e pescoço, dentre outros. O desenvolvimento da NGS e de enormes bases de tecido tumoral possibilitou o surgimento de inúmeros biomarcadores prognósticos, mas a maioria não chega a ser utilizada na prática clínica. A razão é simples – a utilidade terapêutica de um biomarcador é determinada pela sua habilidade de influenciar a escolha terapêutica. Sendo assim, os marcadores prognósticos só podem ser úteis quando delimitam uma população significativa (em termos de tamanho) e com prognóstico excepcionalmente bom (ou ruim) a ponto de tornar desnecessário o tratamento (ou, ao contrário, extremamente necessário). Além disso, o processo de desenvolver e validar, sob o aspecto clínico, um biomarcador é bastante complexo e caro – e, por isso, poucas vezes é viável na prática.

Na prática clínica do câncer de mama, uma série de assinaturas genéticas usando um número variável de genes, testadas em tecido tumoral primário, são capazes de apoiar a decisão terapêutica. Utilizando um número variável de genes associados em geral à agressividade do tumor, múltiplas assinaturas se tornaram disponíveis nos últimos 15 anos para uso clínico com base em estudos retrospectivos. Recentemente, resultados parciais do estudo TailorX, testando uma assinatura de 21 genes com o objetivo de selecionar pacientes com câncer de mama para receber quimioterapia adjuvante, demonstrou a capacidade do exame de poupar mulheres dessa necessidade. O estudo MINDACT testou uma assinatura de 70 genes e demonstrou que pacientes considerados, tradicionalmente, de alto risco (e que, portanto, deveriam receber quimioterapia adjuvante), foram tidos, pelo exame, como de baixo risco, e obtiveram excelente prognóstico. Por isso, podem não receber quimioterapia adjuvante.

Em pacientes idosos, que sofrem de risco superior durante a adjuvância de toxicidade e internação (com potencial deletério ao longo termo), as assinaturas genéticas são uma maneira valiosa de reforçar a escolha pelo tratamento adjuvante. Embora tradicionalmente o câncer de mama em pacientes idosas seja considerado menos agressivo, múltiplos estudos demonstram sua relevância como fonte de morbimortalidade para essa população. Um estudo, utilizando dados da SEER-MEDICARE database, sugere a subutilização de assinaturas genéticas em pacientes com 70 anos ou mais. Esse estudo demonstrou que a frequência do uso da assinatura de 21 genes em idosos é relativamente inferior ao uso em mulheres mais jovens. Com uma população de mais de 49 mil pacientes, esse estudo demonstrou também a validade da aplicação da assinatura genética em pacientes idosos. Outros estudos menores sugerem também a utilidade dessa estratégia em pacientes idosas. O estudo prospectivo ASTER70, ainda em andamento, testa a utilidade do grau genômico como maneira de selecionar pacientes idosas para o tratamento adjuvante. Seus resultados, esperados para o futuro próximo, devem estabelecer em definitivo o papel das assinaturas genéticas em pacientes idosas.

■ Biomarcadores preditivos

Biomarcadores preditivos podem ser definidos como quaisquer características de uma célula tumoral ou do tecido circundante, incluindo DNA, proteínas, anticorpos e receptores de superfície celular, que possa ser identificado e que, quando presente, determina a eficácia de um tratamento específico. Os exemplos mais clássicos na prática clínica moderna incluem o *status* HER2 para o uso de trastuzumab, a presença de mutação EGFR para o uso do erlotinib ou osimertinib e o *status* RAS para o uso de cetuximab. Biomarcadores preditivos são, quase sempre, moléculas que têm alguma relação, direta ou indireta, com o mecanismo de ação de uma droga. Nas últimas décadas, a busca por biomarcadores preditivos tem sido exaustiva; contudo, atualmente um número limitado destes está disponível, já que foi obtida a validação de sua utilidade clínica. Além disso, há pouco tempo, um número crescente de drogas, ditas "de nicho", foi colocado em uso clínico com base em estudos de fase 2 em conjunto com um biomarcador para detectar quais pacientes se beneficiam do tratamento. Não obstante, marcadores preditivos mantêm a possibilidade de maximizar o benefício associado ao tratamento em pacientes idosos, no qual o custo (em termos de toxicidade)/benefício de um tratamento deve ser analisado com extremo cuidado, e a existência de biomarcadores de utilidade clínica comprovada poderia significar um avanço importante. No presente momento, terapias-alvo devem ser aplicadas em idosos dentro de suas indicações clássicas e a decisão de não utilizar um tratamento padrão deve ser feita dentro do contexto da avaliação geriátrica. É importante notar que estudos realizados em pacientes idosas candidatas à terapia com trastuzumab sugerem que estas se beneficiam de modo similar a pacientes mais jovens, porém que recebem trastuzumab com menos frequência, e, quando o recebem, o uso de monoterapia (um regime pouco recomendado por ser inferior em termos de benefício clínico) é mais comum.

■ Biópsia líquida

Tecnologias que permitem a detecção e análise de células tumorais circulantes (CTCs) e de DNA tumoral circulante (ctDNA) são investigadas há duas décadas. A primeira, embora muito estudada, foi progressivamente substituída pela segunda, no tocante à pesquisa clínica por questões práticas (dificuldade, custo/benefício), embora siga como importante fonte de informação em estudos sobre biologia tumoral. O ctDNA tem enorme potencial para transformar a prática clínica, pois permitiria o seguimento em tempo real de aspectos críticos do câncer, incluindo a presença ou ausência de doença micrometastática, a quantidade de doença e as características genômicas da doença. Sua utilidade colocou o ctDNA no centro de intensos esforços de pesquisa, e é provável que nos próximos anos o seu uso clínico se torne rotineiro.

Aplicações clínicas

Rastreamento

O rastreamento de tumores deve ser dividido em dois conceitos próximos, porém distintos – a prevenção de tumores e o diagnóstico precoce de tumores. A prevenção de tumores, ou seja, intervenções de qualquer natureza que impeçam o surgimento de um tumor invasivo são reconhecidamente uma maneira muito eficaz de reduzir a morbimortalidade associada ao câncer, o custo financeiro em termos diretos e indiretos, assim como em evitar as consequências físicas e pessoais do tratamento de câncer. O diagnóstico precoce de tumores, ou seja, intervenções de qualquer natureza que permitam diagnosticar um câncer existente o mais cedo possível em sua história natural, sobretudo em mama e próstata, não devem ser utilizadas de maneira indiscriminada em idosos.

Dentro do contexto da oncogeriatria, a utilização da avaliação geriátrica, sobretudo ao estimar expectativa de vida, é um elemento crítico para definir a necessidade de prevenção/diagnóstico precoce de tumores – e esse uso está inserido claramente no conceito de medicina personalizada. O desenvolvimento de novas técnicas de prevenção, como a detecção de DNA viral, relevante para tumores relacionados com infecções virais crônicas (como o câncer de colo uterino ou hepatocarcinoma) já tem fortes evidências a favor de seu uso. Técnicas mais recentes de "biópsia líquida" também têm potencial na prevenção, já que dados sugerem a disseminação precoce de células tumorais na história natural de múltiplos tumores sólidos com potencial letal. Embora novas técnicas possam desempenhar um papel importante em pacientes jovens que evitam a prevenção devido ao desconforto relacionado com os métodos existentes no presente momento, não devem afetar de maneira relevante o processo decisório em pacientes idosos, nos quais a discussão é centrada na necessidade da prevenção e não no método a ser utilizado.

A estratégia de investigação de genes que predispõem ao câncer, que ganha crescente popularidade devido à sua presença intensa na mídia e à chegada ao mercado de testes simples e não invasivos não deve ser considerada padrão de tratamento no presente momento. Para além da discussão científica ao redor da real validade dessa estratégia e do fato que, para múltiplos genes não existem *guidelines* de manejo, em pacientes idosos o risco de tumores hereditários é relativamente reduzido, já que, caracteristicamente, esses tumores se manifestam em pacientes jovens, como, por exemplo, o câncer de mama ou ovário associado a mutações dos genes BRCA 1 e 2.

Seleção de tratamento

O uso do NGS ou de painéis de mutações como uma maneira de definir estratégias de tratamento é atraente. No entanto, o uso desses painéis em pacientes politratados como um modo de determinar tratamentos com drogas aprovadas para outras indicações não deve ser considerado como padrão no presente momento. É fundamental diferenciar o uso de agentes-alvo com base em biomarcadores preditivos clinicamente validados (p. ex., trastuzumab e HER2), do uso de agentes-alvo com base na detecção de mutações que determinam alterações nos circuitos de sinalização intracelular sobre os quais estes agem. A primeira estratégia está plenamente embasada em dezenas de estudos randomizados, metanálises e na prática clínica. A segunda é experimental e, no presente momento, carece de evidências sólidas de seu benefício. Com efeito, os dados de estudos realizados testando essa estratégia, como o estudo SHIVA em câncer de pulmão, são até agora desencorajadores, possivelmente pela insuficiência das nossas drogas e/ou técnicas de identificação de biomarcadores embasadas em tecido oriundo do tumor primário ou de uma única metástase. Múltiplas iniciativas, como o estudo NCI MATCH e AURORA, estão em andamento buscando validar essa estratégia e devem apresentar resultados nos próximos anos.

■ Prevenção de toxicidade

A toxicidade associada ao tratamento oncológico é um tema relevante sobretudo em pacientes idosos, que sofrem de risco superior de complicações durante o tratamento sistêmico, que podem acarretar hospitalização e perda de funcionalidade duradoura. Múltiplos escores desenvolvidos com base em elementos da avaliação geriátrica estão disponíveis para prever o risco de toxicidade em pacientes idosos.

A farmacogenômica pode complementar os escores tradicionais, investigando a capacidade específica do paciente de metabolizar certas drogas. Na prática clínica, no presente momento é uma estratégia raramente utilizada, excetuando a deficiência de di-hidropirimidina de-hidrogenase (DPD) para pacientes que devem usar fluoroprimidinas. Com efeito, mesmo a deficiência de DPD, uma síndrome bem estabelecida e estudada, relacionada com toxicidade altamente mórbida não levou, até o presente momento, à adoção extensa do teste antes do início do tratamento com fluoropirimidinas. Uma das principais barreiras é a grande variabilidade de alelos com efeitos diferentes e a falta de estudos determinando como abordar pacientes com diferentes variações. Uma metanálise, realizada em 25 estudos totalizando 13.629 pacientes avaliando o impacto do uso de genotipagem de CYP2D6, não demonstrou diferenças em toxicidade ou benefício clínico. Em doenças não oncológicas, com efeito, a implementação de tal estratégia também se mostrou ineficiente. Portanto, atualmente, o uso prático da farmacogenômica como estratégia de personalização permanece questionável. Em pacientes idosos, o foco deve ser avaliar a necessidade de cada medicamento utilizado constantemente e buscar reduzir o número, de modo a limitar o potencial para interações.

■ Seguimento após o tratamento curativo

O seguimento após o tratamento curativo é um dos elementos cruciais e, ao mesmo tempo, mais problemáticos do tratamento. São poucas as evidências em favor do uso intenso de exames de imagem ou marcadores tumorais – mesmo em tumores onde eles são usados com intensidade, como no câncer de ovário. Uma vez que a doença se torne radiológica ou clinicamente evidente, a cura é, em geral, impossível (excetuando certos tumores ultrassensíveis ou recorrências locais), e as evidências acerca do benefício do diagnóstico precoce de recorrências não são inequívocas. O uso de CTCs ou ctDNA como técnica de seguimento permitiria, em tese, a detecção de baixas quantidades de doença residual após o fim do tratamento adjuvante, possibilitando a extensão do tratamento, ou, ainda, a reintrodução de tratamento precocemente se detectadas durante o seguimento. Essa função hipotética, no entanto, depende de múltiplos fatores, que merecem ser estudados em profundidade antes do uso da estratégia:

- CTCs/ctDNA são detectáveis antes de uma recorrência radiologicamente/clinicamente evidente?

Os dados disponíveis atualmente, oriundos de estudos em múltiplos tipos de tumores, sugerem que sim. Em câncer de mama triplo-negativo e câncer de pulmão não pequenas células, a detecção de ctDNA é um marcador de recorrências clínica próxima.

- Existe alguma intervenção validada para esse cenário?

Não. O estudo *treat* CTC, que pesquisava a possibilidade do uso de trastuzumab em pacientes com CTCs positivas para HER2+ após a conclusão da sua proficiência, foi, infelizmente, interrompido antes de sua conclusão. Estudos específicos com ctDNA são necessários antes do uso da estratégia.

Em pacientes idosos, é importante enfatizar durante o seguimento a contínua reavaliação geriátrica dos pacientes, de modo a adaptar a intensidade do seguimento à realidade presente. Portanto, mesmo que em um futuro próximo a prevenção de recorrência clínica se torne um cenário clínico, com intervenções validadas em estudos randomizados, seu uso em idosos não deverá ser indiscriminado.

Seguimento durante tratamento da doença metastática

O tratamento da doença metastática é ritmado, inevitavelmente, pelo desenvolvimento de resistência. Além disso, a utilização de biomarcadores preditivos testados em tecido oriundo do tumor primário é ainda comum, dado os riscos de biópsias invasivas de órgãos profundos onde estão as metástases. A pesquisa de ctDNA, dentro desse contexto, seria um avanço significativo em múltiplos aspectos, ao permitir a detecção precoce do surgimento de clones resistentes ao tratamento vigente e, consequentemente, a troca precoce de regime, em teoria, elevando sua efetividade e reduzindo o risco de toxicidade desnecessária. As mutações detectadas permitiriam, em tese, o desenho de regimes específicos contendo drogas que tenham como alvo específico as mutações detectadas.

Conclusão

O aumento na compressão do funcionamento do câncer, somado ao avanço de técnicas de NGS e do surgimento da terapia-alvo, expandiram as possibilidades para a aplicação da medicina baseada em genômica na oncologia. No entanto, para que esta seja verdadeiramente uma medicina personalizada, ela deve ser praticada dentro de um contexto geriátrico e multiprofissional. Além disso, o uso de drogas-alvo na ausência de biomarcadores clinicamente validados e de cenários clínicos aprovados deve ser evitada. A medicina baseada em genômica deve ser considerada, no presente momento, como experimental. É essencial, para o avanço desse campo, que estudos testando a estratégia personalizada sejam desenvolvidos (em oposição a estudos testando apenas drogas-alvo). Em um cenário ideal, esses estudos levariam em conta a crescente relevância epidemiológica dos pacientes idosos e incluiria a avaliação geriátrica de maneira sistemática, assim como os objetivos clínicos específicos para a população idosa.

Referências

Alix-Panabieres C, Pantel K. Clinical applications of circulating tumor cells and circulating tumor DNA as liquid biopsy. Cancer Discov. 2016 May 1;6(5):479-91.

Aronson SJ, Rehm HL. Building the foundation for genomics in precision medicine. Nature. 2015 Oct 14; 526(7573):336-42.

Balducci L, Extermann M. A practical approach to the older patient with cancer. Curr Probl Cancer. 2001 Feb;25(1):6-76.

Balducci L, Goetz-Parten D, Steinman MA. Polypharmacy and the management of the older cancer patient. Ann Oncol Off J Eur Soc Med Oncol ESMO. 2013 Oct;24 Suppl 7:vii36-40.

Ballman KV. Biomarker: predictive or prognostic? J Clin Oncol. 2015 Nov 20;33(33):3968-71.

Doroshow JH, Kummar S. Translational research in oncology – 10 years of progress and future prospects. Nat Rev Clin Oncol. 2014 Oct 7;11(11):649-62.

Garraway LA. Genomics-driven oncology: Framework for an emerging paradigm. J Clin Oncol. 2013 May 20;31(15):1806-14.

Goodwin S, McPherson JD, McCombie WR. Coming of age: ten years of next-generation sequencing technologies. Nat Rev Genet. 2016 May 17;17(6):333-51.

Hurria A, Dale W, Mooney M, Rowland JH, Ballman KV, Cohen HJ, et al. Designing therapeutic clinical trials for older and frail adults with cancer: U13 Conference recommendations. J Clin Oncol. 2014 Aug 20;32(24):2587-94.

Ignatiadis M, Lee M, Jeffrey SS. Circulating tumor cells and circulating tumor DNA: Challenges and opportunities on the path to clinical utility. Clin Cancer Res. 2015 Nov 1;21(21):4786-800.

Joyner MJ, Paneth N. Seven questions for personalized medicine. JAMA. 2015 Sep 8;314(10):999.

Kwa M, Makris A, Esteva FJ. Clinical utility of gene-expression signatures in early stage breast cancer. Nat Rev Clin Oncol. 2017 May 31;14(10):595-610.

Manzoni C, Kia DA, Vandrovcova J, Hardy J, Wood NW, Lewis PA, et al. Genome, transcriptome and proteome: the rise of omics data and their integration in biomedical sciences. Brief Bioinform. 2016 Nov 22.

McGranahan N, Swanton C. Clonal heterogeneity and tumor evolution: Past, present, and the future. Cell. 2017 Feb;168(4):613-28.

Pantel K, Speicher MR. The biology of circulating tumor cells. Oncogene. 2016 Mar10;35(10):1216-24.

Pondé N, Dal Lago L, Azim HA. Adjuvant chemotherapy in elderly patients with breast cancer: key challenges. Expert Rev Anticancer Ther. 2016 Apr 8;1-11.

Raphael BJ, Dobson JR, Oesper L, Vandin F. Identifying driver mutations in sequenced cancer genomes: computational approaches to enable precision medicine. Genome Med. 2014;6(1):5.

Redekop WK, Mladsi D. The faces of personalized medicine: A framework for understanding its meaning and scope. Value Health. 2013 Sep;16(6):S4-9.

Stergiopoulos K, Brown DL. Genotype-guided vs clinical dosing of warfarin and its analogues: meta-analysis of randomized clinical trials. JAMA Intern Med. 2014 Aug 1;174(8):1330.

Wheeler HE, Maitland ML, Dolan ME, Cox NJ, Ratain MJ. Cancer pharmacogenomics: strategies and challenges. Nat Rev Genet. 2012 Nov 27;14(1):23-34.

Capítulo 17

Tatiana de Fátima Gonçalves Galvão

Avaliação de Risco e Manejo de Cardiotoxicidade no Idoso

A incidência do câncer aumenta com a idade, e, conforme a expectativa de vida da população aumenta, consequentemente há um aumento no número de pacientes idosos com neoplasias. De acordo com dados publicados, nos próximos dez anos 70% dos pacientes recém-diagnosticados com câncer terão mais de 65 anos. Sabe-se que as comorbidades e os fatores de risco que podem complicar o tratamento oncológico são mais comuns nos pacientes idosos.

Além disso, apesar de os idosos responderem pela maioria dos casos de câncer e, consequentemente, receberem a maioria das doses de quimioterapia, eles são historicamente sub-representados em estudos clínicos, com pacientes com mais de 65 anos representando menos de 40% dos pacientes alocados. Por isso, há menos evidências sobre os riscos a longo prazo nessa população de sobreviventes de câncer.

Ademais, comorbidades e fatores de risco que possam complicar ou atrasar o tratamento das neoplasias são mais comuns nos pacientes idosos. Estudos demonstram que 87% dos pacientes idosos com neoplasia apresentam ao menos uma comorbidade e 50% deles têm histórico de doença cardiovascular. Pacientes idosos também têm mais chances do que os pacientes jovens de estarem tomando medicamentos passíveis de terem interações farmacocinéticas com agentes antineoplásicos, o que pode exacerbar a toxicidade dos mesmos.

O tratamento do câncer, incluindo quimioterapia, terapia-alvo, radioterapia e terapia hormonal, implica vários tipos de toxicidade, tanto a curto quanto a longo prazo. Dentre eles, a mais temida é a cardiotoxicidade, visto que estudos demonstram que as doenças cardiovasculares são a principal causa de mortalidade não oncológica (recidiva ou neoplasia secundária) em pacientes com tratamento oncológico prévio.

A cardiotoxicidade inclui eventos agudos, como arritmias, síndrome coronariana aguda, trombose arterial ou venosa, pericardite e miocardite, e eventos crônicos, como disfunção ventricular (sintomática ou assintomática).

O tratamento neoplásico pode afetar o sistema cardiovascular tanto por efeitos diretos sobre os cardiomiócitos resultando em cardiomiopatia, por exemplo, quanto por efeitos indiretos, como hipertensão arterial sistêmica, com subsequente aumento do risco de doença cardíaca.

Várias classes de quimioterápicos podem causar cardiotoxicidade. Dentre elas, destacam-se os antracíclicos, utilizados como tratamento de tumores sólidos e hematológicos. Essa classe inclui algumas das principais drogas utilizadas no tratamento do câncer de mama, mas ela também é empregada em linfomas, leucemias, sarcomas.

A principal cardiotoxicidade associada aos antracíclicos é a insuficiência cardíaca, que pode ocorrer durante a infusão da droga (menos frequente) após um a dois anos (mais frequente) e até 30 anos após a exposição à droga. Raramente, essa classe de drogas pode causar efeitos cardiotóxicos agudos durante ou logo após sua administração: alterações no eletrocardiograma, arritmias, pericardite e miocardite. Entretanto, em geral, esses eventos são autolimitados e nem sempre estão relacionados com uma insuficiência cardíaca posterior.

Alguns estudos demonstram que a taxa de insuficiência cardíaca associada a antracíclicos é de 5%, com dose cumulativa de 400 mg/m^2, 16%, com dose de 500 mg/m^2 e 26%, com dose de 550 mg/m^2.

O mecanismo de cardiotoxicidade dessa classe de drogas abrange a formação de radicais livres, indução de apoptose, redução da contratilidade cardíaca decorrente de alterações na produção de trifosfato de adenosina e lesão do DNA miocárdico pela ligação desse agente ao DNA e à topoisomerase 2-β nos miócitos cardíacos, resultando na formação de um complexo que culmina com morte celular. Vale lembrar que a topoisomerase 2-β é uma enzima envolvida na transcrição e replicação do DNA.

Dentre os fatores de risco independentes para cardiotoxicidade por antracíclicos, estão: idade superior a 65 anos (independentemente de comorbidades), dose total cumulativa da medicação, radioterapia mediastinal, associação a outros quimioterápicos (como o trastuzumabe, por exemplo), doenças preexistentes (histórico prévio de insuficiência cardíaca ou disfunção cardíaca, hipertensão arterial sistêmica, diabetes *mellitus*, doença arterial coronariana) e infusão de curta duração da droga. Estudos demonstram que pacientes com mais de 65 anos apresentam duas vezes mais risco para o desenvolvimento de cardiotoxicidade induzida por doxorrubicina, quando comparados com pacientes jovens, mesmo após ajuste para outros fatores de risco. Também foi comprovado que, com doses cumulativas superiores a 400 mg/m^2, a probabilidade de desenvolvimento de cardiotoxicidade nos idosos aumentava três vezes. Essa elevação do risco de cardiotoxicidade por antracíclicos nos pacientes idosos foi evidenciada tanto em estudos populacionais quanto em ensaios clínicos.

De fato, o uso de antracíclicos representa um dos dilemas no tratamento de idosos com neoplasias. A idade, por si só, não deveria impedir o uso de um tratamento curativo ou que prolongue a sobrevida e melhore a qualidade de vida.

Entretanto, como trata-se de uma população de mais alto risco, a avaliação e o controle dos fatores de risco antes do tratamento, a monitorização adequada durante e após o mesmo e a intervenção precoce em casos de disfunção miocárdica são essenciais. O uso de formulações lipossomias e desraxozane ou o prolongamento do tempo de infusão podem ser considerados, nos casos de mais alto risco.

Uma vez detectado algum sinal de cardiotoxicidade, é fundamental a atuação conjunta de um cardiologista, para que seja considerada a introdução de drogas cardioprotetoras, ou seja, medicamentos cuja literatura demonstrou ação na redução na incidência de disfunção miocárdica, como os inibidores da enzima conversora de angiotensina e alguns tipos de betabloqueadores, por exemplo.

Outro quimioterápico cuja probabilidade de cardiotoxicidade está associada à idade é o trastuzumabe, visto que estudos demonstraram que, entre os pacientes que receberam essa droga, os fatores de risco para insuficiência cardíaca incluíam: idade superior a 80 anos, comorbidades cardíacas, como doença arterial coronariana e hipertensão arterial sistêmica, e tratamento prévio com antraciclina e paclitaxel.

Com relação às outras classes de quimioterápicos, ainda não há uma relação comprovada de risco aumentado de modo independente em pacientes idosos. O mesmo aplica-se à radioterapia. Talvez essa associação não tenha ainda sido demonstrada em decorrência da menor representatividade de idosos em estudos clínicos.

Nos idosos, é importante levar em consideração o potencial de cardiotoxicidade do tratamento tanto durante quanto após o seguimento desses pacientes. Nesses pacientes, é fundamental a realização de uma monitorização adequada da cardiotoxicidade e identificação e tratamento dos fatores de risco cardiovascular. Entretanto, apesar do risco de cardiotoxicidade nessa faixa etária, os tratamentos antineoplásicos necessários não devem ser evitados com base apenas na idade do paciente.

A Sociedade Internacional de Oncologia Geriátrica (SIOG) recomenda a monitorização da fração de ejeção após cada dois ou três ciclos de antracíclicos, para pacientes com 70 anos ou mais.

Há necessidade de inclusão de mais pacientes idosos em estudos de modelos de predição de risco com biomarcadores ou ecodopplercardiograma com *strain*, por exemplo, a fim de se determinar qual o esquema de monitorização mais adequado para essa população.

Outro ponto a ser considerado no tratamento oncológico de pacientes idosos é a necessidade de realização de procedimentos cirúrgicos. Como, em geral, esses pacientes apresentam mais fatores de risco cardiovascular do que pacientes jovens, o risco cirúrgico acaba sendo maior. Portanto, é essencial uma avaliação pré-operatória adequada, a fim de minimizá-lo. Porém, mais uma vez, é importante relembrar que um maior risco nessa faixa etária não deve impedir a realização de um procedimento que se faz necessário para a obtenção do tratamento oncológico do paciente.

Deve-se também ter em mente que, apesar da tendência de os pacientes idosos sejam subtratados, devido ao medo da toxicidade dos quimioterápicos e dos riscos cirúrgicos, também deve-se evitar um tratamento excessivo e que acarretaria muito alto risco para esses indivíduos.

Para se alcançar um equilíbrio entre o risco e o benefício do tratamento para cada paciente, é fundamental que o médico faça uma avaliação inicial detalhada, o que deveria incluir histórico, exame físico, ecodopplarcardiograma, eletrocardiograma e exames laboratoriais, a fim de determinar a presença de fatores de risco, comorbidades, estado funcional, função cardíaca basal, arritmia, infarto do miocárdio ou outras doenças cardiovasculares prévias.

Dois idosos com a mesma idade podem ter comorbidades e estado funcional completamente distintos, o que os coloca em diferentes perfis de risco de toxicidade do tratamento oncológico. Alguns pacientes idosos com câncer são claramente frágeis, e talvez tenham um risco muito elevado para serem submetidos a um tratamento quimioterápico cardiotóxico. Uma outra parte é claramente saudável, e com perfil de risco semelhante a pacientes mais jovens. Entretanto, a maior parte dos idosos com neoplasia está entre esses dois extremos; sendo razoavelmente saudáveis, mas vulneráveis. Nesses pacientes, recomenda-se considerar-se uso de terapia menos cardiotóxica (redução da dose máxima cumulativa, uso de infusão contínua de antracíclico, uso de epirrubicina em vez de doxorrubicina, antraciclina lipossomal e dexrazoxane). Todos esses cuidados são necessários para a redução da incidência de cardiotoxicidade, sem comprometimento da eficácia antitumoral do tratamento.

Concluindo-se, é importante salientar que o profissional envolvido no tratamento de pacientes idosos com câncer deve avaliá-lo minuciosamente, a fim de levar em consideração não apenas a idade dos mesmos, mas o seu estado funcional e perfil de fatores de risco, para estabelecer o tratamento com melhor equilíbrio entre segurança cardiovascular e eficácia oncológica, para cada paciente. E, além de controlar e tratar os fatores de risco e comorbidades presentes, é fundamental que, uma vez instituído o tratamento, haja uma monitorização periódica e, se for detectado algum sinal de cardiotoxicidade, é preciso uma intervenção em termos de cardioproteção o mais precoce possível.

≡ Referências

Aapro M, Bernard-Marty C, Brain EG, et al. Anthracycline cardiotoxicity in the elderly cancer patient: A SIOG expert position paper. Ann Oncol. 2011;22: 257-67.

Accordino MK, Neugut AI, Hershman DL. Cardiac effects of anticancer therapy in the elderly. J Clin Oncol. 2014 Aug 20;32(24):2654-61.

Albini A, Pennesi G, Donatelli F, et al. Cardiotoxicity of anticancer drugs: The need for cardio-oncology and cardio-oncological prevention. J Natl Cancer Inst. 2010;102:14-25.

Balducci L, Extermann M. Cancer and aging: An evolving panorama. Hematol Oncol Clin North Am. 2000;14:1-16.

Bovelli D, Platanoitis G, Roila F, et al. Cardiotoxicity of chemotherapeutic agents and radiotherapy-related heart disease: ESMO clinical practice guidelines. Ann Oncol. 2010;(5)21:v277-82.

Felker GM, Thompson RE, Hare JM, et al. Underlying causes and long-term survival in patients with initially unexplained cardiomyopathy. N Engl J Med. 2000;342:1077-84.

Ferri N, Siegl P, Corsini A, et al. Drug attrition during pre-clinical and clinical development: Understanding and managing drug-induced cardiotoxicity. Pharmacol Ther. 2013;138:470-84.

Jones RL, Ewer MS. Cardiac and cardiovascular toxicity of nonanthracycline anticancer drugs. Expert Rev Anticancer Ther. 2006;6:1249-69.

Swain SM, Whaley FS, Ewer MS. Congestive heart failure in patients treated with doxorubicin: A retrospective analysis of three trials. Cancer 2003;97: 2869-79.

Thieblemont C, Grossoeuvre A, Houot R, et al. Non-Hodgkin's lymphoma in very elderly patients over 80 years. A descriptive analysis of clinical presentation and outcome. Ann Oncol 2008;19: 774-9.

Unger JM, Coltman CA Jr, Crowley JJ, et al. Impact of the year 2000 Medicare policy change on older patient enrollment to cancer clinical trials. J Clin Oncol. 2006;24:141-4.

Yeh ET, Bickford CL. Cardiovascular complications of cancer therapy: Incidence, pathogenesis, diagnosis, and management. J Am Coll Cardiol. 2009;53:2231-47.

Capítulo 18

Andrea Pereira
Sandra Elisa Adami Batista Gonçalves

Avaliação, Implicações e Manejo do Estado Nutricional em Idosos com Câncer

☰ Introdução

A perda de massa muscular e de peso no paciente oncológico, em todas as faixas etárias, associa-se à piora da função física, da qualidade de vida, da tolerância à terapia oncológica e da taxa de sobrevida. Isso pode ser observado na Figura 18.1, que demonstra a influência do índice de massa corpórea (IMC) e do porcentual de perda de peso na sobrevida dos pacientes com doença oncológica grave.

No idoso, a desnutrição é mais frequente a partir dos 70 anos devido à ingestão calórica inadequada, sobretudo à custa do baixo consumo de proteínas, estando associada a fragilidade, alteração cognitiva, mobilidade, humor, estado psíquico e qualidade de vida.

De 5 a 13% dos indivíduos ≥ 60 anos de idade têm baixa massa muscular, com aumento dessa prevalência para até 50% em pessoas ≥ 80 anos. Essa estatística é embasada em trabalhos internacionais, já que para a população brasileira ainda não há dados uniformes. A perda de massa muscular no idoso aumenta o risco de toxicidade da quimioterapia em comparação com outros grupos etários. Em contrapartida, há um aumento progressivo da gordura visceral no envelhecimento, o que promove não só um aumento do risco de comorbidades e risco cardiovascular, mas também piora o prognóstico e a resposta ao tratamento oncológico.

Vários fatores interferem no estado nutricional do paciente oncogeriátrico, piorando o

Figura 18.1
O valor de 0-4 prediz a sobrevida dos pacientes com câncer avançado. Com base em grupos de índice de massa corpórea (IMC) e perda de peso mostrando uma média de sobrevida (0 – melhor prognóstico e 4 – pior prognóstico).

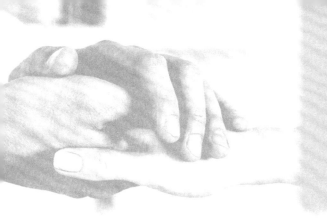

Fonte: Baracos VE, Martin L, Korc M, Guttridge DC, Fearon KCH. Cancer-associated cachexia. Nat Publ Gr [Internet]. 2018;4:1-18.

seu prognóstico e sua resposta ao tratamento, como hipercatabolismo, depressão, comorbidades, xerostomia, anorexia, astenia, dentre outros. Embora a maior prevalência de desnutrição seja encontrada nos tumores do trato digestório, ela pode ocorrer em todos os tipos de câncer no envelhecimento.

Em função da importância do estado nutricional e de suas consequências no prognóstico e tratamento do câncer, várias ferramentas foram criadas para proporcionar uma avaliação direta do risco e estado nutricional do idoso, além de facilitar uma intervenção nutricional mais precoce. A sarcopenia e avaliação da composição corporal serão abordadas em um capítulo específico.

Avaliação do estado nutricional
Antropometria
Peso

A avaliação de peso é uma medida simples, porém da maior importância para avaliar o porcentual de perda de peso para graduar risco nutricional, conforme descrito na Tabela 18.1.

Valor de perda de peso (%) = (peso habitual (kg) − peso atual (kg)) × 100)/peso habitual (kg)

Índice de massa corpórea (IMC)

Essa também é uma medida isolada que pode ser usada em uma avaliação inicial para classificar o idoso quanto ao estado nutricional. Pode ter como base a classificação para adultos ou em uma específica para idosos, descritas a seguir:

- Para pacientes com idade entre 18-65 anos
   - < 16 kg/m^2: desnutrição grau III.
   - 16-16,9 kg/m^2: desnutrição grau II.
   - 17-18,4 kg/m^2: desnutrição grau I.
   - 18,5-24,9 kg/m^2: eutrofia.
   - 25-29,9 kg/m^2: sobrepeso.
   - 30-34,9 kg/m^2: obesidade grau I.
   - 35-39,9 kg/m^2: obesidade grau II.
   - ≥ 40 kg/m^2: obesidade grau III.
- Para pacientes idosos (≥ 60 anos)
   - < 23 kg/m^2: baixo peso.
   - 23 > IMC < 28 kg/m^2: eutrofia.
   - 28 e < 30 kg/m^2: sobrepeso.
   - 30 kg/m^2: obesidade.
- Ou (≥ 65 anos)
   - < 22 kg/m^2: desnutrição.
   - 22-27 kg/m^2: eutrofia.
   - 27 kg/m^2: obesidade.

Circunferências

São medidas que inferem a composição corporal do paciente, práticas e fáceis de realizar.

- *Circunferência do braço (CB)*: de fácil aferição, sua combinação com a medida da prega cutânea do tríceps (PCT) permite, pela aplicação de fórmulas, calcular a circunferência muscular do braço (CMB) e a área muscular do braço (AMA), e, assim, aferir o estado nutricional.
- *Circunferência da cintura (CC)*: indicador de adiposidade profunda, deve ser realizada em pé.
- *Circunferência do quadril (CQ)*: associada à gordura visceral, é utilizada para calcular a relação da cintura-quadril (RCQ) como estimativa de risco cardiovascular. RCQ ≥ 1,0 para homens, e ≥ 0,8 para mulheres, é

Tabela 18.1
Classificação da perda de peso habitual em porcentagem

Período	Perda moderada (%)	Perda grave (%)
1 semana	≤ 2,0	> 2,0
1 mês	≤ 5,0	> 5,0
3 meses	≤ 7,5	> 7,5
6 meses ou +	≤ 10,0	> 10,0

Fonte: Secretaria da Saúde. Protocolos de Nutrição Clínica. www.hgv.pi.gov.br. 2012; 1–22.

sugestivo de obesidade androide e indica risco aumentado de doenças relacionadas com a obesidade.

- *Circunferência da panturrilha (CP)*: considerada pela Organização Mundial da Saúde a medida mais fidedigna e sensível de massa muscular no idoso, sendo superior à circunferência do braço.

Na Tabela 18.2, estão indicados os parâmetros necessários para graduar o risco nutricional, de acordo com o gênero.

Pregas cutâneas

A medida das pregas ou dobras cutâneas fornecem, de maneira relativamente simples e não invasiva, uma estimativa da gordura corporal e a distribuição da gordura subcutânea. As mais usadas na prática clínica são:

A prega cutânea do tríceps (PCT), aferida na região do tríceps, é a mais representativa da gordura subcutânea, portanto, a mais usada. Na Tabela 18.2, podemos ver a sua associação ao estado nutricional.

■ Questionários e ferramentas de avaliação nutricional

A investigação do perfil nutricional do idoso envolve quatro ferramentas principais: o *Nutrition Risk Screening* 2002 (NRS 2002), Miniavaliação Nutricional (MAN), Avaliação Subjetiva Global (SGA), Avaliação Subjetiva Global Produzida pelo Paciente (ASG-PPP) e *Malnutrition Universal Screening Tools* (MUST). Elas são empregadas para detectar a presença e o risco de desnutrição em pacientes hospitalizados, em *home care* e institucionalizados.

Nutrition Risk Screening 2002 (NRS 2002)

Esse método inclui uma pré-avaliação com quatro questões e uma fase final, em que há uma categorização dos pacientes quanto ao risco nutricional. Essa ferramenta considera a idade do paciente e atribui pontuação de acordo com a gravidade da doença, com ajuste por idade para os pacientes com mais de 70 anos. O risco nutricional é avaliado pela combinação do estado nutricional atual e a gravidade da doença, sendo composto das seguintes variáveis: IMC, perda de peso recente e ingestão alimentar na semana que antecedeu a internação hospitalar.

Miniavaliação nutricional

A Miniavaliação Nutricional (MAN) é composta de um questionário dividido em

Tabela 18.2
Classificação do estado nutricional de acordo com PCT, CB e CMB, segundo o sexo masculino e feminino

Masculino	Eutrófico	90%	80%	70%	60%
PCT	12,5	11,3	10	8	7,5
CB	29	26	23	20	18
CMB	25	23	20	17	15
Feminino	Eutrófico	90%	80%	70%	60%
PCT	16	15	13	11	9
CB	27	25	22	20	17
CMB	23	21	18	16	13

Classificação: • > 120%: obeso • 110-120%: sobrepeso • 90-110%: eutrófico • 80-90%: desnutrição leve • 60-80%: desnutrição moderada • < 60%: desnutrição grave.
Fonte: Sass A, Marcon SS. Comparação de medidas antropométricas de idosos residentes em área urbana no sul do Brasil, segundo sexo e faixa etária. Rev Bras Geriatr e Gerontol. 2015;18(2):361-72.

duas partes: triagem e avaliação global. A triagem consiste em questões que abrangem alterações na ingestão alimentar (apetite, problemas digestivos, dificuldades de mastigação, disfagia ou odinofagia); perda de peso; mobilidade; ocorrência de estresse psicológico ou doença aguda; cálculo do índice de massa corporal.

É um método prático e rápido, podendo ser concluído em cinco minutos e tem um escore máximo de 14 pontos. Os valores ≥ 12 indicam estado nutricional satisfatório; já valores ≤ 11 sugerem risco nutricional ou desnutrição, tornando-se necessário a continuação do questionário.

Avaliação Subjetiva Global (ASG)

Essa ferramenta inclui questões sobre estilo de vida, presença ou não de lesões de pele, úlceras por pressão, uso de medicações, avaliação dietética, autoavaliação e antropometria (perímetro do braço e da panturrilha). Esses dados descrevem a perda de peso nos últimos seis meses e alterações nas duas últimas semanas. Também é um método rápido, sendo concluído em até 15 minutos. O resultado final, é dado pelo somatório das questões. Valores ≥ 12 correspondem a estado nutricional adequado, já valores entre 17 e 23,5 sugerem risco nutricional e < 17 indicam desnutrição.

Avaliação Subjetiva Global Produzida pelo Paciente (ASG-PPP)

É uma ferramenta específica para oncologia, fácil e de baixo custo, constituída por um questionário autoaplicativo. É dividido em duas fases: na primeira, o próprio paciente responde às questões (alteração de peso, da ingestão alimentar e capacidade funcional); na segunda fase, um profissional responde às questões pela avaliação dos fatores que aumentam a demanda metabólica (estresse, febre, estádio do tumor e exame físico) semelhante à Avaliação Subjetiva Global (ASG). A ASG-PPP classifica o estado nutricional dos pacientes em três níveis: bem nutrido, moderadamente desnutrido (ou suspeita de ser) e gravemente desnutrido.

Malnutrition Universal Screening Tools (MUST)

É uma ferramenta que utiliza o IMC, a perda de peso e a doença de base para graduar risco de desnutrição em baixo, médio e alto.

≡ Métodos laboratoriais

O Balanço Nitrogenado (BN), que demonstra o desequilíbrio existente entre anabolismo e catabolismo proteico, é um método sensível e prático. As concentrações plasmáticas de albumina, transferrina, proteína ligadora do retinol, linfócitos e pré-albumina também podem ser utilizadas com essa finalidade, porém são influenciadas pela presença de infecções, insuficiência hepática e renal e, portanto, não são específicas para o estado nutricional. A Tabela 18.3 demonstra os principais resultados relacionados com estado nutricional e suas principais limitações.

≡ Conclusões

A avaliação nutricional é uma ferramenta importante na geriatria oncológica, devendo ser precoce a fim de melhorar a intervenção e o prognóstico do paciente, além dos resultados no tratamento neoplásico. Existem vários métodos e ferramentas possíveis que devem ser escolhidos de acordo com a realidade de cada departamento de oncologia e da experiência clínica da equipe de nutrição. É de grande importância padronizar a avaliação de todos os pacientes oncológicos logo ao diagnóstico, conscientizando toda a equipe da importância desses parâmetros, comprovada cientificamente.

Tabela 18.3
Uso clínico, limitações, meia-vida e classificação nutricional das proteínas plasmáticas e linfócitos

Proteínas	Meia-vida (dias)	Uso clínico	Limitações	Valores de referência
Albumina	14-21	Índice prognóstico de gravidade	Hidratação, distúrbio renal e hepático	> 3,5 g/dL = normal 3,0-3,5 g/dL = depleção leve 2,4-2,9 g/dL = depleção moderada < 2,4 g/dL = depleção grave
Transferrina	8-9	Índice prognóstico e monitorização	Alteração do metabolismo do ferro	150-200 mg/dL = depleção leve 100-150 mg/dL = depleção moderada < 100 mg/dL = depleção grave
Pré-albumina	2	Índice prognóstico e monitorização	Distúrbio renal, hepático e inflamação	20 mg/dL = normal 10-15 mg/dL = depleção leve 5-10 mg/dL = depleção moderada < 5 mg/dL = depleção grave
Linfócitos	–	Índice prognóstico e monitorização	Inflamação, distúrbios hematológicos e imunológicos	1.200 a 2.000/mm^3 = depleção leve 800 a 1.199/mm^3 = depleção moderada < 800/mm^3 = depleção grave

Fonte: Acuña K, Cruz T. Avaliação do estado nutricional de adultos e idosos e situação nutricional da população brasileira. Arq Bras Endocrinol Metab. 2004;48(3):345-61.

≡ Referências

Acuña K, Cruz T. Avaliação do estado nutricional de adultos e idosos e situação nutricional da população brasileira. Arq Bras Endocrinol Metab. 2004;48(3): 345-61.

Baracos VE, Martin L, Korc M, Guttridge DC, Fearon KCH. Cancer-associated cachexia. Nat Publ Gr [Internet]. 2018;4:1–18. Available from: http://dx.doi.org/10.1038/nrdp.2017.105.Sass A, Marcon SS. Comparação de medidas antropométricas de idosos residentes em área urbana no sul do Brasil, segundo sexo e faixa etária. Rev Bras Geriatr e Gerontol. 2015; 18(2):361-72.

Secretaria da Saúde. Protocolos de Nutrição Clínica. www.hgv.pi.gov.br. 2012. p. 1-22.

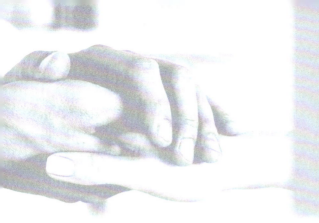

Capítulo 19

Luciana Diniz Nagem Janot de Matos
Milene Silva Ferreira

Pré-Habilitação e Reabilitação no Idoso com Câncer

≡ Introdução

O aumento da gama de possibilidades diagnósticas e terapêuticas tem gerado o crescimento exponencial de uma população que sobrevive ao câncer, mas que muitas vezes mantêm efeitos colaterais dos tratamentos a que foram submetidos. Com isso, a reabilitação de pacientes oncológicos tem se tornado uma área de grande expansão e interesse, e atualmente deve fazer parte do tratamento do paciente com câncer.

A classificação de Dietz didaticamente divide a reabilitação oncológica em:

- *Reabilitação preventiva ou pré-habilitação*: a ênfase da reabilitação preventiva é na intervenção precoce a fim de prevenir ou atrasar complicações relacionadas com o câncer ou sua terapêutica. Inclui avaliações funcionais (físicas, cognitivas e psicológicas), realizadas no início do cuidado do câncer para identificar incapacidades ou risco de incapacidades. A intervenção é voltada para a melhora da capacidade funcional, reservas fisiológicas e capacidade de enfrentamento, garantindo melhores resultados da terapia oncológica. A detecção da síndrome de fragilidade do idoso pode nortear, inclusive, a escolha da terapia de base. Atenção a sinais, como redução da dissociação de cinturas, da amplitude articular de tornozelo na marcha e da força da musculatura inspiratória e expiratória, é importante, pois esses indícios podem preceder os sinais clássicos de fragilidade ou mesmo incapacidades. A pré-habilitação cabe aos pacientes que precisam de um preparo funcional previamente ao início da terapêutica oncológica e também àqueles que já estão em tratamento a fim de reduzir o risco de complicações (p. ex., osteoporose e insuficência cardíaca) ou o impacto das mesmas. Estudos demonstram, inclusive, redução do tempo de permanência hospitalar e dos custos relacionados com o tratamento do câncer. Deve ser realizada em centros de reabilitação especializados.
- *Reabilitação restauradora*: para pacientes que apresentam alguma incapacidade funcional, visa resgatar por completo a independência. Deve ser realizada em Centros de Reabilitação especializados.
- *Reabilitação de suporte*: voltada aos pacientes com déficits permanentes secundários à terapia oncológica. O objetivo da reabilitação de suporte é reestabelecer a

independência máxima possível, dependendo do prognóstico, utilizando técnicas de adaptação funcional e tecnologia assitiva. Pode ser realizada mesclando terapias em Centro de Reabilitação e em domicílio, de acordo com a tolerância do paciente.

- *Reabilitação paliativa*: desempenha seu papel, sobretudo com os pacientes que estão enfrentando a terminalidade. Objetiva conforto, facilitação do cuidado, apoio ao cuidador e redução do impacto da imobilidade. Deve ser realizada em domicílio por equipe especializada.

O cerne da reabilitação é a prevenção e tratamento da incapacidade, visto serem comuns alterações altamente incapacitantes, como fadiga, descondicionamento, linfedema, dor, neuropatias, artropatias, fraqueza muscular, alterações cognitivas e psicoafetivas, alterações na deglutição, dentre outras. Nos idosos, essas complicações somam-se ao processo natural de senescência e ao possível acúmulo de comorbidades adquiridas ao longo da vida, tornando necessário um processo de reabilitação mais cuidadoso e individualizado.

Neste capítulo, discorreremos sobre a reabilitação, com foco em sintomas comuns à doença e ao paciente idoso, expondo as evidências atuais da literatura e protocolos adotados no centro de reabilitação do nosso hospital.

≡ Fadiga

Em um processo de reabilitação, o questionamento sobre a presença e a quantificação da fadiga é obrigatório, pois além de sua presença ter impacto negativo nas atividades de trabalho, sociais, de vida diária e de humor, pode afetar diretamente a qualidade de vida dos pacientes e interferir na adesão ao tratamento proposto.

Sua prevalência é bastante variável, mas a maioria dos estudos a reportam entre 30 e 60% durante o tratamento do câncer.[4] Apesar de ser esperada a melhora após um ano de tratamento, uma minoria de pacientes pode referi-la por longo período, com estudos de longa duração em sobreviventes de câncer sugerindo que entre um quarto e um terço dos pacientes refere fadiga persistente por até dez anos após diagnóstico do câncer.

A fadiga relacionada com o câncer pode se apresentar com aspectos físicos e psíquicos, como fraqueza generalizada, diminuição de concentração e atenção, redução de motivação e labilidade emocional, o que a faz compartilhar sintomas similares à depressão e até mesmo com o próprio processo de envelhecimento.

Apesar de multifatorial e relacionada com fatores demográficos, psicossociais, comportamentais, biológicos e comorbidades médicas, o mecanismo que tem ganhado destaque na investigação da fadiga relacionada com o câncer é a inflamação, com a desregulação de citocinas pró-inflamatórias desempenhando um papel central.

Estudos têm relacionado citocinas inflamatórias periféricas como sinalizadoras do sistema nervoso central na geração de sintomas de fadiga e outras mudanças comportamentais, via alterações de processos neurais.[6] Na fadiga relacionada com o câncer, o próprio tumor ou o tratamento para erradicá-lo podem ativar as citocinas inflamatórias. Achados nessa área não são uniformes e tais inconsistências podem ser decorrentes de diferenças na definição e avaliação de fadiga relacionada com o câncer, as características dos tipos de câncer, os tratamentos realizados e as avaliações de provas inflamatórias executadas. Nesse sentido, o achado mais consistente atualmente é a relação entre PCR e fadiga pós-tratamento.

Alguns fatores são reconhecidos como de risco para a fadiga relacionada com o câncer, como a presença de fadiga pré-tratamento, distúrbios do sono, depressão, inatividade física, elevado índice de massa corpórea e solidão. Dentre esses fatores, a presença de fadiga na fase de pré-tratamento mostra-se como mais forte preditor de fadiga na fase de pós-tratamento.[4]

Indivíduos portadores desses fatores isolados ou associados já podem apresentar elevada atividade inflamatória no momento do diagnóstico, o que aumenta o risco de fadiga pré-tratamento e, em consequência, sua manutenção durante e após o tratamento para o câncer.

Diante disso, em um processo de reabilitação do paciente oncológico é fundamental que esses fatores sejam abordados e, se possível, corrigidos.

▪ Tratamento para a fadiga – O papel da reabilitação

Apesar de o exercício físico ser recomendado por associações médicas para os portadores de doença oncológica e estudos de metanálises sobre os efeitos do exercício na fadiga relacionada com o câncer[9] demonstrarem um efeito moderado favorável da atividade física nesses pacientes, uma importante limitação da literatura é a ausência de trabalhos direcionados especificamente a pacientes com fadiga. Portanto, é incerto se as recomendações gerais das diretrizes para pacientes oncológicos serão viáveis ou efetivas para o paciente com fadiga mais acentuada, sobretudo em se tratando do paciente idoso. Recente metanálise demonstrou que o exercício físico não piora a fadiga relacionada com o câncer, mas incertezas a respeito do seu efeito direto nesse sintoma ainda existem.

A fadiga pode ser uma barreira para participação de intervenções com exercícios ativos e, nesses casos, a reabilitação desempenhará um papel de extrema importância, com um planejamento terapêutico muitas vezes focado em técnicas mais passivas e analgésicas, nem sempre visando ao ganho, mas sim à manutenção da capacidade funcional do paciente. A inclusão de processo educacional, com técnicas de conservação de energia, higiene do sono, manejo de estresse, ajuste nutricional e controle de dor, deve fazer parte do programa de reabilitação do paciente com fadiga relacionada com o câncer.

Apesar de ser ainda pequeno o número de estudos, intervenções relacionadas com corpo-mente têm sido sugeridas como benéficas para portadores de fadiga persistente, incluindo-se meditação, ioga e acupuntura.

A avaliação médica antes de um processo de reabilitação e atividade física é recomendada. Alguns estudos sugerem as atividades supervisionadas ou em grupos como mais efetivas para qualidade de vida e ganho aeróbico e muscular. Entretanto, pacientes com fadiga moderada a acentuada muitas vezes precisarão do treinamento supervisionado e individualizado.

A tentativa de classificar o nível de fadiga é muito importante na fase inicial e no acompanhamento do processo de reabilitação. São várias as escalas disponíveis para a quantificação de fadiga. Em nosso serviço, optamos pelo pictograma de fadiga pela sua fácil aplicabilidade e característica visual. A partir da quantificação da fadiga, a intensidade de exercício ou mesmo o tipo de atividade a ser realizado poderá ser mais bem definido.

▪ Cardiotoxicidade e reabilitação

Não será incomum em um processo de reabilitação a presença de pacientes oncológicos com cardiopatias, sobretudo na população de idosos. O câncer e as doenças cardíacas são duas importantes causas de morte no mundo e compartilham fatores de risco comuns. Além disso, terapias para o câncer, como radiação ou quimioterapia, sabidamente causam complicações cardiovasculares. Em um processo de reabilitação, conhecer as principais complicações cardiovasculares induzidas pelos quimioterápicos e tratamento com radiação e saber se estão presentes é importante para a segurança do paciente. Dentre as principais complicações e avaliações a serem realizadas, a identificação do comprometimento da função cardíaca e a presença de isquemia são de extrema importância pela relação frequente que possuem com o tratamento oncológico.

■ Insuficiência cardíaca e isquemia

A insuficiência cardíaca induzida por quimioterápicos tem sido amplamente estudada e descrita em 1 a 5% de sobreviventes de câncer. Antracíclicos são os agentes quimioterápicos com maior relação com a cardiomiopatia induzida por quimioterapia, mas novos tratamentos, como o trastuzumabe ou inibidores de proteassoma, também podem desencadeá-la.

O desenvolvimento de doença coronariana aguda é associado ao tratamento do câncer, tanto por quimioterápicos como pela radioterapia. Além disso, o próprio câncer pode gerar um estado pró-trombótico e desencadear a síndrome coronariana aguda. Portanto, atenção a sintomas de precordialgia é de extrema importância e precisam ser prontamente investigados em portadores de câncer. As principais drogas relacionadas com coronariopatias são os antimetabólicos, inibidores de tirosina quinase, inibidores de angiogênese e agentes antimicrotúbulos.

A reabilitação cardíaca é recomendada como parte do tratamento de portadores de insuficiência cardíaca e doença coronariana; portanto, o exercício deverá ser instituído no paciente oncológico. levando-se em consideração o quadro clínico geral do paciente e as peculiaridades de cada tipo de câncer.

O exercício aeróbico é considerado uma estratégia não farmacológica para prevenção e/ou tratamento da cardiotoxicidade induzida por quimioterápicos. Diretrizes defendem exercícios de moderada intensidade, evitando-se a exaustão, o que é similar ao amplamente recomendado aos pacientes portadores de cardiopatias. Trabalhos randomizados comparando diferentes intensidades de exercício encontraram melhora na capacidade aeróbica e resistência muscular em grupos que realizaram treinamento de maior intensidade. Entretanto, apesar de também ser possível sua prescrição para portadores de doenças cardíacas, sua aplicação exige maiores cuidados e dependerá muito do quadro clínico geral do paciente e histórico prévio de atividade física.

Habitualmente, a avaliação cardiovascular com foco no paciente oncológico deve ser realizada e, se possível, o teste cardiopulmonar também, não apenas para individualização da prescrição da atividade aeróbica, mas para avaliação de indicadores ventilatórios que permitem estratificação da gravidade da doença, sobretudo na insuficiência cardíaca. Revisão sistemática sobre teste cardiopulmonar em indivíduos vivendo com câncer, tanto durante como após o tratamento, o considerou como seguro e indicado nessa população.

A prescrição do exercício aeróbico poderá ser realizada com intensidade moderada, entre 50-70%, durante o tratamento oncológico, podendo evoluir para 60-80% após o tratamento e de acordo com a capacidade funcional do paciente, utilizando-se a fórmula da frequência cardíaca (FC) de reserva:

FC de treinamento = (FC máxima – FC repouso) × % de intensidade do exercício + FC repouso.

O ideal para o cálculo da fórmula é que se tenha um teste ergométrico finalizado por exaustão e se extrair deste a FC máxima. Não estando disponível, a utilização da FC máxima prevista para a idade pode ser utilizada.

Havendo o teste cardiopulmonar, o treinamento poderá ser executado entre os limiares ventilatórios, de maneira progressiva, respeitando a capacidade funcional inicial do paciente.

Em toda prescrição de intensidade do treinamento aeróbico, associar a escala subjetiva de esforço – escala de BORG – é muito útil. O paciente deverá perceber o exercício como ligeiramente cansativo a cansativo (entre 13-15 em uma escala de 6 a 20).

O tempo de execução do treinamento aeróbico poderá variar de acordo com a capacidade funcional de cada paciente (entre 20-50 minutos), mas sempre respeitando um período de cinco minutos de aquecimento e desaquecimento.

Exercícios resistidos devem ser associados ao treinamento aeróbico duas a três vezes por semana, com duas séries de oito a dez repetições em oito a dez grupamentos musculares. Na presença de linfedema, o uso de recurso compressivo pode ser utilizado. A intensidade dos exercícios resistidos pode ser determinada a partir do teste de uma repetição máxima e ser de 50-60% para os membros inferiores e 30-40% para os membros superiores.

Em nosso serviço, o programa de reabilitação oncológica visando ao condicionamento físico geral é composto de uma avaliação médica prévia, na qual se determina, após conhecimento do quadro clínico do paciente e sua estratificação de risco, o tipo de programa a ser executado: individualizado, em grupo ou não supervisionado. Nessa primeira avaliação, a estratificação da fadiga, avaliação da qualidade de vida e aplicação da escala de medida funcional (MIF) e do estado nutricional são alguns dos pontos primordiais para definição terapêutica.

Com relação ao contexto clínico, as principais contraindicações para o início do programa são os pacientes instáveis do ponto de vista clínico e com níveis de hemoglobina inferiores a 8 mg/dL ou contagem de plaquetas inferior a 20.000 μL.

Em sua primeira avaliação fisioterápica, os pacientes realizam: teste de caminhada de seis minutos, teste de uma repetição máxima e avaliação da força de preensão palmar.

Indivíduos com mais de 60 anos ou que tenham passado por algum procedimento cirúrgico torácico, portadores de insuficiência cardíaca ou doenças pulmonares realizam avaliação da força muscular inspiratória. Em idosos, realiza-se, ainda, o SPPB, que é um teste composto de avaliação do equilíbrio em pé, da velocidade da marcha e da força muscular dos membros inferiores (MMII)I. O escore total do SPPB, obtido pela soma das pontuações de cada teste, pode variar entre 0 e 12 pontos (4 pontos para cada etapa) e representa o desempenho dos MMII dos idosos por meio da seguinte graduação: 0 a 3 pontos, quando é incapaz ou apresenta desempenho muito ruim; 4 a 6 pontos, baixo desempenho; 7 a 9 pontos, moderado desempenho; 10 a 12, bom desempenho, sendo também um marcador de fragilidade (SPPB < 9 indica síndrome de fragilidade do idoso).

Todas as avaliações são realizadas novamente após o final do programa proposto, em geral de quatro meses.

≡ Dor

Cerca de 70% dos pacientes submetidos a tratamento oncológico podem experimentar algum tipo de dor crônica.

As causas de dor nessa população são várias, como dor neuropática, dores ósseas e articulares, dores centrais e dor total secundária às alterações psicológicas.

Nas pacientes submetidas a mastectomia, por exemplo, a dor é tipicamente neuropática. Pode ser justificada por lesão nervosa no ato cirúrgico, pelo desenvolvimento de um neuroma traumático ou por adesão cicatricial envolvendo o tecido neural na axila e/ou parede torácica. A abordagem inclui o uso de medicações estabilizadoras de membrana (pregabalina ou gabapentina), inibidores da recaptação de serotonina-norepinefrina (p. ex., venlafaxina, duloxetina), ou agentes tópicos (p. ex., lidocaína, capsaicina).

No idoso, sugere-se que o tratamento deva ser iniciado com medidas locais, como agentes tópicos e uso de TENS a fim de evitar efeitos sistêmicos. Outro recurso indicado é a toxina botulínica em músculos, como peitoral e serrátil.

Outra particularidade dos idosos é a sugestão de associação de drogas em doses baixas como melhor alternativa ao uso de doses progressivas de uma mesma medicação. Ou seja, quando indicado, prefere-se a associação de um estabilizador de membrana a um inibidor de recaptação de serotonina-norepinefrina em doses baixas, em vez do aumento progressivo de uma droga isolada. Em geral, dessa maneira, a resposta analgésica é melhor, com menor indice de efeitos colaterais.

Esse raciciocínio se aplica também à dor neuropática de outras etiologias.

Os inibidores da aromatase são agentes importantes utilizados no tratamento do câncer de mama positivo ao receptor hormonal. No entanto, estes podem causar artralgia, rigidez articular e dor óssea, que pode ser grave em até 30% dos pacientes. A dor e a rigidez em geral envolvem mãos, braços, joelhos, pés e ossos da pelve e do quadril. Não existem bons estudos randomizados com essa população, mas além da terapêutica medicamentosa (medicações para dor crônica, glucosamina com condroitina, vitamina D) são citados como opções terapêuticas: acupuntura, infiltração com corticosteroides para túnel do carpo e dedo em gatilho quando presentes e infiltrações articulares. Vale lembrar que o linfedema não contraindica a realização desses procedimentos.

No estudo HOPE, que incluiu mais de 120 mulheres, o exercício aeróbico em moderada intensidade resultou em uma maior redução nos escores de dor em comparação com os cuidados habituais, e foi associado a maior perda de peso e melhora da capacidade física.

Porém, muitas vezes, por causa de dor e debilidade clínica, o paciente não consegue ingressar em um programa de atividade física, sendo necessário o apoio de uma equipe especializada e recursos de reabilitação. A hidroterapia, cicloergômetro de membros superiores e os suportes de peso (que graduam a carga articular) são recursos por nós utilizados para facilitar o início do condicionamento de pacientes com dores osteoarticulares.

≡ Linfedema

O câncer mais comum associado ao linfedema é o câncer de mama, embora não seja incomum entre os pacientes tratados com outros tipos de câncer, incluindo sarcomas de tecidos moles, melanoma de extremidades inferiores, câncer ginecológico ou genitourinário e câncer de cabeça e pescoço. É uma condição com alto impacto funcional e psicológico, e no Brasil sua prevalência é alta, girando em torno de 40%. O tratamento para o linfedema é a terapia física complexa associada à atividade física orientada, que serão discutidos particularmente no capítulo específico.

≡ Neuropatia

A neuropatia nessa população pode surgir por efeitos tóxicos diretos no sistema nervoso central ou periférico, por distúrbios metabólicos induzidos pela quimioterapia ou por distúrbios cerebrovasculares. Os compostos de platina (cisplatino, oxaliplatino), taxanos (paclitaxel) e agentes de ligação aos microtúbulos (vincristina, ixabepilona) estão entre os agentes mais comuns implicados. Sob o aspecto clínico, os pacientes experimentam parestesias, dor, ataxia sensorial e, às vezes, perda de função motora.

O tratamento de reabilitação terá como objetivos o controle de dor e resgate funcional. A fisioterapia neurológica está indicada, voltada para o treino de equilíbrio e estratégias de defesa, orientações quanto ao risco de quedas, como o uso de auxiliares de marcha e adaptações ambientais.

Palmilhas que aumentam a percepção podem ser úteis, assim como órteses antiequino. Terapia com uso de plataformas vibratórias também apresentam bons resultados quando associadas à fisioterapia neurológica funcional.

A orientação do terapeuta ocupacional quanto a adaptações para a realização das atividades de vida diária também deve fazer parte da prescrição de reabilitação, como os engrossadores de talheres, ganchos para abotoar roupas etc.

≡ **Disfunção cognitiva**

A disfunção cognitiva está associada não apenas a tumores malignos intracerebrais, mas também ao próprio tratamento do câncer, como quimioterapia, radioterapia, corticosteroides e imunoterapia, bem como outros medicamentos, como antiepilépticos, opioides e antieméticos. Embora o termo *chemo brain* seja muito utilizado, a disfunção cognitiva costuma ser de natureza multifatorial e outros fatores concomitantes devem ser excluidos, como ansiedade, depressão, fadiga e distúrbios do sono.

A disfunção cognitiva pode incluir comprometimento da memória, atenção, função executiva e velocidade de processamento. Esses sintomas podem persistir mesmo após a cessação do tratamento. A avaliação neuropsicológica é importante tanto para determinar a natureza e a extensão do comprometimento quanto para orientar o tratamento de reabilitação.

A reabilitação cognitiva nos pacientes oncológicos se baseia em evidências científicas com pacientes com acidente vascular cerebral, por falta de estudos com essa população. Além da terapia neuropsicológica, sugere-se atividade aeróbica de moderada a alta intensidade. Em pacientes pós-AVE, a intervenção farmacológica (anticolinesterásicos) associada à terapia neuropsicológica tem sido sugerida com bons resultados, podendo ser considerada em alguns pacientes oncológicos com disfunção cognitiva.

≡ **Destaques**

A reabilitação oncológica deve fazer parte da linha de cuidados do paciente oncológico.

Modelos de serviços devem oferecer protocolos de reabilitação preventiva, restaurativa, de suporte e paliativa, pois o paciente pode necessitar transitar entre essas fases, com a garantia da continuidade do cuidado.

No momento do diagnóstico do câncer, o paciente deve ser encaminhado para avaliação funcional multiprofissional em centro de reabilitação especializado.

Na presença de incapacidades. o paciente deve ser encorajado a participar de um programa formal de reabilitação. Na ausência de incapacidades e riscos, o paciente deve ser orientado a manter atividade física regular a partir de prescrição e gerenciamento de médico especializado.

Em nosso serviço, usamos, como escalas de avaliação, a MIF (medida de independência funcional), pictograma de fadiga, BORG (escala subjetiva de esforço), euro-quol, HAD (escala de ansiedade e depressão) ou escala de depressão de Beck, SPPB (*Short Physical Performance Battery*), MOCA (*Montreal Cognitive Assessment*), escala de equlíbrio de Berg, teste de caminhada de seis minutos, MAN (Miniavaliação Nutricional) além de escalas específicas, como a FOIS (Escala Funcional de Ingestão por Via Oral). Porém, é importante salientar que a escolha dos instrumentos de avaliação depende dos especialistas de cada serviço, sendo importante apenas garantir a visão global do indivíduo.

Ferramentas analgésicas da Medicina de Reabilitação são particularmente úteis no paciente oncológico idoso, por ajudar a evitar polifarmácia.

Para pacientes com baixa sobrevida, é muito importante considerar, na prescrição de reabilitação, o menor tempo possível de tratamento, priorizando o convívio familiar e de lazer.

Obviamente, não se esgotou neste capítulo todas as possíveis complicações funcionais do paciente oncológico. A proposta foi destacar algumas das principais complicações, salientar a importância de um time de reabilitação integrado no cuidado desse paciente tão complexo e apresentar o leque de possibilidades terapêuticas para o resgate da independência e qualidade de vida desta população.

Referências

Alves Nogueira Fabro E, Bergmann A, do Amaral E Silva B, Padula Ribeiro AC, de Souza Abrahão K, da Costa Leite Ferreira MG, de Almeida Dias R, Santos Thuler LC. Post-mastectomy pain syndrome: incidence and risks. Breast. 2012 Jun;21(3):321-5. Epub 2012 Feb 27.

Bower JE, Ganz PA, Desmond KA, Bernaards C, Rowland JH, Meyerowitz BE et al. Fatigue in long-term breast carcinoma survivors: a longitudinal investigation. Cancer. 2006;106:751-8.

Bower JE. Cancer-related fatigue mechanisms, risk factors, and treatments. Nat Rev Clin Oncol. 2014;11(10):597-609.

Chang H-M, Moudgil R, Scarabelli T, Okwuosa TM, Yeh ETH. Cardiovascular complications of cancer therapy best practices in diagnosis, prevention, and management: Part 1. JACC 2017; 70(20):2536-51.

Cormie P, Newton RU, Spry N, Joseph D, Taaffe DR, Galvão DA. Safety and efficacy of resistance exercise in prostate cancer patients with bone metastases. Prostate Cancer Prostatic Dis. 2015;18(2):196.

Courneya KS, McKenzie DC, Mackey JR, Gelmon K, Friedenreich CM, Yasui Y, et al. Effects of exercise dose and type during breast cancer chemotherapy: multicenter randomized trial. J Natl Cancer Inst. 2013;105(23):1821-32.

Cramp F, Byron-Daniel J. Exercise for the management of cancer-related fatigue in adults. Cochrane Database Syst Rev. 2012; 11:CD006145.

Dantzer R, O'Connor JC, Freund GG, Johnson RW, Kelley KW. From inflammation to sickness and depression: when the immune system subjugates the brain. Nat Rev Neurosci. 2008;9:46-56.

Dietz JH Jr. Rehabilitation of the cancer patient. Med Clin North Am. 1969 May;53(3):607-24.

Fitch MI, Bunston T, Mings D, Sevean P, Bakker D. Evaluating a new clinical assessment tool: The Fatigue Pictogram. Support Care Cancer. 2003;11(6):403.

Hershman DL, Lacchetti C, Dworkin RH, Lavoie Smith EM, Bleeker J, Cavaletti G, Chauhan C, Gavin P, Lavino A, Lustberg MB, Paice J, Schneider B, Smith ML, Smith T, Terstriep S, Wagner-Johnston N, Bak K, Loprinzi CL, American Society of Clinical Oncology. Prevention and management of chemotherapy-induced peripheral neuropathy in survivors of adult cancers: American Society of Clinical Oncology clinical practice guideline. J Clin Oncol. 2014;32(18):1941. Epub 2014 Apr 14.

Hewitt, M, Greenfield, S, Stovall, E, et al. From cancer patient to cancer survivor: Lost in transition. (National Academies Press, Washington, DC), 2006 http://www.iom.edu/Reports/2005/From-Cancer-Patient-to-Cancer-Survivor-Lost-in-Transition.aspx (Accessed on January 31, 2011).

Irwin ML, Cartmel B, Gross C, et al. Randomized trial of exercise vs usual care on aromatase inhibitor-associated arthralgias in women with breast cancer. The hormones and physical exercise study. San Antonio Breast Cancer Symposium 2013. Abstract S3-03.

Kelley GA, Kelley KS. Exercise and cancer-related fatigue in adults: a systematic review of previous systematic reviews with meta-analyses. BMC Cancer. 2017 Oct 23;17(1):693.

Schmitz KC, Courneya KS, Matthews C, Demark-Wahnefried W, Galvão DA, Pinto BM et al. on behalf of the American College of Sports Medicine. American College of sports Medicine roundtable on exercise guidelines for cancer survivors. Med Sci Sports Exerc 2010;42:1409-26.

Segal R, Zwaal C, Green E, Yomasone JR, Loblaw A, Petrella T, et al. Exercise for people with cancer: a clinical practice guideline. Curr Oncol. 2017; 24(1):40-6.

Silver JK, Baima J. Cancer prehabilitation: an opportunity to decrease treatment-related morbidity, increase cancer treatment options, and improve physical and psychological health outcomes. Am J Phys Med Rehabil. 2013;92(8):715-27.

Veramonti TL, Meyers CA. Cognitive dysfunction in the cancer patient. In: Cancer Rehabilitation: Principles and Practice, 1st, Stubblefield MD, O'Dell M (eds.). Demos Medical Publishing, 2009. p. 992.

Zamorano JL, Lancellotti P, Rodriguez Muñoz D, Aboyans V, Asteggiano R, Galderisi M, et al. 2016 ESC Position Paper on cancer treatments and cardiovascular toxicity developed under the auspices of the ESC Committee for Practice Guidelines: The Task Force for cancer treatments and cardiovascular toxicity of the European Society of Cardiology (ESC). Eur Heart J. 2016 Sep 21;37(36):2768-801. Erratum in: Eur Heart J. 2016 Dec 24.

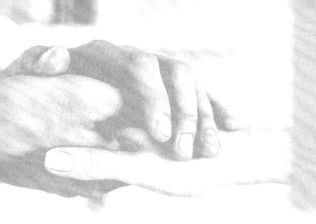

Capítulo 20

Gabriel Grizzo Cucato
Marilia de Almeida Correia
Raphael Mendes Ritti Dias

Atividade Física e Exercício Físico em Pacientes Idosos com Câncer

≡ Introdução

O câncer faz parte de um conjunto de doenças que têm em comum o crescimento desordenado de células, que invadem tecidos e órgãos e dividem-se rapidamente. Essas células tendem a ser muito agressivas e incontroláveis, determinando a formação de tumores malignos, que podem espalhar-se para outras regiões do corpo. Em países desenvolvidos, como os Estados Unidos, cerca de uma em cada quatro mortes é associada ao desenvolvimento do câncer. Estimativas atuais apontam que há por volta de 18,1 milhões de novos diagnósticos em todo o mundo e 9,6 milhões de mortes em todo o mundo foram resultantes de câncer no ano de 2018.[1] No Brasil, de acordo com Instituto Nacional do Câncer, a estimativa é cerca de 600 mil novos casos de câncer no país no ano de 2018. Além disso, projeções indicam que o câncer em breve se tornará a principal causa de mortalidade no mundo ultrapassando as doenças cardiovasculares.[1]

Em geral, o câncer está associado aos fatores genéticos e estilo de vida, incluindo inatividade física, má alimentação e tabagismo.[2] Isso faz com que a elaboração de intervenções direcionadas à melhoria do estilo de vida possa auxiliar a promoção de políticas e intervenções voltadas para modificar a exposição aos fatores de risco, ajudando, assim, na prevenção e no tratamento do câncer. Especificamente com relação à prática de atividade física, nos últimos anos tem se observado um aumento do número de estudos analisando o papel do estilo de vida fisicamente ativo na prevenção e no tratamento de pacientes com câncer. Essas evidências têm sugerido o potencial benéfico de intervenções voltadas para a promoção do estilo de vida ativo no tratamento dos diferentes tipos de câncer.

Desse modo, neste capítulo iremos apresentar as evidências disponíveis na literatura sobre o papel da atividade física e/ou o exercício físico como estratégia de prevenção do câncer. Além disso, serão descritos os benefícios de programas de treinamento físico em pacientes com diferentes tipos de câncer. Por fim, serão fornecidas sugestões para a prescrição do exercício físico para pacientes com câncer e apontadas lacunas de conhecimento dessa temática para a realização de futuros estudos na área.

≡ Definindo atividade física e exercício físico

Inicialmente, é importante que o leitor compreenda que há diferença nos termos atividade física e exercício físico. Atividade física é definida como todo movimento corporal realizado pelo sistema musculoesquelético que resulta em um gasto energético acima dos níveis de repouso.[3] Os simples atos de escovar os dentes, pentear o cabelo, subir escadas ou correr para pegar um ônibus são considerados atividades físicas. A atividade física pode ser categorizada em quatro subgrupos principais: ocupacional (atividade realizada no trabalho), domiciliar (atividade realizada em casa), de transporte (atividade realizada para deslocamento) e de lazer ou prazer (atividade realizada para lazer e/ou prazer). Além disso, a atividade física também pode ser classificada de acordo com sua intensidade, em atividades de intensidade leve (lavar a louça, tomar banho, passar roupas etc.), moderada (lavar o carro, caminhar rápido, jardinar etc.) e vigorosa (correr, pular corda, subir escadas rapidamente etc.).[3]

Já o exercício físico é uma atividade física programada, estruturada com o objetivo de melhorar um ou mais atributos da saúde física. Assim, entende-se como exercício físico, atividades que são realizadas de modo regular, com intensidade, duração e volume programado que visam melhorar a força, a flexibilidade, o condicionamento cardiovascular etc. Um exemplo de um programa de exercício físico seria realizar, durante 12 semanas, um treinamento de corrida, com intensidade entre 60 e 70% da intensidade máxima que o indivíduo consegue alcançar, por 30 minutos, com o objetivo de melhorar sua saúde cardiovascular.[3]

A atividade física pode ser utilizada como estratégia de prevenção ao câncer?

A atividade física vem sendo considerada um importante fator protetor para o não desenvolvimento de diversos tipos de doenças crônicas não transmissíveis, como diabetes *mellitus*, hipertensão arterial, doenças cardiovasculares, dentre outras. Mais recentemente, estudos têm investigado o papel da atividade física como fator de proteção para o desenvolvimento de câncer. Nesse sentido, um estudo incluindo várias coortes prospectivas dos Estados Unidos reuniu dados de mais de 1,44 milhão de participantes e demostrou que a prática de atividade física de intensidade moderada à vigorosa foi associada a um menor risco no desenvolvimento dez tipos cânceres, dentre eles, o câncer de próstata, mama, endométrio, cólon proximal e distal, ovariano e pancreático.[4]

É interessante notar que os benefícios da atividade física diária na prevenção do câncer parecem ocorrer sobretudo quando a prática de atividade física é realizada com volume muito maior do que a dose mínima de atividade física recomendada pela Organização Mundial de Saúde (acúmulo de 150 minutos de atividade física leve a moderada e/ou 75 minutos de atividade vigorosa por semana). Por exemplo, estudo[5] demonstrou que o papel protetor da atividade física para o não desenvolvimento de câncer ocorre sobretudo quando os indivíduos são aproximadamente duas vezes mais ativos do que as recomendações. Em outro estudo, foi observado que a dose ótima de atividade física para redução do risco de câncer do trato digestivo é cerca de três vezes mais do que nível mínimo recomendado.[6] Assim, esses dados sugerem que um alto volume de atividade física tenha papel importante para a prevenção ao câncer; contudo, para que se obtenha tal proteção, é necessário que os indivíduos tenham níveis de atividade física superiores aos atuais mínimos recomendados pelas diretrizes para a população geral.

Os possíveis mecanismos que podem explicar como a atividade física poderia prevenir o câncer ainda não são claros. Estudos em modelos animais demonstraram que a atividade física pode promover melhorias nos hormônios sexuais, em hormônios metabólicos, na inflamação e adiposidade, na função imune, no estresse oxidativo, no reparo de DNA e em sistemas de enzimas xenobióticas,[2] fatores esses que estão associados ao desenvolvimento de alguns tipos de câncer.[7] No entanto, ainda são necessários estudos robustos, randomizados e controlados em humanos que permitam identificar os prováveis mecanismos envolvidos nos efeitos benéficos da atividade física para o não desenvolvimento de câncer.

≡ Atividade física e exercício físico no tratamento do câncer

Apesar do sucesso de tratamentos recentes e do aumento da sobrevida, os sobreviventes do câncer podem experimentar sintomas persistentes e efeitos colaterais, que ocorrem logo após o início do tratamento, podem persistir após a conclusão ou se manifestarem meses ou anos após o término do tratamento. Alguns dos sintomas e efeitos colaterais mais comuns incluem fadiga, dor, complicações cardiovasculares e pulmonares, alterações endócrinas, fraqueza muscular, alterações imunológicas, distúrbios gastrointestinais e alterações na pele.

Dentre os sintomas mais comuns observados nos pacientes com câncer, está a fadiga, sendo a diminuição desse sintoma um objetivo importante durante o tratamento de pacientes com câncer. Uma metanálise incluindo 18 ensaios clínicos randomizados indicou uma redução significativa da fadiga em pacientes com câncer de mama após a realização de um programa de treinamento físico aeróbico supervisionado. Por outro lado, não foram observados efeitos significativos com os exercícios aeróbicos realizados de maneira não supervisionada.[8] Em outro estudo, foi realizado o exercício de maneira combinada (aeróbio + força) em pacientes com câncer retal durante o tratamento de quimioterapia neoadjuvante. Os resultados indicam que o tratamento combinado foi bem tolerado pelos pacientes e promoveu redução dos sintomas de fadiga após dez semanas.[9] Além disso, o exercício de maneira combinada também demonstrou melhora da capacidade funcional e na composição corporal, que são variáveis afetadas por esse tipo de câncer.[9] Por fim, um estudo de metanálise incluindo 245 estudos demonstrou que terapias alternativas às convencionais (aeróbico e força), como massagem, terapia comportamental e ioga, apresentaram efeitos importantes na redução da fadiga durante o tratamento em comparação com os pacientes alocados no grupo-controle.[10]

A fraqueza muscular é outro sintoma comum durante o tratamento do câncer, sendo outro alvo primordial para as intervenções terapêuticas. Nesse sentido, um estudo analisou o efeito de 24 semanas de treinamento aeróbico ou força em 121 em pacientes com câncer de próstata submetidos à radioterapia. Foi possível observar que ambos os treinamentos foram capazes de aumentar a força de membros superiores e inferiores.[11] Resultados similares foram registrados em 242 pacientes de câncer de mama submetidas à quimioterapia adjuvante que foram submetidas ao treinamento aeróbico e de força. Os resultados indicaram aumento da força dos membros superiores e inferiores após um período médio de 17 semanas de treinamento físico. Os efeitos do treinamento físico na força muscular de pacientes com câncer foram endossados por uma metanálise de ensaios controlados randomizados. A conclusão foi que o treinamento físico aeróbico, de força e combinado, promove aumento na força de membros superiores e inferiores em pacientes com câncer durante o tratamento.[12]

Durante o tratamento do câncer, há também uma redução do condicionamento cardiorrespiratório. Um estudo de metanálise, incluindo 17 estudos de alta qualidade, constatou uma melhoria da aptidão cardiorrespiratória após um período de treinamento físico aeróbico durante o tratamento de câncer.[12] Corroborando esses resultados, uma metanálise incluindo três estudos identificou aumentos significativos no consumo máximo de oxigênio (VO$_2$ pico) após um programa de treinamento aeróbico em pacientes com câncer de próstata e de mama.[13] Do ponto de vista clínico, esse aumento pode representar a redução de 4% na mortalidade por todas as causas.[14]

Por fim, a qualidade de vida é outro desfecho relevante durante o tratamento do câncer. Estudo que incluiu 167 mulheres durante o tratamento do câncer de mama demonstrou que aquelas que participaram de pelo menos uma sessão de exercícios vigorosos por semana relataram melhor qualidade de vida pós-tratamento comparado com as pacientes que não realizavam o treinamento físico. Essas melhoras incluíram os diferentes domínios da qualidade de vida, como os aspectos físicos, funcionais, emocionais, as preocupações sociais gerais com a vida, qualidade de vida geral e satisfação com a vida.[15]

Assim, observa-se que a inclusão de programas de treinamento físico em pacientes em tratamento para os diferentes tipos de câncer pode auxiliar a minimizar sintomas importantes (como a fadiga) e reverter parte da redução da força e da aptidão cardiorrespiratória que costuma ocorrer com o tratamento. Tais efeitos, além de promoverem a melhoria do prognóstico dos pacientes, também se refletem na percepção dos pacientes sobre sua saúde, evidenciados pela melhoria nos diferentes domínios da qualidade de vida.

Exercício físico no tratamento pré-operatório

Pacientes com câncer, em sua maioria, precisam passar por cirurgias, de pequeno ou grande porte, para a retirada de tumores, podendo haver complicações pós-operatórias. Essas complicações, por sua vez, ocasionam, com frequência, um aumento do tempo de recuperação funcional e de permanência no hospital. O resultado é que isso ocasiona uma diminuição da qualidade de vida do paciente. Assim, estratégias que permitam reduzir o tempo de recuperação dos pacientes são importantes.

Dentre os fatores diretamente relacionados com o tempo de internação pós-operatório, o estado físico pré-operatório tem se mostrado um dos mais importantes. Em outras palavras, os pacientes com maior aptidão física, sobretudo aptidão cardiorrespiratória, tendem a ter recuperação pós-operatória mais rápida. Diante disso, ao longo dos últimos anos tem emergido uma nova abordagem terapêutica, denominada condicionamento pré-cirúrgico, que em linhas gerais consiste na realização de programas de exercício físico no período pré-operatório visando à melhoria da aptidão física dos pacientes. Esses programas, realizados antes da cirurgia, têm mostrado promover melhora da capacidade funcional e cardiovascular, permitindo que o paciente tenha melhores condições para suportar os estresses metabólicos e cardiovasculares da cirurgia, bem como apresentem melhor recuperação após o processo cirúrgico.

Em um estudo recente, conduzido no Reino Unido, foi analisado o efeito de um programa de treinamento aeróbico intervalado sobre a capacidade funcional, as complicações cirúrgicas, o tempo gasto em unidade de tratamento intensivo e o tempo de permanência hospitalar em pacientes com câncer de bexiga que foram submetidos a cistectomia radical.[16] Foram incluídos 60 pacientes, sendo 30 no grupo de exercício e 30 no grupo-controle. Os pacientes do grupo de exercício realizaram treinamento em bicicleta ergométrica, 2 vezes por semana, por 4 semanas. O treino foi constituído por um aquecimento de 5 minutos com carga baixa (50 W) e, posteriormente, 6 séries de 5 minutos com intensidade entre 70 e 85% da frequência cardíaca máxima com intervalos ativos de 2,5 minutos entre as séries. Após isso, os pacientes realizaram uma recuperação ativa pedalando na bicicleta por 5 minutos com uma carga baixa na bicicleta (50 W). O grupo-controle realizou o tratamento padrão (acompanhamento clínico). Os resultados indicaram que os pacientes submetidos ao treinamento físico obtiveram aumento da aptidão cardiorrespiratória (aumento no consumo pico de oxigênio) e melhor recuperação pós-operatória quando comparados com os pacientes do grupo-controle. Além disso, embora o tempo de internação na unidade de terapia intensiva tenha sido similar entre os grupos, houve diferenças marginais (não significativas) em favor do grupo de exercício no escore pós-operatório de Clavien-Dindo (escala de intercorrência da cirurgia) e necessidade de suporte inotrópico na unidade de terapia intensiva.

Um outro estudo conduzido por Licker *et al.*[17] analisou o efeito do exercício intervalado de alta intensidade no período pré-operatório em pacientes com câncer de pulmão. O desfecho primário do estudo foi o tempo de internação e a mortalidade pós-cirúrgica. Foram incluídos 151 participantes, sendo 77 no grupo-controle e 74 no grupo de exercício. O treinamento de alta intensidade foi realizado em bicicleta ergométrica e constituído por um aquecimento de 5 minutos a 50% da potência máxima (analisada anteriormente por teste máximo em bicicleta ergométrica) e, posteriormente, duas séries de 10 minutos com 15 segundos de *sprint* (80-100% da potência máxima) com intervalo passivo de 15 segundos e 4 minutos de repouso entre as duas séries. Após isso, os pacientes realizaram uma recuperação ativa pedalando na bicicleta por 5 minutos a 30% da potência máxima. Após o período de treinamento (mediana de 25 dias), no grupo de exercício o consumo no pico de oxigênio (VO_2 pico) aumentou (mediana +15% [IQ 25-75%, +9 a +22%]) enquanto diminuiu no grupo-controle. O desfecho primário não diferiu de modo significativo entre os dois grupos: 27 dos 74 pacientes (35,5%) no grupo de exercício e 39 de 77 pacientes (50,6%) no grupo-controle

desenvolveram pelo menos uma complicação pós-operatória (P = 0,080). Deve-se ressaltar que a incidência de complicações pulmonares foi menor no grupo de exercício comparado com o grupo-controle (23% *vs.* 44%, P = 0,018), devido a uma redução significativa na atelectasia (12,2% *vs.* 36,4%, P < 0,001), e esta foi acompanhada de um menor tempo de permanência na unidade de cuidados pós-anestésica (mediana: 7 horas).[17]

Por fim, um estudo de revisão sistemática investigou os efeitos do treinamento físico (força e aeróbico) realizado no período pré-operatório sobre a aptidão física, a qualidade de vida, as complicações pós-operatórias, o tempo de internação e a mortalidade em pacientes diagnosticados com câncer que foram submetidos à ressecção cirúrgica do tumor.[18] Os autores observaram que o treinamento físico no período pré-operatório melhorou significativamente a capacidade funcional, a força muscular e a qualidade de vida, além de reduzir as complicações pulmonares pós-operatórias e o tempo de internação hospitalar. No entanto, foi observada uma grande variação entre os estudos incluídos em relação aos tipos e estágios dos cânceres, às comorbidades dos pacientes, às intervenções realizadas (tipos de exercícios e intensidade do exercício).[18]

Assim, embora o treinamento físico pré-operatório pareça ser promissor, ainda pode ser prematuro tirar conclusões sobre seus efeitos e a melhor prescrição do treinamento físico para essa finalidade. Assim, ainda são necessários estudos mais robustos, multicêntricos e com número maior de participantes, para subsidiar melhor os programas de treinamento pré-operatórios em pacientes com diferentes tipos de câncer.

≡ Atividade física e exercício físico no período pós-tratamento do câncer

Pacientes que sobreviventes ao tratamento do câncer apresentam características peculiares devido aos possíveis efeitos colaterais decorrentes das diversas terapias contra o câncer. Tais efeitos colaterais abrangem o aumento do peso corporal, a redução da massa muscular e da massa óssea, e a ocorrência de doenças cardiovasculares ocasionadas pela cardiotoxicidade do tratamento, incluindo a doença arterial coronariana e a insuficiência cardíaca. Além disso, esses pacientes necessitam ser avaliados periodicamente para que seja analisada a possibilidade de recorrência da doença. Assim, a prática de atividade física e o exercício físico podem ser fundamentais para as consequências oriundas do tratamento do câncer.

Sobreviventes de câncer têm um risco elevado de morte em comparação com indivíduos sem histórico de câncer da mesma idade, sendo as doenças cardiovasculares as causas mais comuns de morte. Vários fatores podem explicar esse aumento no risco de doenças cardiovasculares entre os sobreviventes. Os efeitos diretos das terapias de câncer, como cardiotoxicidade (radiação, quimioterapia), e os indiretos, concomitantes com as mudanças no estilo de vida (ganho de peso, redução da atividade física após o tratamento), agravam o risco de doenças cardiovasculares. Além disso, o tratamento do câncer pode levar os pacientes a terem distúrbios psicossociais, como ansiedade e depressão, ocasionando uma redução na qualidade de vida desses pacientes. Diante desses fatores, um dos principais objetivos dos programas de treinamento físico pós-tratamento do câncer envolve o controle dos fatores de risco cardiovasculares. Além disso, o exercício é uma ferramenta essencial para melhorar a qualidade de vida dessa população.

Nesse sentido, um estudo analisou os efeitos do treinamento físico na função cardiopulmonar e na qualidade de vida em sobreviventes de câncer de mama. Um total de 53 pacientes foi escolhido aleatoriamente para compor o grupo de exercício (n = 25) ou grupo-controle (n = 28). O grupo de exercício realizou exercícios aeróbicos em bicicleta ergométrica, três vezes por semana, por 15 segundos, e em uma intensidade entre 60 e 75% do pico de consumo de oxigênio (VO_2 pico). Os pacientes alocados no grupo não realizaram nenhuma intervenção. Após o período de treinamento, foi observado que o pico de consumo de oxigênio (VO_2 pico) aumentou em 0,24 L/min no grupo de exercício, enquanto diminuiu em 0,05 L/min no grupo-controle (diferença média, 0,29 L/min; intervalo de confiança [IC] 95%, 0,18 a 0,40; p < 0,05). A qualidade de vida geral aumentou em 9,1 pontos no grupo de exercício comparado com 0,3 ponto no grupo de controle (diferença média, 8,8 pontos; IC 95%, 3,6 a 14,0; p < 0,05). Além disso, foi observado correlação significativa entre o consumo no pico de oxigênio com e a qualidade de vida geral (r = 0,45; p < 0,01).[19] Outros estudos têm demonstrado que programas de exercício físico de diferentes modalidades (aeróbico e força) podem melhorar outros importantes indicadores de saúde, como pressão arterial, frequência cardíaca de repouso, indicadores de síndrome metabólica, massa muscular, fadiga e qualidade de vida em pacientes com câncer.[20,21]

Sendo assim, o exercício físico realizado em pacientes após o tratamento do câncer tem como principal objetivo a prevenção secundária, controlando os fatores de risco devido aos efeitos colaterais decorrentes do tratamento. Contudo, deve-se ressaltar que os estudos conduzidos em sobreviventes de câncer, em sua maioria, foram realizados em pacientes com câncer de mama, sendo limitado o número estudos em outros tipos de câncer.

Prescrição do exercício para pacientes com câncer

Antes do início de um programa de treinamento físico é sugerido que esses pacientes sejam submetidos a uma avaliação cardiológica (teste ergométrico e/ou ergoespirométrico) para identificação de possíveis contraindicações (doença isquêmica, arritmia, dentre outras). Tal conduta é justificada pelo fato de os pacientes com câncer, em sua maioria, serem idosos e em geral apresentam fatores de risco cardiovasculares, problemas ortopédicos e físicos decorrentes do tratamento (cirúrgico, quimioterápico, medicamentoso etc.), que podem de algum modo gerar restrições à prática. Além disso, avaliações adicionais específicas do local do tumor também são recomendadas. Por exemplo, em sobreviventes de câncer de mama, que devem ter a mobilidade do braço e do ombro avaliada, sobreviventes de câncer de próstata, que devem passar por uma avaliação da força muscular e composição corporal.

Como prescrição geral, todos os pacientes sobreviventes do câncer são recomendados a cumprir as recomendações mínimas de atividade física preconizada pelas principais agências internacionais de saúde e diretrizes sobre tratamento de câncer (acúmulo semanal de pelo menos 150 minutos de atividade física de intensidade leve a moderada e/ou 75 minutos de atividade física moderada a vigorosa).[22]

O Colégio Americano de Medicina do Esporte sugere que a prescrição do exercício físico em sobreviventes de câncer deva ser individualizada de acordo com a aptidão aeróbica, as comorbidades associadas e dos efeitos deletérios do tratamento realizado (local do surgimento do câncer, cirurgia, quimioterapia, radioterapia, terapia medicamentosa etc.). Para a maioria dos tipos de câncer, a recomendação atual é realizar exercícios aeróbicos com o mínimo de 30 minutos por dia, com intensidade moderada (60 a 75% da frequência cardíaca máxima predita), com frequência de 3 a 5 dias na semana. Caso os pacientes façam uso de medicamentos que afetam a frequência cardíaca (p. ex., betabloqueadores), é sugerido a utilização de uma escala de percepção subjetiva de esforço, como a escala de Borg. Nessa escala, o indivíduo relata o quanto de esforço está fazendo, sendo 6 o esforço mínimo, e 20, o esforço mais exaustivo possível. Nos pacientes com câncer, é sugerido que os pacientes se exercitem com moderação, entre 11 e 14.[22]

Para o exercício de força, pode haver algumas restrições devido ao local do tumor (p. ex., câncer de mama), nos quais devem ser avaliados a mobilidade de braço e ombro. Os exercícios físicos de força são recomendados para serem compostos de 3 a 5 séries, com 8 a 12 repetições, intensidade moderada (50 a 70% de uma repetição máxima), para a maioria dos grupos musculares (membros superiores e inferiores). Tanto para o exercício aeróbico quanto para a força, a frequência, a duração e a intensidade dos esforços devem ser revisadas a cada 6 a 8 semanas.[22]

Considerações finais e direções futuras

As diretrizes atuais de atividade física e exercício físico para sobreviventes de câncer são genéricas e precisam passar por abordagens mais específicas, adaptadas às características, necessidades, capacidades e preferências do paciente com câncer. Além disso, são necessários mais estudos de modo a identificar as prescrições específicas para os diferentes tipos de câncer e identificar as melhores maneiras de prescrever o exercício (p. ex., modalidade, frequência, intensidade, duração). Além disso, há poucas informações sobre o impacto dos programas de treinamento físico nos pacientes de acordo o local do câncer, sua fase da trajetória e o impacto da doença, e os efeitos secundários do tratamento. Esses estudos devem se concentrar na identificação de moderadores clínicos, pessoais, físicos, psicossociais e de intervenção, explicando quais intervenções funcionam, para quem e sob quais circunstâncias. Na área de exercício pré-operatório, são necessários estudos mais robustos, multicêntricos e com número maior de participantes para melhor subsidiar os programas de treinamento pré-operatórios em pacientes com diferentes tipos de câncer. Esses aspectos ajudarão para que em futuro próximo essa estratégia possa ser referência em diversos países e centros médicos pelo mundo. Por fim, para um melhor aproveitamento das intervenções de atividade física e de exercício físico, são necessários programas que incluam os interesses e as preferências dos pacientes em relação às modalidades de exercício, e a utilização de estratégias utilizando tecnologia (aplicativos de celulares, relógios *smartwatches,* dentre outros) com o objetivo de aumentar os níveis de atividade física desses pacientes, que ainda estão bem abaixo dos esperados.

Referências

1. Fitzmaurice C, Allen C, Barber RM, Barregard L, Bhutta ZA, Brenner H, et al. Global, regional, and national cancer incidence, mortality, years of life lost, years lived with disability, and disability-adjusted life-years for 32 cancer groups, 1990 to 2015: A systematic analysis for the global burden of disease study global burden of disease cancer collaboration. JAMA Oncology. 2017;3:524-48.
2. Brown JC, Winters-Stone K, Lee A, Schmitz KH. Cancer, physical activity, and exercise. compr physiol [Internet]. 2012;2:2775-809.
3. Caspersen CJ, Powell KE, Christenson GM. Physical activity, exercise, and physical fitness: definitions and distinctions for health-related research. Public Health Rep. 1984;100:126-31.
4. Moore SC, Lee IM, Weiderpass E, Campbell PT, Sampson JN, Kitahara CM, et al. Association of leisure-time physical activity with risk of 26 types of cancer in 1.44 million adults. JAMA Intern Med. 2016;176:816-25.
5. Liu Y, Hu F, Li D, Wang F, Zhu L, Chen W, et al. Does physical activity reduce the risk of prostate cancer? A systematic review and meta-analysis. Vol. 60, European Urology. 2011;60:1029-44.
6. Keum N, Bao Y, Smith-Warner SA, Orav J, Wu K, Fuchs CS, et al. Association of physical activity by type and intensity with digestive system cancer risk. JAMA Oncol. 2016;2:1146-53.
7. Thompson HJ, Jiang W, Zhu Z. Candidate mechanisms accounting for effects of physical activity on breast carcinogenesis. IUBMB Life. 2009;61:895-901.
8. Velthuis MJ, Agasi-Idenburg SC, Aufdemkampe G, Wittink HM. The effect of physical exercise on cancer-related fatigue during cancer treatment: A meta-analysis of randomised controlled trials. Clin Oncol. 2010;22:208-21.
9. Singh F, Galvão DA, Newton RU, Spry NA, Baker MK, Taaffe DR. Feasibility and preliminary efficacy of a 10-week resistance and aerobic exercise intervention during neoadjuvant chemoradiation treatment in rectal cancer patients. Integr Cancer Ther. 2018;17:952-9.
10. Hilfiker R, Meichtry A, Eicher M, Nilsson Balfe L, Knols RH, Verra ML, et al. Exercise and other non-pharmaceutical interventions for cancer-related fatigue in patients during or after cancer treatment: A systematic review incorporating an indirect-comparisons meta-analysis. British Journal of Sports Medicine. 2018;52:651-8.
11. Segal RJ, Reid RD, Courneya KS, Sigal RJ, Kenny GP, Prud'Homme DG, et al. Randomized controlled trial of resistance or aerobic exercise in men receiving radiation therapy for prostate cancer. J Clin Oncol. 2009;27:344-51.
12. Speck RM, Courneya KS, Mâsse LC, Duval S, Schmitz KH. An update of controlled physical activity trials in cancer survivors: A systematic review and meta-analysis. J Cancer Surviv. 2010; 4:87-100.
13. Jones LW, Liang Y, Pituskin EN, Battaglini CL, Scott JM, Hornsby WE, et al. Effect of exercise training on peak oxygen consumption in patients with cancer: a meta-analysis. oncologist [Internet]. 2011;16:112-20.
14. Jones LW, Eves ND, Kraus WE, Potti A, Crawford J, Blumenthal JA, et al. The lung cancer exercise training study: A randomized trial of aerobic training, resistance training, or both in postsurgical lung cancer patients: Rationale and design. BMC Cancer. 2010;10(155).
15. Craft LL, VanIterson EH, Helenowski IB, Rademaker AW, Courneya KS. Exercise effects on depressive symptoms in cancer survivors: A systematic review and meta-analysis. Cancer Epidemiology Biomarkers and Prevention. 2012;21:3-19.
16. Banerjee S, Manley K, Shaw B, Lewis L, Cucato G, Mills R, et al. Vigorous intensity aerobic interval exercise in bladder cancer patients prior to radical cystectomy: a feasibility randomised controlled trial. Support Care Cancer. 2017;26: 1515-23.
17. Licker M, Karenovics W, Diaper J, Frésard I, Triponez F, Ellenberger C, et al. Short-term preoperative high-intensity interval training in patients waiting lung cancer surgery: A randomized controlled trial. J Thorac Oncol. 2017;12:323-33.
18. Piraux E, Caty G, Reychler G. Effects of preoperative combined aerobic and resistance exercise training in cancer patients undergoing tumour

resection surgery: A systematic review of randomised trials. Surgical Oncology. 2018;27:584-94.
19. Courneya KS, Mackey JR, Bell GJ, Jones LW, Field CJ, Fairey AS. Randomized controlled trial of exercise training in postmenopausal breast cancer survivors: Cardiopulmonary and quality of life outcomes. J Clin Oncol. 2003;21:1660-8.
20. Buffart LM, Galvão DA, Brug J, Chinapaw MJM, Newton RU. Evidence-based physical activity guidelines for cancer survivors: Current guidelines, knowledge gaps and future research directions. Cancer Treat Rev. 2014;40:327-40.
21. Travier N, Buckland G, Vendrell JJ, Fernandez-Veledo S, Peiró I, del Barco S, et al. Changes in metabolic risk, insulin resistance, leptin and adiponectin following a lifestyle intervention in overweight and obese breast cancer survivors. Eur J Cancer Care (Engl). 2018;27:1-10.
22. Nelson ME, Rejeski WJ, Blair SN, Duncan PW, Judge JO, King AC, et al. Physical activity and public health in older adults: Recommendation from the American College of Sports Medicine and the American Heart Association. Medicine and Science in Sports and Exercise. 2007;39:1435-45.

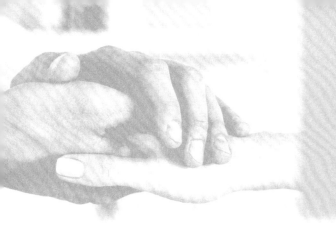

Capítulo 21

Ludmila de Oliveira Muniz Koch
Lucíola de Barros Pontes
Janine Capobiango Martins

Manejo da Toxicidade ao Tratamento Oncológico no Idoso

≡ Introdução

Um dos grandes desafios em oncogeriatria consiste na escolha de um tratamento eficaz e com o menor perfil de toxicidade possível. Os estudos em oncologia focam em desfechos relacionados com a sobrevida global e sobrevida livre de progressão, com poucos avaliando o impacto na qualidade de vida. Nos estudos clássicos, a representatividade de idosos com mais de 80 anos é muito pequena, quando não nula; além disso, os critérios de inclusão dos grandes *trials* selecionam idosos que não espelham o público do dia a dia do oncologista, dificultando a avaliação mais objetiva quanto ao benefício *versus* a toxicidade dos tratamentos oncológicos.

O envelhecimento é associado a mudanças na farmacodinâmica e farmacocinética da terapia anticâncer, assim como, com o envelhecimento, os tecidos apresentam maior predisposição à quimiotoxicidade.[3]

Devido à diversidade de agentes quimioterápicos, a quimiotoxicidade deve ser manejada individualmente, levando em consideração aspectos orgânicos, com a taxa de filtração glomerular, e aspectos psicossociais, ou seja, se o idoso possui capacidade de decisão sobre seu tratamento e consequentes toxicidades.

Para o bom manejo da toxicidade relacionada com o tratamento oncológico, é fundamental a realização da avaliação geriátrica ampla, com atenção às comorbidades, como síndromes cardiovasculares, disfunção renal e hepática; síndromes geriátricas, como demência, depressão, polifarmácia e condições socioeconômicas, como limitado suporte social de transporte e condições precárias de vida.

≡ Quimioterapia

O tratamento quimioterápico ainda representa a base das ferramentas disponíveis no combate ao câncer. Assim, grande parte dos idosos receberá algum tipo de droga quimioterápica no curso de sua doença.

Nesse sentido, a chance de toxicidade é real e pode ser estimada por meio de algumas ferramentas clínicas, como o Escore de Toxicidade de Hurria (traduzido para português – Tabela 21.1). É importante frisar que essas ferramentas levam em consideração aspectos simples relacionados com a doença oncológica, exames laboratoriais e itens da avaliação geriátrica ampla, sendo de fácil aplicabilidade clínica.

Tabela 21.1
Versão em português do escore de toxicidade de Hurria

Fator de risco	Pontuação
Idade ≥ 72 anos	2
Tipo de câncer: GI ou GU*	2
Dose da quimioterapia: dose padrão	2
Número de medicamentos quimioterápicos: poliquimioterapia	2
Hemoglobina < 11 g/dL (homens), < 10 g/dL (mulheres)	3
Clearance de creatinina < 34 mL/min**	3
Audição limítrofe ou déficit auditivo grave	2
1 ou mais quedas nos últimos 6 meses	3
Tomar medicações: com ajuda parcial/não consegue	1
Caminhar 1 quarteirão: com limitação moderada ou acentuada	2
Diminuição das atividades sociais, pelo menos em algumas ocasiões, devido à limitação física e/ou emocional	1
TOTAL	
Estratificação de risco	Pontuação
Baixo	0-5
Moderado	6-9
Alto	10-19

*GI: gastrointestinal; GU: geniturinário.
**A fórmula de Jelliffe foi originalmente utilizada para cálculo para a obtenção do escore; em contato com a autora, a mesma declarou não haver prejuízo ao cálculo do escore com o uso de outras fórmulas para obtenção do clearance de creatinina, incluindo a fórmula de MDRD simplificada, utilizada pelos autores na etapa de avaliação do escore.

As complicações mais comuns incluem mielossupressão, mucosite, nefro, cárdio e neurotoxicidade. Os idosos possuem um risco especial para mielossupressões graves e prolongadas, aumento no risco de cardiomiopatia e chance maior de desenvolver neuropatia central e periférica. Além das toxicidades clássicas, a quimioterapia também pode afetar cognição, equilíbrio, visão, audição, continência e humor. A combinação de todas essas toxicidades predispõe ao risco de *delirium* e dependência funcional. É de suma importância a monitorização desses efeitos colaterais, para diagnóstico e intervenção precoce.

■ Cardiotoxicidade

A idade avançada, por si só, contribuiu para a maior incidência de cardiotoxicidade. Uma das principais classes de quimioterápicos (Tabela 21.2) associadas a cardiotoxicidade são as antraciclinas; os principais fatores de risco associado são: existência ou histórico de disfunção cardíaca, hipertensão arterial, diabetes *mellitus*, doença arterial coronariana, tratamento prévio com antraciclina, altas doses cumulativas e curta infusão dessa droga.

O uso do trastuzumabe, anticorpo monoclonal, também está associado à cardiomiopatia dilatada, sobretudo em idosos submetidos a tratamento prévio com antraciclina.

Em alguns estudos clínicos, o uso de trastuzumabe com regimes que não incluíam antraciclos tiveram similar eficácia com baixas taxas de eventos cardíacos em pacientes com estágio inicial de câncer de mama Her2+ devendo, sempre que possível, se evitar a associação das duas classes nesse grupo de pacientes. Já nos subgrupos avaliados com uso concomitante de trastuzumabe e pertuzumabe, não houve aumento do risco de eventos cardíacos.

Recomendações
- Monitoramento de sinais de insuficiência cardíaca congestiva sintomática ou assintomática.
- Realizar ecocardiograma: antes do início da quimioterapia

Tabela 21.2
Principais quimioterápicos cardiotóxicos

Drogas	Exemplos
Antraciclinas	Doxorrubicina
Agentes alquilantes	Ciclofosfamida
Antimetabólicos	Gencitabina, Capectabina
Agentes estabilizadores de microtúbulos	Taxanos: Taxol, Docetaxel
Anticorpo monoclonal	Trastuzumabe, Pertuzumabe

Autoria própria.

- ○ Quando em uso de trastuzumabe, realizar a cada dois ciclos.
- ○ Manter acompanhamento cardiológico por 5/10 anos (toxicidade tardia).
- Cautela no uso de antraciclina (discutir risco benefício, avaliar outros fatores de risco associados, rever doses).
- Cautela no uso do trastuzumabe (mesmo em pacientes com fração de ejeção normal, fatores de risco para insuficiência cardíaca, como idade avançada e hipertensão arterial, devem ser levados em consideração).
- Em casos de redução da fração de ejeção e/ou presença de sintomas de insuficiência cardíaca, suspender a medicação e iniciar tratamento cardiológico adequado. Se ocorrer a melhora, retomar tratamento quimioterápico. Caso contrário, interrupção definitiva da droga.

■ Mucosite oral

É uma inflamação nas mucosas orais (bochecha, lábios, gengiva, palato e língua) decorrentes do tratamento quimio e/ou radioterápico. O início dos sintomas e evolução clínica dependem da resposta individual do paciente, estando intimamente relacionada com a toxicidade oral da quimioterapia, dose de radiação acumulada, campo irradiado e associação da radioterapia com a quimioterapia. Em média, as lesões surgem sete a dez dias após a quimioterapia e a partir da segunda semana de radioterapia.

Na população idosa, é importante o monitoramento próximo dos sintomas relacionados com a mucosite, visto que mesmo graus menos intensos podem levar à desidratação, requerendo internação precoce e suporte nutricional.

Prevenção
Cuidados orais básicos
- Escovação dentária com escovas suaves com movimentos leves.
- Avaliação odontológica pré-qumioterapia/radioterapia.
- Analgesia conforme necessidade (casos graves – indicação de opioides).
- Laserterapia preventiva e terapêutica.

Manejo da mucosite (Figura 21.1)

Figura 21.1
Manejo da mucosite.

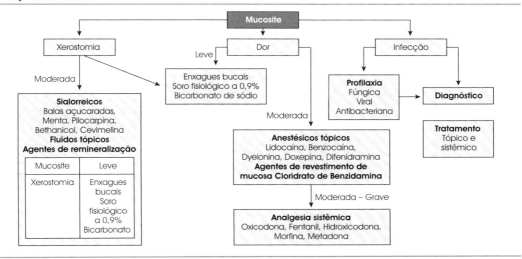

Constipação

Caracterizada por um hábito intestinal irregular e frequente dificuldade de evacuação, seja ela de causa medicamentosa, como uso de quimioterápicos ou opioides, causa obstrutiva, pelo próprio tumor, ou distúrbios hidreletrolíticos, decorrentes de desidratação e diarreia associados à atividade e ao tratamento do câncer.

Mediante a queixa de constipação, é importante avaliar a gravidade e as possíveis causas. Sempre realizar exame clínico do abdome, incluindo toque retal associado a exames de imagem.

Medidas preventivas:
- Aumentar hidratação.
- Atividade física.
- Aumentar ingestão de fibras.

Medicações profiláticas:
- Estimulantes laxativos (p. ex., bisacodil).
- Laxativos osmóticos (p. ex., lactulose).
- Observação importante: óleo mineral deve ser evitado em idosos pelo risco de broncoaspiração.
- Se necessário, associar ambas as classes citadas.

Diarreia

A diarreia no idoso pode levar a graves distúrbios hidreletrolíticos e desidratação, mesmo após pequeno número de evacuações.

Principais causas:
- Drogas, como irinotecano, capecitabina e lapatinibe, devem ter seu uso monitorado, sugerindo-se redução da dose inicial.
- Radioterapia.
- Uso de antibióticos, levando a infecções oportunistas por *Clostridium*.
- Infecções associadas.
- Insuficiência pancreática em determinados tipos de tumores e após cirurgias com ressecção do órgão.

Recomendações em idosos:
- Avaliar medicações e alimentos que possam estar associados à diarreia.
- Considerar hidratação vigorosa precoce.
- Em casos de inefetividade das medidas tradicionais, considerar octreotide.

Náuseas e vômitos

Em oncologia, diversas causas podem estar associadas a náuseas e vômitos, além dos efeitos da quimioterapia. Dentre essas, destacam-se quadros de obstrução parcial ou total do intestino, disfunções vestibulares, metástases cerebrais, distúrbios hidreletrolíticos (hiperglicemia, hipercalcemia), uremia, uso concomitante de diversas drogas (como opioides, por exemplo) e ascite maligna.

Na população idosa, o manejo inadequado de náuseas/vômitos poderá ocasionar desidratação, distúrbios hidreletrolíticos e desnutrição.

O potencial emetogênico da maioria dos quimioterápicos é conhecido e as recomendações de profilaxia são semelhantes às da população mais jovem. No entanto, deve-se atentar no risco aumentado de efeitos extrapiramidais com a metoclopramida, optar por doses menores de dexametasona e evitar o uso de benzodiazepínicos devido ao risco de *delirium* e quedas.

Mielotoxicidade

O paciente idoso tende a apresentar mielotoxicidade, muitas vezes mais intensa e prolongada, aumentando o risco de neutropenia febril, anemia sintomática e plaquetopenia grave.

Durante a avaliação geriátrica, é fundamental assegurar que o paciente apresente bom suporte social para locomoção rápida ao hospital em caso de febre. Em protocolos com potencial de supressão de medula óssea, indica-se rotineiramente o uso de fatores estimuladores de colônia profiláticos.

Mais estudos precisam ser desenvolvidos para testar a redução de dose dos protocolos quimioterápicos para diminuir a chance de toxicidade hematológica. O estudo MRC FOCUS 2, avaliando uma população de idosos frágeis com câncer de cólon metastático, sugere uma redução inicial de 20% da dose habitual do protocolo, com escalonamento em ciclos subsequentes se houver boa tolerância.

■ Neurotoxicidade

A neuropatia é a toxicidade neurológica mais comum, caracterizada por anormalidades no funcionamento dos neurônios sensoriais, gerando parestesias, sensações cutâneas anormais de formigamento, dormência e alterações de temperatura, como frio e calor, experimentadas na ausência de estímulo.

Recomendações:
- Monitorar perda ponderal significativa e evitar o uso de agentes neurotóxicos.
- O uso de citarabina em altas doses favorece a disfunção cerebelar.
- Monitorar disfunção cognitiva durante o tratamento.

■ Nefrotoxicidade

É importante conhecer a farmacodinâmica da droga que será prescrita para avaliar o risco de nefrotoxicidade e o ajuste ideal de dose. Em estudo brasileiro realizado com idosos recém-diagnosticados com câncer, a prevalência de insuficiência renal foi da ordem 66% utilizando-se como referência o *clearance* de creatinina calculado pelo método MDRD. Nesse contexto, o nível sérico de creatinina não deve ser utilizado como critério de avaliação de função glomerular. Para ajuste de dose de quimioterapia nos idosos, a recomendação é obter o *clearance* de creatinina, seja em urina de 24 horas seja por escalas clínicas.

■ Quedas

O tratamento oncológico e seus efeitos colaterais aumentam sobremaneira o risco de quedas. Assim, é necessária avaliação frequente do histórico de quedas, alterações de equilíbrio e dificuldade de marcha para recomendação de medidas preventivas em domicílio e avaliar o risco/benefício do uso de medicações neurotóxicas.

■ Insônia

Os distúrbios do sono são frequentes nos idosos, sobretudo naqueles sob tratamento quimioterápico. O tratamento inicial deve ser embasado em medidas não farmacológicas, como terapias de comportamento e mudanças no estilo de vida, evitando-se o uso de benzodiazepínicos ou outros sedativos hipnóticos.

≡ Agentes biológicos e terapia-alvo

■ Bevacizumabe

Estudos recentes com dados retrospectivos evidenciam que pessoas com mais de 65 anos podem utilizar a medicação com segurança, com tendência a aumento de alguns efeitos colaterais, como hipertensão arterial, sangramentos, perfurações gastrointestinais e eventos tromboembólicos arteriais e venosos.

■ Cetuximabe

Também é considerado seguro em pacientes idosos e aparentemente não apresenta mais efeitos colaterais do que em jovens. Os efeitos colaterais principais são diarreia, *rash* cutâneo (erupção acneiforme) e hipomagnesemia, que devem ser monitorados com mais vigilância na população idosa.

■ Rituximabe

Anticorpo monoclonal anti-CD20 presente em linfócitos B, utilizado para tratamento de linfomas e leucemias. Seu uso tende a favorecer intercorrências infecciosas nos pacientes mais idosos, provavelmente por causa da hipogamaglobulinemia provocada pela droga.

■ Imatinibe

Inibidor de tirosina quinase Bcr-Abl (gene anormal gerado pelo cromossomo Philadelphia), PDGF e do c-KIT. Seu uso está indicado para tratamento de leucemias e GIST. Os principais efeitos colaterais associados a essa droga são diarreia, mielossupressão, fadiga, cefaleia, *rash* cutâneo e edema periférico e periorbital. É considerado seguro e eficaz, sem dados substanciais de aumento de toxicidade em idosos.

≡ Imunoterapia

A utilização recente e a pequena parcela de pacientes com mais de 75 anos incluídos nos estudos com imunoterapia limitam os dados sobre a segurança dessas drogas na população idosa. As recomendações da SIOG incluem liberar o uso após uma avaliação geriátrica cuidadosa. A monitorização dos efeitos colaterais ocorrerá de maneira semelhante à população mais jovem, devendo-se ter especial atenção aos efeitos endócrinos do tratamento, como o hipotireoidismo, que pode ter repercussões mais graves na população idosa.

≡ Hormonoterapia

A hormonoterapia é opção atraente de tratamento nos idosos, tanto pela comodidade de uso quanto pelo perfil de toxicidade mais favorável em relação à quimioterapia. Na Tabela 21.3, há um resumo com as principais drogas e os seus efeitos colaterais.

Tabela 21.3
Hormonoterapia – drogas, efeitos colaterais e recomendações

Droga	Indicação	Principais efeitos colaterais	Recomendações
Acetato de ciproterona	Câncer de próstata: doença metastática	Perda de massa óssea Aumento do risco de diabetes *mellitus* Fogachos Impotência sexual	Medidas comportamentais para redução dos efeitos antiandrogênicos
Abiraterona	Câncer de próstata: doença metastática	Ação mineralocorticoide: hipocalemia, hipertensão e edema Hepatoxicidade	Controle rigoroso da pressão arterial, glicemia e eletrólitos
Anastrozol	Câncer de mama: tratamento adjuvante ou paliativo	Osteopenia/Osteoporose Dores articulares Maior risco de fraturas ósseas Fogacho	Densitometria óssea anual Reposição profilática de cálcio e vitamina D
Bicalutamida	Câncer de próstata: doença metastática	Aumento de risco cardiovascular Perda de massa óssea Aumento do risco de Diabetes *mellitus* Fogachos Impotência sexual	Medidas comportamentais para redução dos efeitos antiandrogênicos Densitometria óssea anual Reposição profilática de cálcio e vitamina D
Enzalutamida	Câncer de próstata: doença metastática	Hipertensão arterial Astenia/fadiga Fogachos Aumento do risco de crise convulsiva	Controle rigoroso de pressão arterial e epilepsia

(Continua)

Tabela 21.3
Hormonoterapia – drogas, efeitos colaterais e recomendações (*continuação*)

Droga	Indicação	Principais efeitos colaterais	Recomendações
Exemestano	Câncer de mama: tratamento adjuvante ou paliativo	Osteopenia/Osteoporose Dores articulares Maior risco de fraturas ósseas	Densitometria óssea anual Reposição profilática de cálcio e vitamina D
Flutamida	Câncer de próstata: doença metastática	Ginecomastia, impotência sexual, fogachos	
Fulvestranto	Câncer de mama: tratamento paliativo	Reações no local da administração, astenia, náusea, alteração de enzimas hepáticas, fogachos, cefaleia	
Gosserelina	Câncer de próstata	Aumento de risco cardiovascular (dislipidemia) Perda de massa óssea Aumento do risco de diabetes *mellitus* Fogachos Impotência sexual	Controle dos níveis séricos de colesterol e frações Reposição profilática de cálcio e vitamina D Em casos graves, administração de bifosfonados
Letrozol	Câncer de mama: tratamento adjuvante ou paliativo	Osteopenia/Osteoporose Dores articulares Maior risco de fraturas ósseas	Densitometria óssea anual Reposição profilática de cálcio e vitamina D Em casos graves, administração de bifosfonados
Leuprolida	Câncer de próstata	Aumento de risco cardiovascular (dislipidemia) Perda de massa óssea Aumento do risco de diabetes *mellitus* Fogachos Impotência sexual	Controle dos níveis séricos de colesterol e frações Reposição profilática de cálcio e vitamina D Em casos graves, administração de bifosfonados
Megestrol	Câncer de ovário: tratamento paliativo	Aumento de peso, aumento de apetite, fenômenos tromboembólicos, náuseas e vômitos Sangramento uterino	Ultrassonografia transvaginal anual
Tamoxifeno	Câncer de mama: tratamento adjuvante ou paliativo	Efeitos cardiocirculatórios: aumento do risco de fenômenos tromboembólicos Dores articulares Hiperplasia endometrial Disfunção hepática	Densitometria óssea anual Reposição profilática de cálcio e vitamina D Ultrassonografia transvaginal anual

Elaborada pelas autoras.

≡ Referências

Cancer Therapy Evaluation Program, Common Terminology Criteria for Adverse Events, Version 3.0, DCTD, NCI, NIH, DHHS, March 31, 2003.

Christopher JS, Chen YH, Carducci M, Liu G, Jarrad DF, Eisenberger M, etal. Chemohormonal therapy in metastatic hormone-sensitive prostate cancer. N Engl J Med 2015; 373(8):737-46.

Del Giglio A, Karnakis T, Kaliks R, Filho WJ. Principais interações medicamentosas de antineoplásicos e cuidado na população idosa. Cap. 17, p. 359. Oncogeriatria. Uma abordagem multidisciplinar. 1a ed. São Paulo, Manole; 2012.

Hurria A, Togawa K, Mohile SG, Owusu C, Klepin HD, Gross CP, et al. Predicting chemotherapy toxicity in older adults with cancer: a prospective multicenter study. J Clin Oncol. 2011 Sep 1;29(25): 3457-65.

Ivy SP, Siu LL, Garrett-Mayer E, Rubinstein L. Approaches to phase 1 clinical trial design focused on safety, efficiency, and selected patient populations: A Report from the Clinical Trial Design Task Force of the National Cancer Institute Investigational Drug Steering Committee. Clin Cancer Res. 2010 Mar15; 16(6)1726-36.

Kumar A, Soares HP, Balducci L, Djulbegovic B; National Cancer Institute. Treatment tolerance and efficacy in geriatric oncology: a systematic review of phase III randomized trials conducted by five National Cancer Institute-sponsored cooperative groups. J Clin Oncol. 2007 Apr 1;25(10):1272.

Pontes LB, Antunes YPPV, Bugano DDG, et al. Prevalência de insuficiência renal em idosos com cancer em um centro de tratamento oncologico. Einstein 2014;12(3):300-3.

Pontes LB, Chinaglia L, Karnakis T, et al. Quimioterapia em idosos: tradução do escore de toxicidade de Hurria para o português. Geriatr Gerontol Aging 2017;11(2):76-9.

Seymour MT, Thompson LC, et al. Chemotherapy options in elderly and frail patients with metastatic colorectal cancer (MRC FOCUS2). Lancet 2011;377: 1749-59.

Smith BD, Smith GL, Hurria A, Hortobagyi GN, Buchholz TA. Future of cancer incidence in the united states: Burdens upon an aging, changing nation J Clin Oncol. 2009 Jun10;27(17):2758-65.

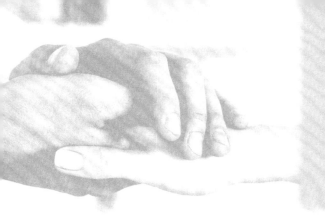

Capítulo 22

Polianna Mara Rodrigues de Souza
Ana Laura de Figueiredo Bersani
Karina Rodrigues Romanini Subi

Particularidades do Controle de Sintomas em Idosos

Em geral, os idosos apresentam doenças crônicas, convivem e morrem com elas, as quais, quase sempre, são precedidas por longos períodos de declínio físico e funcional. Assim, estabelecer os objetivos dos cuidados em idosos é assunto de extrema importância quando eles possuem doenças que limitam e ameaçam a vida, em qualquer momento ao longo da vida. Dependendo das circunstâncias, isso pode ser feito diretamente com o paciente ou pode exigir um tomador de decisão substituto.

Os pacientes idosos com doenças crônicas têm alta prevalência de sintomas e, muitas vezes, esses não são reconhecidos devido às suas especificidades relacionadas com o envelhecimento, como, por exemplo, indivíduos com deficiências cognitivas, motoras, visuais ou auditivas, e isso deve ser considerado quando se avalia a presença e intensidade dos sintomas nessa população, modificando o modo de avaliação, para uma melhor interpretação do quadro.

O tratamento dos sintomas em idosos segue os mesmos princípios que em pacientes mais jovens. No entanto, a abordagem pode exigir modificações devido às comorbidades ou a alterações fisiológicas associadas ao envelhecimento.

≡ Dor

A dor é o principal sintoma relacionado com o câncer e o mais temido pelos pacientes e familiares. Cerca de um terço dos pacientes com câncer apresenta dor no momento do diagnóstico, mais de 50% sentem dor em algum momento da doença e esse número aumenta para quase 90% em casos de doença avançada, e, nesses casos, em torno de dois terços dos doentes classificam sua dor como moderada a intensa. O estresse gerado pela dor não controlada prejudica os processos de reabilitação e de recuperação de danos, podendo levar à redução de capacidade funcional e aumento de dependência, sobretudo em idosos; além de estar associado a alterações do humor, isolamento social, distúrbio do sono, alterações do apetite, dificuldades de movimentação e deambulação, prejuízo da autoavaliação de saúde, aumento da necessidade de gastos com cuidados de saúde e comprometimento da qualidade de vida.

Embora os idosos formem um grande subgrupo de pacientes com câncer, eles quase sempre não são incluídos em ensaios clínicos, de modo que o conhecimento sobre a dor oncológica e o seu gerenciamento nessa população são limitados. Estudos nesse sentido não observaram diferenças significativas, relacionadas com a idade, na frequência ou gravidade entre os grupos etários. Ou seja, indivíduos mais velhos com câncer não parecem ter mais dor do que os mais novos.

Espera-se, nessa população, uma menor reserva funcional de todos os órgãos e sistemas, ocasionada pelo processo fisiológico de envelhecimento; além de maior número de comorbidades, incluindo distúrbios de saúde mental, com uma maior incidência de depressão e alterações cognitivas, condições essas que compõem um grande desafio ao manejo adequado da dor, uma vez que esses pacientes podem ter uma experiência emocional e afetiva diferente, e, com muita frequência, podem ser menos capazes de descrever seus sintomas com precisão e buscar alívio para os mesmos. A avaliação, nesses casos, torna-se mais laboriosa e precisa de maior atenção. Assim, para que a gestão da dor seja efetiva nessa população, é necessário ser habilidoso na avaliação, reconhecer a importância de uma abordagem holística e multidisciplinar, e dominar as ferramentas farmacológicas e não farmacológicas disponíveis para o manejo do sintoma.

Alguns estudos sugerem que os idosos tendem a minimizar ou negar sua dor por diversas razões, como a crença errônea de que a dor é parte inevitável do envelhecimento, do câncer ou de que não existem tratamentos razoáveis. Por isso, é fundamental obter dados objetivos, perguntando ativa e diretamente ao paciente sobre seus sintomas, observando o comportamento e afeto do paciente, além de realizar entrevistas com os cuidadores e familiares, conforme sugerido no Quadro 22.1.

Tal como acontece em outras faixas etárias, a dor nos idosos também pode ser classificada por seu mecanismo fisiopatológico principal, como dor de origem nociceptiva (visceral ou somática), neuropática ou mista, isto é, com origens nociceptiva e neuropática; auxiliando nas escolhas terapêuticas. Além disso, podem ser classificadas conforme sua relação com o câncer. São exemplos de síndromes dolorosas relacionadas com o câncer as dores secundárias à inflamação tumoral induzida por mediadores, infiltração ou invasão tumoral de estruturas adjacentes, compressão extrínseca de estruturas adjacentes, obstrução visceral, ulceração cutânea e fraturas patológicas. Procedimentos diagnósticos e terapêuticos também podem ser causadores de dor, como, por exemplo, nas síndromes dolorosas pós-biópsias, cirurgias ou punções; nas neuropatias e mucosites pós-quimioterapia e nas lesões por radioterapia. Complicações como infecções oportunistas dolorosas são também bastante comuns nessa população, como, por exemplo, o herpes-zóster. Além dessas, não se pode esquecer que esses pacientes podem apresentar dor por causas não

Quadro 22.1
Como avaliar a dor em idosos

Pergunte sobre a presença de dor ao examinar um idoso.

Atente para manifestações atípicas de dor nos idosos, como mudanças na função ou marcha, comportamento agitado ou aumento da confusão.

Faça uma avaliação integral da dor, avaliando a qualidade da dor, intensidade e fatores que exacerbam ou aliviam a dor, utilizando escalas de dor padrão, como uma escala numérica, uma escala de termômetros de dor ou uma escala analógica visual.

Use ferramentas de avaliação geriátricas padrão para investigar a função, cognição, marcha e questões psicossociais.

Confie na contribuição dos cuidadores, sobretudo em pacientes idosos com comprometimento cognitivo e distúrbios de comunicação.

Identificar a etiologia da dor nos idosos (tendo em mente que pode ser multifatorial) pelo uso de ferramentas de avaliação geriátricas, histórico e exame físico, e testes diagnósticos adequados.

Realize um exame estrutural cuidadoso para identificar regiões de disfunção somática.

Monitore e registre de modo objetivo a presença e intensidade de dor regularmente, pelo uso de um registro ou diário para avaliar a eficácia da intervenção.

relacionadas com o câncer, muitas vezes por condições preexistentes comuns na população idosa, que costumam deixar de ser foco de atenção durante o tratamento oncológico, mas que nem por isso deixam de existir, como fibromialgia, neuropatia diabética, osteoartrose, espondilodiscoartrose, dentre outras.

Assim como ocorre com todos os medicamentos, é provável que os idosos tenham um risco aumentado de reações adversas aos agentes farmacológicos utilizados no controle da dor. O aumento da gordura corporal e a diminuição do volume total de água corporal que ocorrem no processo fisiológico de envelhecimento resultam em aumento do volume de distribuição das drogas lipofílicas, além do atraso no início de sua ação e eliminação retardada; porém, há diminuição do volume de distribuição para medicamentos hidrofílicos, levando ao aumento das suas concentrações séricas. Por exemplo, um idoso com câncer que usa morfina, um opioide hidrofílico, pode experimentar um aumento do nível plasmático da droga, o que, por sua vez, pode afetar a resposta do medicamento e aumentar a gravidade dos efeitos colaterais. Além disso, como citado antes, as funções cardíacas, hepáticas e renais diminuem com o passar dos anos e podem prolongar a circulação, absorção e distribuição de drogas. Outra preocupação no tratamento da dor nessa população é o declínio no sistema imunológico, fenômeno que não é bem compreendido, pois a própria terapia com opioides em uso crônico pode exercer um efeito imunossupressivo, piorando ainda mais a resposta imunológica desses pacientes.

No entanto, ao selecionar a terapia medicamentosa para pacientes idosos com câncer, considerando todas as alterações fisiológicas já descritas, os critérios são os mesmos utilizados para qualquer outro tipo de paciente oncológico, na medida em que o prescritor deve equilibrar a eficácia, a tolerabilidade, o início da ação, as possíveis interações medicamentosas, o abuso, a responsabilidade, o custo e a disponibilidade, associando opioides e adjuvantes, como de praxe. Como ainda há uma escassez de ensaios clínicos que se concentrem especificamente em pacientes idosos, a informação sobre doses iniciais e titulações podem não estar disponíveis, mas evidências indiretas sugerem que as diretrizes atuais voltadas para a população geral também podem ser adotadas para o tratamento da pessoa idosa, uma vez que sejam levadas em consideração as possíveis alterações na farmacocinética e na farmacodinâmica. Em geral, as drogas devem ser iniciadas com doses menores e serem tituladas com mais lentidão do que em pessoas mais jovens.

■ Tratamento não farmacológico

Várias são as abordagens não farmacológicas da dor, dentre as quais podemos destacar: as intervenções de fisioterapia, como as terapias físicas, terapia manual, reabilitação funcional, eletroterapia, ultrassom e atividade física programada; psicoterapia, com fortes evidências para técnicas cognitivo-comportamentais; intervenções psicoeducativas voltadas para pacientes, familiares, cuidadores e profissionais de saúde envolvidos nos cuidados do paciente portador de dor crônica; acupuntura; terapia ocupacional, com objetivos de melhorar o controle do indivíduo sobre a dor, otimizando sua independência e autonomia, promovendo bem-estar emocional e capacidade adaptativa; manutenção de atividades e papéis ocupacionais, além de oferecer apoio e orientação aos familiares e cuidadores; medicina integrativa, com o uso de terapias mente-corpo, como ioga, meditação, *mindfulness*, toque terapêutico e técnicas de relaxamento.

Embora haja variações entre essas terapias, todas têm um objetivo comum: aumentar a habilidade dos pacientes para autogerenciar suas dores, inclusive nos momentos de crise.

Tratamento farmacológico

Analgésicos simples

Paracetamol

Bem tolerado em pacientes idosos, desde que ambas as funções renal e hepática sejam normais, com cautela no uso crônico pelo risco de hepatotoxicidade. A dose máxima recomendada para uso crônico é de 4 g/dia.

Dipirona

Apresenta excelente potencial analgésico, além de ter o efeito de reduzir a tolerância do opioide sem aumentar seus efeitos colaterais. Em recente revisão sistemática, seu uso em dor oncológica foi recomendado, na dose de 6 g/dia. Seu mais temido efeito adverso é a agranulocitose, que possui, porém, incidência bastante baixa.

Anti-inflamatórios não esteroides

O uso prolongado de anti-inflamatórios não esteroides (AINEs), devido à associação com sangramento gastrointestinal e disfunção renal, eleva significativamente o risco em idosos, embora a probabilidade de sangramento seja menor com o uso concomitante de inibidores da bomba de prótons (Tabela 22.1).

Tabela 22.1
Exemplos de AINEs e suas posologias

AINEs	Doses recomendadas	Dose máxima diária
Tenoxican	20 a 40 mg – 24 h	40 mg
Cetoprofeno	50 a 100 mg – 8 h	300 mg
Piroxican	20 a 40 mg – 24 h	40 mg
Nimesulida	50 a 100 mg – 12 h	200 mg
Meloxican	7,5 a 15 mg – 12/24 h	15 mg
Etoricoxibe	60 a 90 mg – 24 h	90 mg
Celecoxibe	100 a 400 mg – 24 h	400 mg

Das autoras.

Já os inibidores seletivos de ciclo-oxigenase-2 (COX-2), também conhecidos como coxibes, com menor incidência de sangramento gastrointestinal, foram vistos como uma alternativa mais segura nesse grupo; no entanto, a preocupação com sua associação a doenças cardíacas e acidentes vasculares cerebrais atenuou sua aceitação e resultou na retirada de alguns coxibes do mercado. Porém, outros inibidores seletivos parecem não apresentar o mesmo risco, sendo o celecoxibe e o etoricoxibe, opções de escolha. O uso prolongado de AINEs em idosos deve ser evitado sempre que possível e, quando necessário, deve ser rigorosamente monitorado.

Opioides

Considerados fundamentais no tratamento da dor oncológica, sobretudo de moderada a forte intensidade, tornaram-se mais amplamente aceitos para o tratamento de idosos que sofrem de dor persistente, mas seu uso requer conhecimento dos médicos sobre prevenção e controle de efeitos colaterais, titulação e retirada de opioides e necessidade de acompanhamento cuidadoso. Suas doses devem ser tituladas com cautela e individualizadas. A dose ideal é aquela que controla a dor com os mínimos efeitos adversos. E deve-se ainda considerar a equipotência analgésica entre as medicações dessa classe sempre que houver necessidade de rotação do opioide em uso.

O rodízio de opioides deve sempre ser considerado quando não houver controle satisfatório da dor apesar da titulação adequada da dose, na presença de manifestações tóxicas refratárias ao tratamento sintomático ou quando há necessidade de troca da via de administração. Para realizá-lo de modo seguro, deve-se calcular a dose total do opioide em uso nas 24 horas, incluindo as doses de resgate, utilizar as tabelas de equivalência analgésica para calcular a dose do novo opioide, reduzindo em 20 a 30% a dose correspondente total para evitar tolerância cruzada e estabelecer as doses de manutenção, dividindo a dose total calculada do novo opioide pelo intervalo de administração do mesmo, prescrevendo-se doses fixas, mas não deixando de receitar as doses adequadas de resgate, que podem ser realizadas até de 1/1 hora até que se obtenha adequado alívio da dor e que correspondem de 1/10 a 1/6 da dose diária total do opioide em uso ou dose equivalente de morfina de ação rápida, quando do uso de opioides de ação prolongada.

Deve-se sempre se antecipar, prevenir e gerenciar os efeitos colaterais esperados. A profilaxia da constipação deve ser iniciada logo na prescrição dos opioides. Quando a terapia é iniciada, a sedação e o *delirium* podem ser mais comuns nessa população até a tolerância se desenvolver. Embora haja preocupação com o risco de depressão respiratória, esta não ocorre comumente e a tolerância costuma se desenvolver com mais rapidez.

Os efeitos colaterais mais comuns a essa classe de medicamentos são náusea, vômito, prurido, tontura, xerostomia, obstipação, sonolência, euforia, dependência física e psíquica, tolerância, mioclonias e depressão respiratória.

Dentre os opioides fracos (Tabela 22.2), que são assim classificados por possuírem dose-teto, destacam-se a codeína e o tramadol. Dentre os opioides fortes (Tabela 22.3), estão a morfina, a metadona, a oxicodona, a buprenorfina e o fentanil.

Adjuvantes

Os adjuvantes (Tabela 22.4) são substâncias que possuem efeitos analgésicos indiretos. Podem ser usadas com a finalidade de melhorar o efeito dos opioides, prevenir e tratar outros sintomas que possam exacerbar a dor e auxiliar no manejo da dor neuropática. Agem potencializando as vias inibitórias, estabilizando a membrana neuronal, ativando o sistema inibitório GABA ou inibindo o sistema excitatório do glutamato.

Tabela 22.2
Opioides fracos e suas particularidades

Opioides fracos	Particularidades	Vias disponíveis	Dose habitual	Dose máxima	Equipotência à morfina oral
Codeína	Pró-droga (precisa ser convertida em morfina através de enzima hepática, que tem grande variação entre os indivíduos, levando a respostas analgésicas diferentes – ausente em 10% da população) Potente ação antitussígena Causa obstipação importante e sonolência	VO	30-60 mg 4/4	360 mg/dia	1/10
Tramadol	Mecanismo de ação dual (ativando os receptores μ e inibindo a recaptação de serotonina e noradrenalina) Reduzir a dose ou prolongar o intervalo de administração em pacientes com insuficiência hepática ou renal Risco de redução do limiar convulsivo – deve ser evitado em indivíduos com tumores cerebrais Menos constipante e menor risco de depressão respiratória e dependência Mais nauseante	VO, IV	50-100 mg 6/6	400 mg/dia	1/5
Tapentadol	Liga-se ao receptor μ e inibe a recaptação de noradrenalina	VO, IV	50-100 mg 4/4	500 mg/dia	1/2,5

Tabela 22.3
Opioides fortes e suas particularidades

Opioides fortes	Particularidades	Apresentações disponíveis	Equipotência a morfina oral		Doses iniciais recomendadas para idosos
Morfina	Droga de escolha para introdução e titulação de dose Metabólitos de eliminação renal: cuidados na presença de insuficiência renal – se possível, evitar – caso contrário, reduzir a dose	VO de liberação rápida (10 e 30 mg e 10 mg/mL) VO de liberação controlada (30, 60 e 100 mg) IV/ SC (2 mg/mL e 10 mg/mL) Retal Espinhal	VO: 1 SC: 1/ 2 EV: 1/ 3		2,5 a 10 mg 4/4 h
Fentanil	Sem metabólitos ativos Opção de escolha em insuficiência renal Via transdérmica não indicada para titulação analgésica, apenas para pacientes com dor já controlada Causa menos constipação que a morfina	Transdérmica (12,5; 25; 50 e 100 mcg/h) IV/ SC (amp) Espinhal Transmucosa	**Dose diária de morfina oral (mg/24 h)**	**Dose de fentanil transdérmico (mcg/h)**	12,5 mcg/h 72/72 h
			< 135	25	
			135-224	50	
			225-314	75	
			315-404	100	
			405-494	125	
			495-584	150	
			585-674	175	
			675-764	200	
			765-854	225	
			855-944	250	
			945-1034	275	
			1.035-1.124	300	
Metadona	Potente opioide agonista μ Ação antagonista de NMDA Opção de escolha em dor neuropática Meia-vida errática, entre 12-120 h, com risco de acúmulo Aumenta o intervalo QT: cuidado na presença de arritmias Excreção intestinal e hepática, seguro na insuficiência renal	VO (5 e 10 mg) SL IV (amp. 10 mg/mL)	**Depende da dose equivalente de morfina**		Avaliação risco-benefício
			Dose diária de morfina oral	**Taxa de conversão**	
			< 100 mg	3:1	
			100-300	5:1	
			300-600	10:1	
			600-800	12:1	
			800-1.000	15:1	
			> 1.000	20:1	
Oxicodona	Agonista μ, delta e kappa Boa indicação para dor visceral Efeitos analgésicos e colaterais semelhantes à morfina Meia-vida aumentada em insuficiência hepática e renal	VO liberação rápida (indisponível no Brasil) VO de liberação controlada (10, 20 e 40 mg) IV (indisponível no Brasil)	2:1		10 mg 12/12 h
Buprenorfina	Agonista parcial μ Uso limitado em dor oncológica, podendo ser usado como 4ª linha Seguro para uso em insuficiência renal e hepática	SL IV Transdérmica (5, 10 e 20 mg)	Morfina 40 mg = Buprenorfina 10 mg (10 mcg/h) Buprenorfina TD 10 mg = morfina 45 mg		5 mcg/h

Das autoras.

Tabela 22.4
Medicações adjuvantes na dor

Drogas	Orientações gerais	Mecanismos de ações principais	Dose habitual	Dose máxima
Gabapentina	Recomenda-se iniciar com doses de 150 a 300 mg ao dia até 300 mg 12/12h. As doses devem ser tituladas com escalonamento lento e gradual para melhor adaptação aos efeitos adversos e melhor aderência. Reduzir doses na presença de insuficiência renal. Efeitos adversos: sonolência, tontura e lentidão de raciocínio (cede em poucos dias com a manutenção de dose regular)	Estabilização da membrana neuronal. Ativação do sistema inibitório GABA. Inibição do sistema excitatório do glutamato	300 a 1.200 mg VO de 8/8h ou 300 a 900 mg VO de 6/6h	3.600 mg/dia
Pregabalina	Recomenda-se iniciar com doses de 50 a 75 mg ao dia até 75 mg 12/12h. Titular dose com escalonamento gradual. Reduzir doses na presença de insuficiência renal. Efeitos adversos semelhantes aos da gabapentina	Estabilização da membrana neuronal. Ativação do sistema inibitório GABA. Inibição do sistema excitatório do glutamato	75-300 mg 12/12h	600 mg/dia
Amitriptilina	Apesar de fazer parte das medicações inapropriadas para idosos, pode ter grande utilidade no controle da dor em muitas situações. Efeitos adversos comuns: boca seca, constipação, retenção urinária, embaçamento visual, sedação, prejuízo cognitivo, hipotensão ortostática. Evitar em pacientes com antecedentes de de isquemia cardíaca e/ou arritmias	Potencialização das vias inibitórias de dor	25-150 mg à noite	150 mg/dia
Nortriptilina	Semelhante à amitriptilina	Potencialização das vias inibitórias de dor	25-150 mg à noite	150 mg/dia
Duloxetina	Efeitos adversos comuns: constipação ou diarreia, náusea, sonolência, tontura e embaçamento visual	Potencialização das vias inibitórias de dor	60 a 120 mg 1×/dia	120 mg/dia
Venlafaxina	Efeitos adversos comuns: constipação ou diarreia, náusea, sonolência, tontura, embaçamento visual e sudorese excessiva. Evitar em pacientes com hipertensão arterial não controlada	Potencialização das vias inibitórias de dor	37,5 a 225 mg/dia	225 mg/dia

Das autoras.

Antidepressivos

Os principais antidepressivos utilizados com fins analgésicos são os tricíclicos e os inibidores duais de serotonina e noradrenalina. Existe um consenso geral de que os inibidores duais de serotonina e noradrenalina, como a duloxetina e a venlafaxina, são mais seguros do que os tricíclicos na população idosa, sobretudo naqueles com doença cardíaca.

Anticonvulsivantes

A gabapentina e a pregabalina são os anticonvulsivantes mais utilizados para o tratamento da dor nessa população, por serem identificados como dois dos anticonvulsivantes com menor número de interações medicamentosas. Essas drogas não exercem efeitos significativos quando associadas a outras medicações em idosos e não são afetadas por outros medicamentos em termos de níveis séricos ou taxa de metabolismo. Isso é importante porque muitos pacientes idosos estão em regime de polifarmácia e isso aumenta o risco de interações medicamentosas.

Os efeitos adversos mais comuns dessa classe são sonolência, ganho de peso, boca seca, astenia, tonturas, edema e infecção. A incidência não parece estar relacionada com idade mais avançada ou tipo de dor, mas, sim, com a dose. A titulação lenta, com alvo para a menor dose efetiva possível, pode minimizar o risco.

Agentes tópicos

A capsaicina tópica é vista como um tratamento modestamente eficaz em casos de neuralgia pós-herpética, condição que pode afetar com mais frequência pacientes imunodeprimidos, e neuropatia diabética. Para manter o efeito, o creme deve ser aplicado sobre a área dolorosa várias vezes ao dia e inicialmente causa ardência, ocasionando interrupção precoce do tratamento em pelo menos 30% dos pacientes. É possível sugerir que o uso de capsaicina em idosos frágeis com deficiências cognitivas pode não ser aconselhável devido ao potencial de exposição inadvertida de outras áreas do corpo. Se a capsaicina for acidentalmente esfregada nos olhos ou em outras membranas mucosas pode causar irritação significativa, desconforto e maior sofrimento.

Outro agente tópico disponível é a lidocaína a 5%, que, devido à sua baixa absorção sistêmica, é considerado seguro e com efeitos adversos apenas locais (reações cutâneas leves). É tratamento de primeira linha em pacientes com neuralgia pós-herpética para pacientes idosos decorrente de sua excelente tolerabilidade.

Os corticosteroides são úteis no tratamento da dor óssea, neuropática e por compressões neurológicas e obstrução intestinal. Produzem efeito adicional, melhorando o apetite, náusea, humor e fadiga.

A cetamina é um antagonista do receptor NMDA não competitivo que bloqueia o glutamato e é recomendado para casos refratários, melhorando a analgesia.

Os bisfosfonatos são utilizados para dor secundária a metástases ósseas, prevenção de morbidade esquelética (fraturas e/ou dor) a longo prazo e hipercalcemia.

Algumas recomendações relevantes sobre a terapia farmacológica da dor em idosos estão disponíveis no Quadro 22.2.

Quadro 22.2
Considerações sobre a terapia farmacológica da dor em idosos

- Considere as alterações relacionadas com o envelhecimento, como o metabolismo dos fármacos, resultando em aumento da sensibilidade aos mesmos e reações adversas ao usar intervenções farmacológicas para o tratamento da dor em idosos
- A polifarmácia é um fato para a maioria dos idosos com câncer; na medida do possível, introduzir um agente de cada vez e permitir o suficiente intervalo entre medicamentos para evitar potenciais interações medicamentosas
- Considere a disfagia ao recomendar analgésicos orais
- Comece com a menor dose possível e avance lentamente para aumentar a dose
- O uso de drogas anti-inflamatórias não esteroides deve ser evitado tanto quanto possível para o tratamento de pacientes idosos com dor persistente
- Considere analgésicos opioides para dor nociceptiva
- Use opioides de liberação sustentada para dor contínua e preparações de ação curta para dor progressiva ou episódica
- Titular a dose de opioide com base no uso de medicamentos
- Evite a constipação com o uso de opioides, recomendando regime intestinal profilático
- Antecipe e gerencie os efeitos colaterais dos opioides, como sedação, confusão e náusea até desenvolver tolerância
- Acompanhe de perto os pacientes em terapia analgésica a longo prazo para efeitos colaterais e interações medicamentosas
- Considere analgésicos adjuvantes para o tratamento da dor neuropática
- Educar pacientes e cuidadores sobre efeitos colaterais associados e a adesão

Das autoras.

- **Tratamento intervencionista**

É bastante comum nos idosos o manejo inadequado da dor com a terapia farmacológica, em muitos casos por não tolerarem seus efeitos colaterais. O tratamento intervencionista da dor consiste na utilização de técnicas minimamente invasivas para alívio da dor, isoladamente, ou, em associaçãoà terapia medicamentosa. Pode eliminar ou reduzir muito o consumo de analgésicos e, em consequência, seus efeitos colaterais. Porém, erroneamente, ainda são consideradas como medidas de exceção, equívoco que leva muitas vezes ao prolongamento do sofrimento, além do risco de perda do tempo ideal para a sua realização.

Sobretudo quando a aferência dolorosa é bem delimitada, ou seja, quando o bloqueio de um alvo específico é capaz de aliviar a dor, o paciente deve ser precocemente avaliado por especialista e submetido a essas técnicas. A ausência de contraindicações gerais (infecção, coagulopatia, recusa do paciente) deve sempre ser levada em consideração.

A cifoplastia percutânea e a vertebroplastia, por exemplo, podem ser úteis para o tratamento de metástases dolorosas espinhais líticas osteoclásticas ou em casos de fraturas de compressão vertebral ou instabilidade da coluna vertebral para as quais a cirurgia e a radioterapia não são viáveis.

Vale ressaltar também o papel da cadeia simpática que é alvo importante para a alívio de dor visceral e em casos de neuralgia pós-herpética.

A administração de analgésicos no neuroeixo minimiza os efeitos colaterais por diminuírem a distribuição sistêmica da droga. Além disso, essas vias possibilitam o uso associado de anestésicos locais, que promovem maior analgesia pela polifarmacologia (utilização de fármacos de diferentes mecanismos de ação), reduzindo a demanda de opioide. São alternativas interessantes quando o paciente apresenta efeitos colaterais intoleráveis.

Bloqueios regionais contínuos podem ser uma alternativa para pacientes com dor localizada em território de nervo específico, diminuindo ou eliminando a necessidade de drogas sistêmicas, evitando reações adversas.

Talvez a necessidade de revisão da escala analgésica da OMS, a falta de conhecimento das indicações de técnicas de intervenção e também o receio de complicações expliquem a subutilização de tais procedimentos. Acredita-se que as estratégias educacionais possam aumentar sua indicação precoce. E como a eficácia é observada por pacientes e médicos, e relatos com bons resultados são publicados, muitos procedimentos novos poderão ser oferecidos de forma mais sistemática.

Fadiga

- **Introdução**

Cansaço, queda dos níveis de energia, sensação de exaustão e comprometimento do funcionamento físico e cognitivo são queixas extremamente comuns entre portadores de doenças crônicas e, quando persistentes, costumam acarretar graves consequências físicas, emocionais e sociais por comprometerem seriamente a capacidade do indivíduo de desempenhar plenamente seus papéis e atividades habituais. Define-se tal quadro como fadiga, conceituada como sensação subjetiva angustiante e persistente de cansaço ou exaustão física, emocional e cognitiva, não proporcional à atividade recente e que interfere no funcionamento habitual do indivíduo. Quando a presença desse sintoma está relacionada ao câncer e/ou ao seu tratamento, denomina-se "fadiga relacionada com o câncer" (FRC), conforme definição do National Comprehensive Cancer Network (NCCN).

Trata-se de um dos sintomas mais angustiantes e frequentes experimentados pelos pacientes com câncer, podendo se manifestar em qualquer estágio da doença, mesmo entre os indivíduos considerados sobreviventes de câncer. A maioria dos pacientes apresentará algum grau de fadiga no curso da doença oncológica e cerca de 30% terão fadiga persistente, mesmo após o término do tratamento. É um sintoma multidimensional, que engloba aspectos físicos, mentais, emocionais e sociais; e que causa significativo estresse e ansiedade não apenas para o paciente, mas também para sua família, afetando sobremaneira a qualidade de vida de todos.

▪ Etiologia

A etiologia e a patogênese da FRC não são muito bem esclarecidas, acreditando-se que podem estar relacionadas ao próprio tumor ou ao seu tratamento, ou ainda a uma predisposição genética potencial, a uma doença física ou mental associada ou a fatores comportamentais e ambientais. Outros mecanismos possíveis estão relacionados aos efeitos do câncer e seu tratamento sobre o sistema nervoso central, metabolismo energético muscular, sono, ritmo circadiano, mediadores inflamatórios e de estresse, ativação do sistema imune, alterações hormonais relacionadas aos efeitos sobre o eixo hipotálamo-pituitário, menopausa precoce ou privação androgênica em homens.

Fatores contribuintes

Inúmeras possíveis causas e influências – somáticas, afetivas, cognitivas e psicossociais –, e que muitas vezes não podem ser facilmente separadas umas das outras, compartilham a FRC como uma via final comum. O próprio tratamento antineoplásico associa-se ao desenvolvimento dos sintomas da FRC, incluindo agentes citotóxicos, modificadores de resposta biológica, terapia molecular-alvo, terapia hormonal e radioterapia.

Outros conhecidos fatores contribuintes são: progressão tumoral, outros sintomas não aliviados, principalmente dor; anemia, alterações nutricionais, alterações hormonais, alterações metabólicas, desidratação, comorbidades não compensadas, efeitos adversos de inúmeras medicações, incluindo sintomáticos para alívio de diversos sintomas associados ao câncer e seu tratamento; perda de massa muscular, inatividade e descondicionamento físico; humor deprimido, estresse emocional e distúrbios do sono.

▪ Características clínicas

As manifestações clínicas da fadiga são diversas e multidimensionais, e incluem: sensação de cansaço, exaustão, astenia e/ou falta de energia; falta de concentração, prejuízo de memória, lentificação cognitiva e desinteresse. Não há correlação dos sintomas com o grau de atividade realizada, assim como não há melhora dos sintomas com o repouso. A consequente redução de atividade deflagra um ciclo vicioso no qual a redução da *performance* física leva à redução de atividade que por sua vez leva à evitação ao esforço, com perda progressiva da capacidade de recuperação e humor deprimido, que contribui para uma redução ainda maior no grau de atividade. Raramente é um sintoma isolado, muitos pacientes sofrem concomitantemente outros sintomas não controlados que contribuem para a piora da fadiga, como dor, distúrbios do sono, estresse emocional, ansiedade e depressão.

Dentre todos os sintomas que tendem a afetar particularmente os pacientes com câncer, os da FRC são percebidos pelos pacientes como os mais angustiantes por prejudicar de modo importante a qualidade de vida e a capacidade de *performance* física de muitos dos pacientes afetados. Dependendo do curso e da gravidade da doença subjacente, os efeitos da FRC podem variar de indisposição temporária a enfrentamento inadequado da vida cotidiana e isolamento social, chegando à incapacidade para execução de trabalho, gerando problemas socioeconômico não apenas para pacientes e famílias, mas gerando ônus econômico adicional para a sociedade como um todo.

A FRC prejudica marcadamente a qualidade de vida de pacientes e familiares. Diversos estudos prospectivos mostraram uma associação com menor sobrevida e aumento da mortalidade naqueles que apresentam FRC. O problema pode surgir em qualquer momento no curso da doença, podendo ser um sintoma precoce mesmo antes de o câncer ser diagnosticado ou podendo surgir durante o tratamento, muito tempo após o seu término, ou quando a doença recorrer ou progredir. Seus sintomas podem ser temporários, mas também podem persistir, permanecendo presentes em até anos após o término do tratamento. Os estudos sugerem que quanto pior os sintomas da FRC durante a fase de tratamento ativo do câncer, maior a probabilidade de persistirem ou recorrerem após o término do tratamento.

- ### Diagnóstico, avaliação e diagnóstico diferencial

A Classificação Estatística Internacional de Doenças e Problemas Relacionados à Saúde (CID 10) propôs critérios para o diagnóstico da FRC (Quadro 22.3); no entanto, sua utilização, na prática, não é recomendada. De acordo com diretrizes da ASCO e da NCCN, a pergunta a ser realizada como método de "triagem" é: "Você se sente cansado?".

Todos os pacientes com câncer devem ser questionados diretamente sobre os sintomas de fadiga e exaustão em intervalos regulares durante o tratamento e em seu posterior acompanhamento, mesmo após tendo sido considerados curados. O NCCN orienta que tal medida seja contemplada na consulta inicial, em todas as consultas de reavaliação e de seguimento após o tratamento. A anamnese desempenha um papel central no processo de diagnóstico, devendo-se questionar especificamente sobre o tipo, gravidade, curso temporal dos sintomas, fatores de melhora e piora, e impacto nas atividades de vida diária do paciente.

Quadro 22.3
Critérios CID10 propostos para FRC[2]

	Seis ou mais dos seguintes sintomas presentes todos os dias ou quase todos os dias durante pelo menos duas semanas no último mês, pelo menos um dos sintomas deve ser (A1) fadiga importante
A1	Fadiga importante, energia reduzida ou aumento da necessidade de repouso desproporcional a qualquer mudança recente no nível de atividade
A2	Queixas de fraqueza generalizada ou membros pesados
A3	Redução da concentração ou da atenção
A4	Perda de motivação ou interesse nas atividades habituais
A5	Insônia ou hipersonia
A6	Experiência de sono não reparador
A7	Percepção de necessidade de lutar para superar a inatividade
A8	Marcada reação emocional à sensação de fadiga (tristeza, frustração ou irritabilidade)
A9	Dificuldade em cumprir tarefas diárias pela sensação de fadiga
A10	Percepção de problemas com memória de curto prazo
A11	Mal-estar após esforços com duração de horas
B	Os sintomas causam estresse clínico significativo ou comprometimento social, ocupacional ou em outras importantes áreas da funcionalidade
C	Há evidências pelo histórico, exame físico ou achados laboratoriais de que os sintomas são consequência do câncer e/ou seu tratamento
D	Os sintomas não são primariamente consequência de comorbidades psiquiátricas, como depressão maior, somatização, transtorno somatoforme ou *delirium*

Adaptado de Escalante CP. Cancer related fatigue: prevalence, screening and clinical assessment. Uptodate. 2018. Disponível em < http://www.uptodate.com/online>. Acesso em: 06/02/2018.

Recomenda-se o uso de uma escala numérica ou analógica visual para registrar a intensidade dos sintomas, em que 0 representa ausência de fadiga e 10 a pior fadiga que se possa imaginar; e a fadiga é considerada leve quando pontuada de 1 a 3; moderada, de 4 a 6, e intensa, de 7 a 10. Uma intensidade relatada de 4 ou acima indica necessidade de avaliação diagnóstica adicional. O uso de escalas numéricas ou visuais analógicas também é recomendado para avaliar o grau em que a FRC prejudica o indivíduo em várias áreas da vida cotidiana; valores de 5 e acima são considerados uma limitação grave.[1-4] Para melhor avaliar de maneira objetiva a intensidade e o impacto da fadiga, pode-se utilizar o Inventário Breve da Fadiga.

É de extrema importância identificar e tratar causas tratáveis que possam estar contribuindo para a fadiga (Quadro 22.4), pois muitos fatores podem confundir a avaliação diagnóstica da FRC. Os seus sinais e sintomas não são específicos, uma vez que também podem decorrer de outras doenças ou problemas; seu quadro clínico é definido pela avaliação subjetiva do paciente afetado a respeito de seus sintomas e suas limitações; a maioria dos pacientes com FRC não aparenta estar doente, mesmo quando os sintomas são intensos e incapacitantes; o tipo e a extensão dos sintomas variam amplamente de um paciente para outro, podendo se modificar com o tempo e não existem testes ou marcadores laboratoriais para avaliação diagnóstica da FRC.

Não há, normalmente, a necessidade de se proceder a investigações complementares complexas se uma anamnese bem-feita, um exame físico minucioso e os exames laboratoriais básicos não apresentam evidências de alterações subjacentes. Dúvidas com relação ao diagnóstico diferencial podem existir quando há depressão associada, pois não é tarefa fácil diferenciar alguns dos sintomas apresentados e determinar sua possível relação com um transtorno depressivo.

▪ Tratamento

O tratamento da FRC precisa ser iniciado o mais precocemente possível, para evitar sua cronificação e maior dificuldade em seu controle. Deve envolver o tratamento adequado de todas as possíveis causas associadas que sejam potencialmente reversíveis, assim como o controle apropriado de outros sintomas apresentados. Múltiplas abordagens de tratamento devem ser aplicadas em conjunto, com especial atenção à educação de pacientes e famílias, além do envolvimento destes no planejamento do tratamento. Os objetivos centrais do tratamento devem ser aliviar fatores que possam estar piorando a fadiga e oferecer suporte individualizado para que o paciente possa lidar com seu sintoma e as adaptações impostas pela FRC, auxiliando no reconhecimento de pontos fortes e recursos do paciente.

A educação do paciente e de sua família deve ser realizada de modo a proporcionar informações abrangentes a respeito da FRC, já que todos precisam entender que existe, de fato, uma sensação de exaustão que impede a realização de inúmeras atividades por parte do paciente. Além da difícil convivência com um sintoma tão limitante, os pacientes, muitas vezes, precisam lidar com muitas cobranças por parte dos familiares que, por vezes, julgam achar que faltam esforços do paciente em colaborar com sua melhora.

O tratamento específico da FRC envolve medidas farmacológicas e não farmacológicas, que serão explanadas a seguir.

Tratamento não farmacológico

A maioria dos trabalhos abordando o manejo da fadiga se refere à população geral,

---

Quadro 22.4
Causas tratáveis que contribuem para a fadiga

- Anemia
- Depressão
- Hipogonadismo
- Hipotireoidismo
- Distúrbios hidreletrolíticos
- Desidratação
- Desnutrição
- Infecções
- Comorbidades descompensadas
- Efeitos adversos de medicações
- Distúrbios do sono
- Dor e outros sintomas não controlados
- Abuso de substâncias

Das autoras.

com poucos dados específicos para pacientes idosos. Existem diversas maneiras de se obter alívio dos sintomas e do estresse gerado pela FRC. Os achados de diversos trabalhos, incluindo revisões sistemáticas e metanálises, mostram benefícios com algumas medidas, permitindo a recomendação de intervenções, como: terapia cognitivo-comportamental; psicoeducação e aconselhamento dirigido; técnicas de conservação de energia e gestão de atividades; exercícios físicos apropriados; hipnose, técnicas de relaxamento e *mindfulness*.

As intervenções psicossociais e de aconselhamento dirigido são elementos importantes na construção de um plano de tratamento individualizado e incluem a abordagem de higiene do sono, de estratégias de enfrentamento e de técnicas de *coaching* e de gestão de atividades e conservação de energia, além de medidas educativas para pacientes e familiares a respeito do sintoma.

As técnicas de conservação de energia e o gerenciamento de atividades visam auxiliar o paciente a identificar suas prioridades e a economizar energia, de modo que consiga executar as tarefas consideradas mais importantes, com descanso em intervalos apropriados para a rotina de cada paciente.

Muitos trabalhos sugerem benefícios com a utilização de técnicas mente-corpo, como meditação, *mindfulness*, ioga e acupuntura, permitindo que possam ser utilizadas, uma vez que são seguras.

Segundo as evidências atuais, a medida mais eficaz contra a FRC é a prática regular de exercícios físicos. Os programas de exercícios físicos de força e resistência ajudam o paciente a escapar do círculo vicioso de inatividade física, descondicionamento e exaustão, e podem ser recomendados para todos os pacientes, desde que não haja contraindicações, como dor ou dispneia não controladas, descompensações agudas de condições crônicas, febre, anemia, plaquetopenia, distúrbios de coagulação, metástases ósseas com risco de fraturas e doença cardiovascular descompensada. Os benefícios obtidos com a realização de atividade física nesses pacientes incluem: melhora da qualidade de vida e da capacidade funcional, redução de estresse e melhora de diversos outros sintomas. Idealmente, as sessões de exercícios físicos deveriam ocorrer várias vezes por semana, com sessões diárias de exercícios de resistência e sessões semanais a quinzenais de exercícios voltados para melhorar a força, com duração de 30 a 45 minutos por sessão. No entanto, deve-se permitir ao paciente a possibilidade de escolher o melhor exercício que se adapte à sua rotina, além de adaptar a intensidade e a duração de cada sessão de treinamento às suas capacidades atuais, com aumento gradual ao longo do tempo, uma vez que muitas vezes há múltiplos obstáculos à implementação de um programa de exercícios ideal, incluindo limitações físicas ocasionadas pela própria doença de base. Recomenda-se que todo esse processo seja supervisionado por fisioterapeutas.

Tratamento farmacológico

Medicamentos com variados mecanismos de ação foram estudados para tratar a FRC, incluindo psicoestimulantes, agentes fitoterápicos, fatores de crescimento, corticosteroides e antidepressivos. Com relação aos antidepressivos, verifica-se que não há benefício no uso quando o foco é melhora da fadiga; no entanto, há benefícios quando existe associação com sintomas depressivos ou diagnóstico de um transtorno depressivo.

Fatores de crescimento hematopoético (como a eritropoetina e a darbepoetina) e transfusões sanguíneas podem ser indicados em pacientes que desenvolvem anemia secundária ao tratamento oncológico, mais especificamente à quimioterapia. A anemia é uma das principais causas reversíveis de FRC e, quando presente, deve ter suas causas adequadamente investigadas, pois quando não houver uma causa que a explique ou quando persiste apesar do tratamento da causa de base, os fatores estimuladores de eritropoietina e transfusões sanguíneas podem ser considerados, conforme recomendações da *American Society of Clinical Oncology* (ASCO) e da *American Society of Hematology* (ASH). O uso dos fatores estimuladores de eritropoietina para o tratamento de anemia associada à quimioterapia é recomendado quando os níveis de hemoglobina forem inferiores ou iguais a 10 mg/dL, com o objetivo de elevação dos níveis de hemoglobina e diminuição do número de transfusões. Deve-se ter em mente que há aumento do risco de eventos tromboembólicos com o uso dessas medicações, devendo-se avaliar criteriosamente, porém de modo individualizado, os riscos e benefícios de seu uso, quando indicado. O NCCN recomenda que o uso deva ser evitado em pacientes com anemia não relacionada com a quimioterapia, utilizando-as apenas em pacientes com nível de hemoglobina inferior a 10 mg/dL.

Psicoestimulantes, como metilfenidato, dexmetilfenidato e modafinil, podem aliviar a FRC. São potencialmente úteis, sobretudo para pacientes com FRC grave que não responderam satisfatoriamente a outras formas de tratamento. Só devem ser utilizados na ausência de contraindicações, como hipertensão arterial não controlada, coronariopatias, arritmia, epilepsia, psicose e transtornos afetivos graves.

O metilfenidato (5 a 40 mg/d, de preferência em duas tomadas diárias, evitando a administração ao final da tarde e à noite) mostrou-se efetivo em vários estudos, incluindo uma metanálise publicada em 2016. Benefícios adicionais de seu uso incluem melhora de ansiedade, apetite, náusea, dor e sonolência, além do relato de melhora na habilidade cognitiva e funcional em alguns estudos.

O modafinil (100 a 200 mg ao dia, também em duas tomadas diárias, com dose máxima de 400 mg ao dia), apesar de resultados conflitantes em estudos, parece ser benéfico para pacientes portadores de fadiga grave.

Os corticosteroides podem ser úteis em melhorar temporariamente os sintomas da FRC, aumentando o nível de atividade do paciente; no entanto, não se pode esquecer do risco de causar miopatia induzida por esteroides, quando do uso prolongado, o que poderia agravar a FRC. Por isso, o NCCN e a Associação Europeia de Cuidados Paliativos (EAPC) recomendam seu uso para pacientes em CP e por tempo limitado.

Com relação aos agentes fitoterapêuticos, diversos estudos utilizando o *ginseng*, substância tradicionalmente utilizada para tratar estados de esgotamento de todos os tipos, sugerem benefício na melhora dos sintomas relacionados com a FRC. Outro fitoterápico estudado e com resultados promissores é o guaraná, que ocasionou melhora significativa da FRC em mulheres submetidas à quimioterapia ou à radioterapia para tratamento de câncer de mama. As doses iniciais recomendadas são de 50 a 75 mg duas vezes ao dia.

≡ Dispneia

A dispneia é uma sensação subjetiva, definida como percepção desagradável da dificuldade de respirar ou da necessidade de aumentar a ventilação, sendo decorrente da interação de fatores fisiológicos, psicológicos e ambientais. Pode ser relatada como sensação de falta de ar, sufocamento, cansaço, aperto torácico ou desconforto respiratório, nem sempre associados ao esforço físico.

É um sintoma com prevalência elevada em pacientes com doenças avançadas, acometendo cerca de 70% dos pacientes com câncer em fase terminal. É comum sobretudo em pacientes com câncer de pulmão primário ou doença metastática intratorácica; no entanto, é também comum em pacientes terminais que não possuem patologia cardiopulmonar evidente. Tende a piorar a intensidade e alcançar seu pico na última semana de vida.

Do ponto de vista fisiopatológico, a sensação de dispneia pode resultar do aumento da demanda ventilatória, do comprometimento do processo mecânico da ventilação ou ambos.

O relato do paciente é o dado mais importante para estabelecer-se o diagnóstico. Assim, deve-se questionar sobre sua intensidade, fatores desencadeantes, evolução, fatores de melhora e piora.

Nos idosos com dificuldade de comunicação, devem ser procurados sinais evidentes de desconforto respiratório, como o uso de musculatura acessória e batimento da asa do nariz, lembrando-se que a presença de taquipneia não implica necessariamente dispneia.

No exame físico, medidas objetivas, como a frequência respiratória e a saturação de oxigênio, podem não se correlacionar e nem quantificar a intensidade da dispneia.

Para avaliar a intensidade da dispneia, podemos utilizar algumas ferramentas, como a escala de avaliação numérica e a escala de Edmonton (Edmonton Symptom Assessment Scale – ESAS). Na escala de avaliação numérica, a intensidade da dispneia pode variar de 0 a 10, em que 0 significa sem falta de ar e 10 a pior falta de ar possível. Essa escala quantifica a intensidade dos principais sintomas físicos e psicológicos observados nos pacientes em cuidados paliativos.

A fim de obter o manejo adequado da dispneia, é condição *sine qua non* a investigação da sua causa (Tabela 22.5), seja com o exame físico minucioso ou com exames laboratoriais ou de imagem. A causa pode ser óbvia, mas também difícil de ser identificada, sobretudo em idosos.

■ Tratamento

Muitos pacientes com dispneia melhoram com o tratamento específico, de acordo com as causas identificáveis, como, por exemplo, anticoagulação para embolia pulmonar, antibióticos para pneumonia ou transfusão de glóbulos vermelhos para anemia. Em outros casos, o objetivo do tratamento da dispneia em pacientes terminais é melhorar a sensação subjetiva expressada pelo paciente, em vez de aliviar a condição subjacente.

Assim, o primeiro passo é identificar a causa da dispneia, para instituir o tratamento correto e específico (Tabela 22.6). Em geral, precisa-se do envolvimento de uma equipe multidisciplinar com o objetivo de aliviar o desconforto e sofrimento do paciente e de seus cuidadores e familiares, e, quando possível, reverter ou tratar a doença ou complicação de maneira adequada.

Tabela 22.5
Principais causas de dispneia em cuidados paliativos

Comorbidades	DPOC, asma, insuficiência cardíaca
Sobreposição de doença aguda	Atelectasia, pneumonia, embolia pulmonar
Complicações oncológicas	Obstrução brônquica, derrame pleural, linfangite carcinomatosa, síndrome da veia cava superior, invasão tumoral do parênquima pulmonar
Complicações relacionadas com tratamento	Cardiomegalia ou fibrose secundárias à quimioterapia, fibrose por irradiação do parênquima, pneumotórax
Outras	Uremia, acidose, ascite, caquexia, estresse emocional, doença neuromuscular, retenção urinária, constipação e dor

Das autoras.

Tabela 22.6
Tratamento de causas específicas

Condições clínicas	Tratamento específico
Asma, DPOC, obstrução brônquica	Otimizar broncodilatadores e corticosteroides. Usar VNI em pacientes com DPOC.
Derrame pleural volumoso	Toracocentese de alívio/pleurodese/*shunt* pleuroperitoneal
Derrame pericárdico	Drenagem pericárdica
Infecções	Antibióticos (quando indicado)
Tromboembolismo pulmonar	Anticoagulantes (quando indicado)
Hipóxia	Oxigenoterapia
Linfangite carcinomatosa	Altas doses de corticosteroides
Doença endobrônquica	Doses de corticosteroides, *laser* ou crioterapia
Anemia	Considerar transfusão sanguínea conforme o nível de hemoglobina e a sintomatologia
Insuficiência cardíaca descompensada	Tratamento conforme o perfil hemodinâmico
Síndrome da veia cava superior	Corticosteroides em doses altas e radioterapia

Das autoras.

Medidas não farmacológicas

O treinamento respiratório, o relaxamento, a modificação no nível de atividades, a vibração da parede torácica e o uso de auxílio no banheiro, oxigênio portátil e cadeiras de rodas irão melhorar o desempenho e a autonomia do paciente e seus familiares.

O ar fresco que se assopra no rosto, assim como com um ventilador, pode melhorar a dispneia. Os pacientes hipoxêmicos podem se beneficiar com suplementação de oxigênio.

Embora a ventilação não invasiva possa ser um tratamento efetivo para a insuficiência respiratória aguda, associada à exacerbação de DPOC, edema agudo de pulmão e algumas doenças neuromusculares, a sua efetividade no alívio da dispneia é pouco estabelecida. A razão para o seu uso é que a redução da carga da musculatura respiratória e, consequentemente, o trabalho para se realizar a respiração, pode promover alívio da dispneia.

Algumas doenças malignas torácicas podem causar dispneia por obstrução de vias aéreas por lesões volumosas ou mesmo derrame pleural e, assim, necessitar de procedimentos cirúrgicos, como: pleurodese, drenagem de tórax, pleurectomia, toracoscopia aberta ou videoassistida (VATS). Devemos sempre lembrar que condutas cirúrgicas devem ser indicadas com base, sobretudo, na funcionalidade do paciente e no real benefício das intervenções no controle de sintomas.

Medidas farmacológicas
Opioides

Os opioides sistêmicos são os agentes farmacológicos mais efetivos e é o tratamento de escolha para o controle sintomático da dispneia, tanto em adultos quanto em idosos. O mecanismo de ação para alívio da dispneia é pouco compreendido, mas acredita-se que os receptores de opioides são encontrados no sistema nervoso central (centros de controle respiratório) e perifericamente, nas vias aéreas e no parênquima pulmonar.

Os opioides nebulizados têm uma absorção sistêmica limitada, levando à hipótese de que podem aliviar a dispneia com menos efeitos adversos do que a administração sistêmica. No entanto, no momento, os dados são insuficientes para justificar o uso de qualquer opioide pela via inalatória para alívio da dispneia. A administração sistêmica de opioides também continua sendo o tratamento de escolha para controlar a dispneia em pacientes terminais.

A principal barreira para o uso de opioides no tratamento farmacológico da dispneia é o receio dos próprios profissionais de saúde, do paciente e dos familiares, da ocorrência de depressão respiratória e aceleração do processo de morte. Sabe-se que o uso de opioides não altera os parâmetros gasométricos, nem a função pulmonar, e não reduzem a sobrevida. Porém, diminuem de modo significativo a percepção de falta de ar, o consumo de oxigênio em repouso e durante o exercício e, também, a ansiedade.

Em doses adequadas e com a titulação gradual, não causam depressão respiratória. Em idosos virgens de opioide, recomenda-se iniciar morfina na dose de 2,5 a 5,0 mg via oral a cada 4 ou 6 horas (ou dose equivalente por via endovenosa ou subcutânea) e ir titulando a dose conforme necessário até a obtenção do alívio da dispneia. Nos pacientes já em uso crônico de opioides para tratamento de dor, recomenda-se aumentar 25 a 50% da dose usual do paciente para o controle da falta de ar. E em pacientes gravemente sintomáticos, pode ser necessário o uso subcutâneo (1 a 2 mg a cada 4 horas) ou infusão contínua endovenosa ou subcutânea, na dose inicial de 5 a 10 mg em 24 horas. Para nebulização, a dose inicial é 5 a 10 mg em 2 mL de solução salina a cada 4 horas.

Os outros opioides, que não a morfina, têm sido avaliados em número limitado de estudos. Assim, quando o paciente apresenta contraindicação à morfina, pode-se prescrever codeína, oxicodona ou hidromorfona para controle da dispneia.

Dentre os efeitos adversos mais comuns dos opioides, destacam-se constipação, náusea e vômito. Os dois últimos tendem a desaparecer em até duas semanas de uso à medida que se desenvolve a tolerância. A constipação persiste e, por isso, deve ser sempre prescrito um laxativo associado ao opioide, de preferência aqueles estimulantes. Outros possíveis efeitos adversos são: letargia, retenção urinária, mioclonias e *delirium*. Nos idosos, o cuidado com os efeitos adversos deve ser maior, já que há aumento do risco de desidratação, possibilidade de interferência na alimentação e perda da mobilidade.

Benzodiazepínicos

As revisões sistemáticas de um pequeno número de ensaios concluíram que a evidência não apoia o uso dos benzodiazepínicos para a dispneia sem ansiedade. No entanto, os benzodiazepínicos são importantes na terapia quando houver ansiedade, uma característica comum na dispneia e, principalmente, na dispneia grave.

São drogas com efeito sedativo-hipnótico, ansiolítico e miorrelaxante, que interagem com as subunidades dos receptores GABA centrais. São muito usadas no manejo da dispneia refratária em doenças avançadas, mas sem benefícios comprovados.

Seu uso deve ser iniciado com doses baixas, com aumento de dose conforme a necessidade. Seus efeitos colaterais mais frequentes são tontura e sonolência, e a associação com neuroléptico pode ser considerada em indivíduos com confusão mental ou agitação.

Dentre as principais opções de benzodiazepínicos, temos:
- *Diazepam:* dose de 5 a 10 mg ao dia por via oral.
- *Alprazolam:* dose de 0,25 a 0,50 mg a cada 8-12 horas por via oral.
- *Lorazepam:* dose de 1 a 3 mg ao dia por via oral.

- *Midazolam:* dose de 7,5 a 15 mg por via oral, 1 a 5 mg por via subcutânea ou endovenosa, 5 a 10 mg em infusão contínua em 24 horas por via subcutânea ou endovenosa.

Os corticoides melhoram a sensação de dispneia nos casos de obstrução de vias aéreas, linfangite carcinomatosa, pneumonite actínica, síndrome de compressão de veia cava superior e bronquite crônica, principalmente diminuindo o edema peritumoral.

Os antidepressivos, os ansiolíticos e as fenotiazinas não possuem evidência científica de serem eficazes no controle da dispneia.

Uma grande proporção de pacientes com câncer terminal e dispneia tem histórico de tabagismo ou DPOC. Assim, a avaliação e o gerenciamento da obstrução potencialmente reversível das vias aéreas são apropriados em todos os pacientes com câncer e dispneia. E nos casos de dispneia refratária, pode-se fazer um teste terapêutico com broncodilatador.

Há falta de evidência para sustentar o benefício dos diuréticos, apesar da administração sistêmica de diuréticos em alça poder ser benéfica para reduzir a congestão pulmonar em pacientes com dispneia e insuficiência cardíaca em fase terminal ou linfangite carcinomatosa. Não há evidências suficientes para recomendar diuréticos nebulizados no tratamento da dispneia em pacientes com doença terminal.

A dispneia terminal é quando o paciente apresenta rebaixamento do nível de consciência nas últimas horas ou dias de vida, podendo apresentar alterações nos parâmetros respiratórios com períodos de apneia e respiração de Cheyne-Stokes. Isso pode trazer grande desconforto para o paciente e seus familiares e por isso deve ser precocemente identificada e devidamente tratada. Diante da aproximação da morte, o reflexo orofaríngeo diminui e há acúmulo de secreções nas vias aéreas. O ar que passa junto com as secreções nas vias aéreas superiores resulta na sororoca e esse ruído pode ser erroneamente interpretado como dispneia. Para o controle desse ruido, pode ser usado anticolinérgico, como a hioscina na dose de 10 a 20 mg, a cada 4-6 horas, por via subcutânea ou endovenosa, com o objetivo de reduzir secreções. Deve-se prescrever também opioide e ansiolítico e se esse paciente apresentar agitação ou confusão, acrescentar um neuroléptico (haloperidol, por exemplo). O reposicionamento do paciente é importante e também pode auxiliar no controle do ruído enquanto a aspiração orotraqueal geralmente é ineficaz e deve ser evitada por gerar dor e desconforto.

Delirium

O *delirium* ou estado confusional agudo está entre os transtornos neuropsiquiátricos mais comuns em pacientes com problemas de saúde, sobretudo entre os idosos e pacientes com doenças crônicas avançadas. Ele também pode ser um marcador de pior prognóstico em pacientes hospitalizados e institucionalizados.

De acordo com o Manual Diagnóstico e Estatístico de Distúrbios Mentais da *American Psychiatric Association*, quinta edição (DSM-5), o diagnóstico de *delirium* requer os seguintes critérios:

- Perturbações da atenção e da consciência em um período curto de tempo e que tendem a flutuar no decorrer do dia.
- Perturbação nas funções cognitivas (p. ex., memória, orientação, linguagem, habilidade espacial, visual e/ou percepção).
- Essas perturbações não são explicadas por nenhum outro transtorno cognitivo e não estão associadas a nenhum contexto de coma.
- Histórico, exame físico ou resultado de exames laboratoriais indicam que os distúrbios são causados por uma condição médica geral, intoxicação por substância, retirada ou efeito adverso de medicação.

Os subtipos de *delirium* foram delineados com base no comportamento psicomotor do paciente e no nível de agitação, podendo ser de três tipos: hipoativo, hiperativo ou misto.

Muitas vezes, em pacientes oncológicos, o *delirium* pode ser erroneamente diagnosticado, sendo confundido com casos de ansiedade, depressão, demência ou psicose.

E para muitos pacientes em processo de terminalidade de doenças crônicas (DPOC, doença renal, insuficiência cardíaca e outras doenças graves que ameaçam a vida), a disfunção cerebral sem uma causa reversível definida, manifestada pelo *delirium*, é uma complicação comum que antecede a morte. No entanto, para muitos pacientes em cuidados paliativos, vários fatores podem contribuir para o surgimento do quadro confusional e muitos são potencialmente reversíveis, como, por exemplo:

- Toxicidade induzida por opioides.
- Tumor cerebral, metástases e edema cerebral.
- Tratamento do câncer com quimioterapia e/ou radioterapia.
- Uso de psicotrópicos e anticolinérgicos.
- Alteração metabólica (aumento de cálcio, diminuição do sódio e insuficiência renal).
- Distúrbio do sono e outras causas de privação de sono.
- Sepse.
- Síndromes paraneoplásicas (encefalite).

Os mecanismos fisiopatológicos do *delirium* ainda não são claros. Entretanto, a maioria das causas fisiológicas do *delirium* pode ser determinada e revertida.

A etiologia do *delirium* é multifatorial, e inúmeros estudos dividem os fatores de risco em predisponentes e precipitantes, e os mais comuns estão listados nas Tabelas 22.7 e 22.8. Muitos dos fatores de risco já estão presentes nesses pacientes com doenças terminais avançadas, apesar de poder melhorar com o tratamento de suas causas especificas.

Tabela 22.7
Fatores predisponentes do *delirium*

Demográficos
- Idade > 65 anos
- Sexo masculino

Estado cognitivo
- Demência
- Histórico de *delirium*
- Depressão

Déficit sensorial
- Déficit auditivo e visual

Redução da ingesta oral
- Desidratação
- Desnutrição

Drogas
- Polifarmácia
- Drogas psicoativas
- Álcool

Comorbidades
- Doença grave ou terminal
- Múltiplas comorbidades
- Histórico de AVE
- Doenças neurológicas
- Doença renal crônica ou hepática
- Fratura ou trauma

Estado funcional
- Imobilismo
- Histórico de quedas
- Constipação
- Privação de sono

Adaptada de Saxena S, Lawley D. *Delirium* in the elderly: a clinical review. Postgrad Med J. 2009.

Tabela 22.8
Fatores precipitantes do *delirium*

Condições e doenças associadas
- Infecções, febre, choque, doença aguda grave, anemia, infarto agudo do miocárdio, insuficiência cardíaca, hipoxemia, distúrbios metabólicos, doenças endócrinas, retenção urinária, constipação intestinal, hipoalbuminemia

Cirurgias
- Ortopédicas, cardíacas, circulação extracorpórea

Drogas
- *Overdose*, sedativos, anticolinérgicos, anticonvulsivantes, síndrome de abstinência por álcool ou benzodiazepínicos

Ambientais e situacionais
- Admissão em unidade de terapia intensiva, restrição física, cateter vesical, estresse emocional, privação de sono

Doenças neurológicas
- Acidente vascular encefálico, traumatismo craniano, hemorragia subaracnóidea, encefalite, meningite, epilepsia

Adaptada de Saxena S, Lawley D. *Delirium* in the elderly: a clinical review. Postgrad Med J. 2009.

O fato de o *delirium* ser reversível em até 50% dos casos ressalta a importância do seu reconhecimento precoce, avaliação e manejo correto quando ele é agressivo.

O *delirium* hiperativo caracteriza-se por uma maior atividade psicomotora e é o tipo de *delirium* reconhecido com mais facilidade. Sabe-se que está mais associado aos efeitos adversos de drogas anticolinérgicas, intoxicações medicamentosas e abstinência. É definido pela presença de três ou mais das seguintes características: hipervigilância, inquietação, fala rápida ou alta, raiva ou irritabilidade, impaciência, xingamentos, cantoria, risos, euforia, perambulação, distração, pesadelos e pensamentos persistentes.

O *delirium* hipoativo caracteriza-se por menor atividade psicomotora, com letargia e confusão, e é menos reconhecido pelos profissionais de saúde. Nele, há quatro ou mais das seguintes características: diminuição do estado de vigília, fala lenta, letargia, diminuição da atividade motora e do olhar, apatia, além de ser mais relacionado com desidratação e encefalopatias.

O *delirium* misto é caracterizado por componentes hipoativos e hiperativos e o *delirium* não classificado define-se pela ausência de componente motor, de modo que os pacientes não preenchem nem os critérios do hiperativo e nem do hipoativo.

A identificação do *delirium* é de extrema importância, já que 50% dos casos são reversíveis e muitas vezes com medidas não farmacológicas.

O *delirium*, apesar de ter sinais e sintomas estabelecidos, é de difícil diagnóstico. Em idosos em cuidados paliativos, o *Confusion Assessment Method* (CAM) é uma ferramenta de triagem, de rápida e fácil aplicação, que ajuda a identificar as características necessárias para o diagnóstico de *delirium*, sendo útil na distinção de idosos com quadros demenciais. Pode ser realizado em salas de emergência e em pacientes internados de longa duração. Existe também uma versão para pacientes de unidades de terapia intensiva, que é o CAM-ICU. Outra ferramenta traduzida para o português é o *Memorial Delirium Assessment Scale* (MDAS), desenvolvido para avaliar a gravidade do *delirium* a qualquer momento. É composto de dez questões, com quatro alternativas cada, sendo 3 o valor limite por questão, totalizando 30 pontos. Quanto maior o número de pontos, maior a gravidade do *delirium* e o ponto de corte é de 6 pontos.

O diagnóstico de *delirium* requer a presença dos seguintes critérios: início agudo com curso flutuante e desatenção, associados ao pensamento desorganizado ou alteração do nível de consciência.

O médico deve interrogar a família e cuidadores sobre o estado mental de base do paciente. Nos pacientes com demência, o diagnóstico de *delirium* torna-se mais difícil de ser reconhecido e muitas vezes é pouco diagnosticado, ressaltando a importância do conhecimento do estado cognitivo prévio do paciente.

No exame físico, deve-se procurar evidências de infecção, desidratação ou falência de algum órgão.

Efeitos adversos de medicações (opioides, corticosteroides, benzodiazepínicos e anticolinérgicos) e abstinência de medicamentos de uso crônico precisam ser revistos como possíveis causas de *delirium*.

Quadros de desnutrição e desidratação também são comuns em pacientes idosos e contribuem para maior suscetibilidade a efeitos adversos de medicamentos, por causa da alteração da farmacocinética e farmacodinâmica desses indivíduos. A distribuição e a metabolização de drogas também devem ser consideradas nos pacientes que evoluem com insuficiência renal ou hepática.

Testes laboratoriais podem auxiliar na identificação de anormalidades metabólicas, como distúrbio eletrolítico e alterações infecciosas. O eletrocardiograma e os marcadores de necrose miocárdica podem diagnosticar infarto agudo do miorcárdio. E, em alguns casos, um eletroencefalograma pode ser útil para excluir *status* epiléptico e crises convulsivas; exames de imagens cerebrais também podem ser usados para descartar metástases cerebrais, hemorragia intracraniana ou isquemia e punção lombar para excluir meningite.

No entanto, quando diante de um idoso com *delirium* em cuidados de fim de vida, o médico deve ter uma abordagem individualizada e criteriosa das investigações etiológicas. Estas devem ser guiadas pelas metas de atendimento, avaliando os riscos e benefícios da solicitação dos exames, que devem ser solicitados apenas se forem conduzir estratégias específicas.

■ Manejo clínico

O manejo deve ser multimodal, com avaliação dos fatores precipitantes, implementação de estratégias não farmacológicas e farmacológicas, e realizado de maneira multidisciplinar.

A prevenção do *delirium* é extremamente importante, com atuação nos fatores predisponentes modificáveis, como, por exemplo, evitar desidratação, privação de sono, constipação intestinal e retenção urinária, bem como estimular a deambulação, corrigir déficits sensoriais e realizar prescrição criteriosa de medicações, sendo capazes de diminuir o risco de *delirium* nesses pacientes. Se não for possível prevenir o *delirium*, sua identificação precoce pela equipe, sobretudo por enfermeiros, auxilia na reversão da situação, melhorando a qualidade de vida do paciente, o bem-estar do paciente e de seus cuidadores e familiares, e possibilitando uma morte digna ao idoso.

O tratamento dos sintomas de *delirium* inicia-se com a avaliação e identificação das possíveis etiologias envolvidas, com correção das causas reversíveis e reconhecendo se o evento é um prenúncio de morte iminente.

Para estabelecer a reversibilidade potencial de um *delirium*, é importante saber o diagnóstico principal do paciente e suas comorbidades, prognóstico, *status* funcional e metas de tratamento.

Intervenções não farmacológicas são medidas fundamentais para o controle do *delirium*, por exemplo, hidratação e nutrição, oferta de oxigênio, manutenção da função intestinal e vesical adequadas, otimização da higiene do sono, estimulo à mobilização, tratamento da dor, orientação frequente e correção de déficits visuais e auditivos.

Quando possível, a restrição física deve ser evitada, uma vez que se trata de um fator de risco independente para a manutenção do *delirium*, e uma alternativa pode ser a manutenção de um acompanhante familiar, a realização de modificações ambientais para aumentar a sensação de familiaridade, iluminação adequada e bom controle da temperatura ambiente.

A revisão criteriosa da prescrição é muito importante, já que várias medicações (anticolinérgicos, quimioterápicos, antipsicóticos, corticosteroides) são potenciais causadores de *delirium* e muitas delas tornam-se fúteis na fase final de vida.

Dentre os antipsicóticos, o haloperidol é a droga de escolha para o controle do *delirium* hiperativo quando não foi possível controlar com medidas não farmacológicas, devido a sua ampla evidência, alta potência, menor efeito sedativo, disponibilidade da forma farmacêutica e falta de metabólitos ativos. A dose inicial deve ser baixa, de 0,5 a 1,0 mg, com aumento gradual até a obtenção do controle desejado da agitação. Pode ser usado por via oral, subcutânea ou intramuscular. Para o controle rápido da agitação, os antipsicóticos devem ser titulados até a obtenção do controle do quadro. Assim, pode-se repetir a dose a cada 15 minutos, quando aplicado pela via endovenosa, a cada 30 minutos, quando por via subcutânea, e a cada 60 minutos, quando por via oral.

Os antipsicóticos atípicos também podem ser usados; porém, com menos opções de vias de administração. Como exemplo: risperidona (0,5 a 1,0 mg/dia), olanzapina (2,5 a 5,0 mg/dia) e quetiapina (25 a 100 mg/dia), todas por via oral.

Se com doses plenas de haloperidol não houver resposta após 24-48 horas, outros neurolépticos mais sedativos, como olanzapina ou clorpromazina, podem ser alternativas em pacientes com sinais e sintomas persistentes de *delirium* refratário ao tratamento.

E aqueles que não melhoram com pelo menos dois neurolépticos diferentes podem se beneficiar de sedação parenteral com midazolam subcutâneo. Esse benzodiazepínico é altamente lipossolúvel, potente e tem uma meia-vida curta, permitindo uma titulação rápida.

≡ Referências

Dor

AGS panel on persistent pain in older persons. Pharmacological management of persistent pain in older persons. J Am Geriatri Soc. 2009;57:1331-46.

Bajwa ZH, Warfield CA. Pharmacologic therapy of cancer pain. In: UpToDate, Basow, DS (ed.), UpToDate, Waltham, MA, 2009.

Bredlau AL, Thakur R, Korones DN, Dworkin RH. Ketamine for pain in adults and children with cancer: a systematic review and synthesis of the literature. Pain Med. 2013;14:1505-17.

Cleeland CS, Body JJ, Stopeck A, et al. Pain outcomes in patients with advanced breast cancer and bone metastases: Results from a randomized, double-blind study of denosumab and zoledronic acid. Cancer 2013;119:832-38.

Deandrea S, Montanari M, Moja L, et al. Prevalence of undertreatment in cancer pain. A review of published literature. Annals of Oncology. 2008;19(12):1985-91.

Gaertner J, Stamer UM, Remi C, Voltz R, Bausewein C, et al. Metamizole/dipyrone for the relief of cancer pain: A systematic review and evidence-based recommendations for clinical practice. Palliat Med. 2017 Jan;31(1):26-34.

Greco MT, Roberto A, Corli O, et al. Quality of cancer pain management: An update of a systematic review of undertreatment of patients with cancer. J Clin Oncol. 2014;32:4149-54.

Hui D, Bruera E. A personalized approach to assessing and managing pain in patients with Cancer J Clin Oncol. 2014;32:1640-6.

Minson FP, Assis FD, Vanetti TK, Sardá Junior J, Mateus WP, Del Giglio A. Interventional procedures for cancer pain management. Einstein (São Paulo) 2012; 10:292-5.

Pergolizzi J, Boger RH, Budd K, et al. Opioids and the management of chronic severe pain in the elderly: consensus statement of an International Expert Panel with focus on the six clinically most often used World Health Organization Step III opioids (buprenorphine, fentanyl, hydromorphone, methadone, morphine, oxycodone). Pain Pract. 2008;8: 287-313.

Ritchie C, Dunn LB, Paul SM et al. Differences in the symptom experience of older oncology outpatients. J Pain Symptom Manage. 2013;47:697-709.

U.S. Food and Drug Administration. FDA Drug Safety Communication: Prescription Acetaminophen Products to be Limited to 325 mg Per Dosage Unit; Boxed Warning Will Highlight Potential for Severe Liver Failure. 2011.

Vissers KC, Besse K, Wagemans M, Zuurmond W, Giezeman MJ, Lataster A et al. 23. Pain in patients with cancer. Pain Pract. 2011;11:453-75.

Weiner D, Herr KA. Comprehensive interdisciplinary assessment and treatment planning: an integrative overview. New York, Springer 2002, 18-57.

Weinstein E, Arnold RM. Steroids in the treatment of bone pain. J Palliative Med. 2009 Fev; 12(2):188-90.

Fadiga

Campos MPO, et al. Fadiga relacionada ao câncer: uma revisão. Rev Assoc Med Bras 2011;57(2):211-9.

Escalante CP, Manzullo EF. Cancer-Related Fatigue: The Approach and Treatment. J Gen Intern Med 2009;24(Suppl 2):412-6.

Escalante CP. Cancer related fatigue: prevalence, screening and clinical assessment. Uptodate. 2018. Disponível em < http://www.uptodate.com/online>. Acesso em: 06/02/2018.

Escalante CP. Cancer related fatigue: treatment Uptodate. 2018. Disponível em < http://www.uptodate.com/online>. Acesso em: 06/02/2018.

Horneber M et al. Cancer-related fatigue: epidemiology, pathogenesis, diagnosis and treatment. Deutsches Azteblatt International 2012: 109 (9): 161-72.

Howell D et al. A pan-Canadian practice guideline and algorithm: screening, assessment, and supportive care of adults with cancer-related fatigue. Current Oncology 2013; 20:e233-246.

National Comprehensive Cancer Network. Cancer-related Fatigue (Version 1.2018). https://www.nccn.org/professionals/physician_gls/pdf/fatigue.pdf. Acesso em 06/02/2018

Qu D et al. Psychotropic drugs for the management of cancer-related fatigue: a systematic review and meta-analysis. Eur J Cancer Care (Engl). 2016 Nov; 25(6):970-9.

Dispneia

Ben-Aharon I, Gafter-Gvlli A, Paul M, Leibovici L, Stemmer SM. Interventions for alleviating cancer-related dyspnea: A systematic review. J Clin Oncol. 2008;26:2396-404.

Cachia E, Ahmedzai H. Breathlessness in cancer patients. Eur J Cancer. 2008;44:1116-23.

Del Fabbro E, et al. Symptom control in palliative care – Part III: Dyspnea and *Delirium*. J Palliat Med. 2006;9:422-36.

Jennings AL et al. A systematic review of the use of opioids in the management of dyspnea. Thorax. 2002; 57:939-44.

Kamal AH, et al. Dyspnea review for the palliative care professional: assessment, burdens and etiologies. J Palliat Med. 2011;14:1167-72.

Delirium

Agar MR, Lawlor PG, et al. Efficacy of oral risperidone, haloperidol or placebo for symptoms of delirium among patients in palliative care: a randomized clinical trial. JAMA Internal Medicine. 2017; 177(1):34-42.

Fabbri RMA, Moreira MA, Garrido R, Almeida OP. Validity and reability of the Portuguese version of the confusion assessment method (CAM) for the detection of delirium in the elderly. Arq Neuropsiquiatr. 2001;59(2-A):175-9.

Inouye SK. Delirium in older persons. New England Journal of Medicine. 2006. 354(11):1157-65.

Irwin SA, Pirrello RD, et al. Clarifying delirium management: practical, evidence-based, expert recommendations of clinical practice. Journal of Palliative Medicine. 2013;16(4):423-34.

Kairalla MC. Santos KA, Moreira RL. Agitação e Delirium. In: Moraes NS, Di Tommaso ABG, Nakaema KE, Pernambuco ACA, Souza PMR. Cuidados Paliativos com enfoque geriátrico – A assistência multidisciplinar. São Paulo: Ed Atheneu, 2014. p. 219-225.

Martins S, Fernandes L. Delirium in elderly people: a review. Frontiers in Neurology. 2012;3:1-11.

Moyer DD. Review article: Terminal delirium in geriatric patients with cancer at end of life. American Journal of Hospice & Palliative Medicine. 2011;28(1):44-51.

Scott AI, Pirrello RD, et al. Clarifying delirium management: practical, evidenced-based expert recommendations for clinical practice. J Palliative Med. 2013;16(4):423-35.

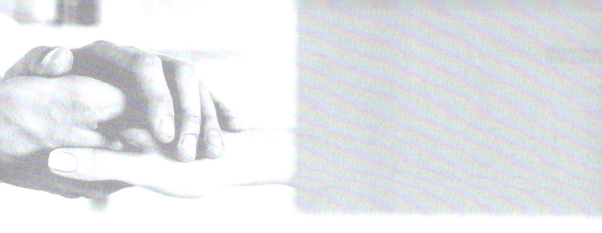

Índice Remissivo

≡ **A**

Abiraterona, 94, 182
Absorção, 60
Acetato de ciproterona, 182
Ácido
 etacrínico, 68
 zolendrônico, 92, 94, 95
Adjuvantes, 189
Agentes
 anoréxicos, 66
 biológicos, 181
 modificadores ósseos, 94-96
 tópicos, 192
Alendronato, 94
Alterações homeostáticas, 60
American
 Cancer Society (ACS), 13
 Geriatrics Society
  (AGS), 13, 15
 Urological Association
  (AUS), 13
Amiodarona, 66
Amitriptilina, 66, 191
Analgésicos simples, 188
Anastrozol, 182
Anfetaminas, 66
Anorexia, 62
Anti-histamínicos, 66
Anti-inflamatórios não
 esteroides, 188
Anticolinérgicos, 66
Anticonvulsivantes, 191
Antidepressivos, 191
Antiespasmódicos, 67, 68
Antropometria, 154
Arritmia, 62

Atividade física, 167, 169
 no período pós-tratamento do
  câncer, 171
Aula, 133, 134
Avaliação
 cardíaca, 40
 da fragilidade, 74
 da qualidade de vida em idosos
  com câncer, 127
 das interações
  medicamentosas no idoso
  com câncer, 59
 de comorbidades, 49
 de sobrevida, 56
 do estado nutricional, 154
 do risco de toxicidade ao
  tratamento oncológico no
  idoso, 31, 149
 geriátrica ampla (AGA),
  12, 22, 76
  na prática clínica, 24
  no contexto da doença
   oncológica e ferramentas
   de triagem, 19
 geriátrica específica para o
  câncer, 77
 pré-operatória do idoso com
  câncer, 37
 pulmonar, 42
 Subjetiva Global (ASG), 156
  Produzida pelo Paciente
   (ASG-PPP), 156

≡ **B**

Balanço nitrogenado, 156
Barbitúricos, 67
Benzodiazepinas, 67

Benzodiazepínicos, 201
Bevacizumabe, 181
Bicalutamida, 182
Biomarcadores
 preditivos, 144
 prognósticos, 143
Biópsia líquida, 144
Bisfosfonatos, 92, 192
Bloqueio(s), 133, 134
 regionais contínuos, 193
Buprenorfina, 190

≡ **C**

Cálcio, 95
Cancer
 and Aging Research Group
  (CARG), 33
 Specifc Geriatric Assessment
  (CSGA), 77
Câncer, 3, 5, 6, 52, 107
 colorretal, 14, 56, 102
 de bexiga, 102
 de colo de útero, 14
 de mama, 12, 53, 90, 101
 de próstata, 13, 55, 93, 103
 de pulmão, 15, 56
 vitamina D, 99, 100
Capsaicina, 192
Cardiotoxicidade, 161, 178
 associada aos antracíclicos, 150
Cetamina, 192
Cetorolaco, 68
Cetuximabe, 181
Ciclandelato, 67
Cifoplastia percutânea, 193
Cimeditina, 67

Circunferência
  da cintura, 154
  da panturrilha, 155
  do braço, 154
  do quadril, 154
Classificação da *American Society of Anesthesiologists* (ASA), 37
Clodronato, 92
Clonidina, 67
Clorpropamida, 67
Codeína, 189
Comorbidade, 49, 52
Comportamentos
  a serem cultivados, 133
  a serem evitados, 133, 134
Comprometimento cognitivo, 62
Comunicação de más notícias, 131
Confusion Assesment Method (CAM), 40
Constipação, 180
  crônica, 62
Controle de sintomas em idosos, 185
Conversas sobre fim de vida, 132
Convulsões, 62
COPD, 62
Corticosteroides, 192, 198
CRASH score, 33
Critérios de Beers, 47, 61
Cuidados
  de suporte, 125
  paliativos, 125

≡ D

Declínio cognitivo, 107
Déficit cognitivo, 38
Delirium, 202, 203
  hiperativo, 204
  hipoativo, 204
  misto, 204
  pós-operatório, 39
Demência, 38, 107
  avançada, 69
Denosumabe, 94, 95
Depressão, 40, 62
Desfechos de saúde associados à fragilidade em pacientes oncológicos, 74
Desprescrição, 61
Dexmetilfenidato, 198
Diabetes, 55
Diarreia, 180
Difenidramina, 67
Digoxina, 67
Dipiridamol, 67
Dipirona, 188

Disfunção cognitiva, 165
Disopiramida, 67
Dispneia, 198
  em cuidados paliativos, 199
  terminal, 202
Distúrbio convulsivo, 62
Doença(s)
  de Alzheimer, 108
  Parkinson, 62
  óssea metastática, 89
  pulmonar obstrutiva crônica, 56
  hematológicas, 103
Dor, 163, 185
  em idosos, 186
  óssea, 97
Doxazosina, 67
Doxepina, 67
Dual-energy X-ray absorptiometry (DEXA), 84
Duloxetina, 191
Duplicação de medicamentos, 60

≡ E

Eletrocardiograma de repouso, 41
Elogio, 135
Empatia, 138
Envelhecimento, 5
  populacional, 3
Enzalutamida, 182
Epilepsia, 62
Escala
  Cumulative Illness Rating Scale for Geriatrics (CIRS-G), 50
  de Depressão Geriátrica (GDS), 40, 41
  de desempenho de Karnofsky, 32
  de fragilidade (*Frail Scale*), 75
Escore
  de Hurria, 33
  de toxicidade de Hurria, 34
ESMO, algoritmo, 93
Esquivar, 133, 134
Estado
  confusional agudo, 202
  nutricional, 44, 153
Estratégia de redução de danos, 138
Estrógeno, 67
Eventos relacionados com o esqueleto, 89
Exames
  da avaliação cardiológica pré-operatória do paciente idoso, 41
  de rastreamento, 11

Exemestano, 183
Exercício
  aeróbico, 162
  físico, 167, 169
    no período pós-tratamento do câncer, 171
    no tratamento pré-operatório, 170
Expectativa de vida, 12, 51
  ao nascer, 3
  em idosos, 49
Explorando a resposta do paciente, 138

≡ F

Fadiga, 160, 193, 196
  relacionada com o câncer, 160
  tratamento para a, 161
Farmacocinética, 59
Farmacodinâmica, 59
Fator(es)
  de crescimento hematopoiético, 197
  de necrose tumoral, 109
Fentanil, 190
Ferramenta(s)
  de triagem, 23
    G8 modificada, 29
    VES-13, 26
    FRAX, 91
  com item único de avaliação, 75
  de avaliação prognóstica, 57
Fluoxetina, 68
Flurazepam, 68
Flutamida, 183
Fragilidade, 46, 73
  avaliação da, 74
  desfechos adversos de saúde associados à, 74
  escala de, 75
  fisiopatologia da, 73
Fraqueza muscular, 169
Fulvestranto, 183
Função renal, 60
Funcionalidade, 45

≡ G

Gabapentina, 191
Ginseng, 198
Gosserelina, 183
Guanadrel, 68
Guanetidina, 68

≡ H

Haloperidol, 205
Heterogeneidade tumoral, 141

25-hidroxivitamina D, 100
Hipertensão arterial, 55, 62
Hipnose, 197
Hiponatremia, 62
Hormonoterapia, 110, 182

≡ I

Iatrogenia, 120
　de ação, 120
　de omissão, 123
Idoso(s)
　frágil, 73
　saudáveis, 11
Imatinibe, 182
Imobilidade, 119
Impacto do tratamento do câncer de mama na saúde óssea, 91
Impedanciometria bioelétrica (BIA), 84
Imunoterapia, 182
Incontinência
　de estresse, 62
　urinária, 117, 118
Index of Coexistent Disease (ICED), 50
Índice
　de Charlson (IC), 50
　de fragilidade (The Frailty Index), 76
　de inadequação de medicamentos (MAI), 63
　de massa corpórea, 154
　modificado de fragilidade (Modified Frailty Index), 76
Individualização do tratamento quimioterápico, 31
Indometacina, 68
Inibidores da aromatase, 91
Insônia, 62, 181
Instabilidade postural e quedas, 113
Instrumento G8, 23
　modificado, 24
Insuficiência cardíaca, 62, 162
Interações medicamentosas, 59, 61
Interleucina-6, 109
Inventário Breve de Fadiga (Brief Fatigue Inventory – BFI), 37
Isoxsuprina, 68
Isquemia, 162

≡ K

Kaplan-Feinstein Index (KFI), 50

≡ L

Laxativos, 68
Legitimidade, 138
Letrozol, 183
Leucemia mieloide aguda, 104
Leuprolida, 183
Lidocaína, 192
Ligação às proteínas plasmáticas, 60
Linfedema, 164

≡ M

MAI/Índice de adequação de medicação e Beers, 66
Maior número de medicamentos, 60
Malnutrition Universal Screening Tools (MUST), 156
Mamografia, 12
Manejo
　da toxicidade ao tratamento oncológico no idoso, 177
　do idoso frágil, 77
　medicamentoso, 46
Massa muscular, 85
Medicamentos potencialmente inapropriados, 47, 60
Medication Appropriateness Index (MAI), 61
Medicina personalizada, 141, 142
Medidas não farmacológicas, 200
Megestrol, 183
Meperidina, 68
Meprobamato, 68
Mesoridazina, 68
Metabolismo hepático, 60
Metadona, 190
Metástases ósseas, 89, 94
Metildopa, 68
Metilfenidato, 198
Metiltestosterona, 68
Métodos
　de avaliação de composição corporal, 84
　laboratoriais, 156
Mieloma múltiplo, 96
Mielotoxicidade, 180
Mindfulness, 197
Miniavaliação nutricional, 44, 155
Mobilidade, 45
Modafinil, 198
Morbimortalidade por câncer, 19
Morfina, 190
Mucosite oral, 179

Mudanças
　cognitivas
　　do envelhecimento, 107
　　e câncer, 109
　na quantidade e ativação dos receptores, 60
Multimorbidade, 49

≡ N

National Comprehensive Cancer Network (NCCN), 33
Lung Screening Trial (NLST), 15
Náuseas, 180
Nefrotoxicidade, 181
Negociar recusas, 138
Neuropatia, 164
　periférica, 116
Neurotoxicidade, 181
Nifedipina, 69
Nitrofurantoína, 69
Nortriptilina, 191
NSAID, 69
NURSE, mnemônico, 134
Nutrition Risk Screening 2002, 155

≡ O

Obesidade, 55, 62
　sarcopênica, 85
Obstrução do fluxo da bexiga, 62
Óleo mineral, 68
Oncogeriatria, 3, 7
　modelos possíveis para implementação, 8
　na América Latina, 8
　panorama mundial da, 7
　realidade brasileira, 8
Opioides, 188, 200
OPTIMAL trial, 52
Orphenadrine, 69
Oxicodona, 190

≡ P

PACE (Pre-operative Assessment of Cancer in the Elderly), 37
Pamidronato, 95
Papilomavírus Humano (HPV), 14
Paracetamol, 188
Pentasocina, 69
Perda óssea, 93
　induzida pelo tratamento do câncer, 90

Performance status pelo ECOG
  (*Eastern Cooperative
  Oncology Group
  Performance Status*), 37
Peso, 154
Polifarmácia, 46, 59, 60, 63,
  70, 121
Pré-frágil, 73
Pré-habilitação, 159
Preferências do paciente, 132
Pregabalina, 191
Pregas cutâneas, 155
Prescrição
  do exercício para pacientes
    com câncer, 172
  inapropriada, 120
Prevenção
  da perda óssea em mulheres
    na pós-menopausa com
    câncer de mama, 92
  de eventos relacionados com o
    esqueleto ósseo, 94
  de toxicidade, 146
Privação androgênica, 93
Propoxyphene, 69
Proteína isolada do soro do
  leite, 86
Protocolos de comunicação de
  más notícias, 122
Psicoestimulantes, 198

≡ Q
Qualidade de vida, 128
Quedas, 62, 181
Questionários e ferramentas de
  avaliação nutricional, 155
Quimioterapia, 177
  e quedas, 115

≡ R
Radiografia de tórax, 41
Rastreamento, 11, 145
Reabilitação, 159, 161
  cardíaca, 162
  cognitiva, 165
  de suporte, 159
  paliativa, 160
  preventiva, 159
  restauradora, 159
Receptor
  ativador do fator nuclear
    kappa ligante (RANKL), 89
  da vitamina D, 99
Reconhecimento, 138

Relaxantes musculares, 68
Reserpine, 69
Responder a emoções, 134
Risco
  de fratura osteoporótica, 91
  de quedas, 45
  TVP e TEP, 43
Rituximabe, 181

≡ S
Sarcopenia, 81
  associada ao câncer, 82
  diagnóstico da, 82
  e prognóstico na oncologia, 85
  tratamento da, 85
Saúde
  dental, 95
  óssea, 89
Seguimento
  após o tratamento
    curativo, 146
  durante o tratamento da
    doença metastática, 147
Seleção de tratamento, 145
Sequenciamento, 143
SIADH, 62
Síncopes, 62
Síndrome(s)
  da fragilidade alterações
    fisiopatológicas
    associadas à, 74
  da imobilidade, 120, 119
  demenciais, 70
  geriátricas, 113
SPIKES, protocolo, 122, 135
Subnutrição, 62
Subutilização de
  medicamentos, 60
Sulfato de ferro, 68
Suplementação nutricional, 77
Suporte à resposta emocional, 138

≡ T
Tamoxifeno, 183
Tapentadol, 189
Técnicas
  de comunicação, 133
    de más notícias, 135
  de relaxamento, 197
Teoria
  amiloide, 108
  do acúmulo de déficits de
    fragilidade, 73
  do fenótipo de fragilidade, 73

Terapia anticoagulante, 62
Terapia-alvo, 181
Teste
  de estresse não invasivo, 41
  de velocidade de marcha, 45
The Vulnerable Elders Survey
  (VES-13), 23, 76
Ticlopidina, 69
Timed Up and Go Test
  (TUGT), 45, 75
Tioridazina, 69
Tireoide desidratada, 67
Tomada de decisão, 131
  compartilhada, 135
Toxicidade, 177
  de quimioterapia, 32
  por drogas, 40
Tramadol, 189
Tranquilizar
  prematuramente, 133, 134
Transtornos na coagulação
  sanguínea, 62
Tratamento
  farmacológico, 197
  intervencionista, 193
  não farmacológico, 187
Trimetobenzamida, 69
Tromboembolismo venoso, 44
Turnover ósseo, 92

≡ U
U.S. *Preventive Services Task
  Force* (USPSTF), 12
Úlceras gástricas/duodenais, 62
Uso
  apropriado de medicações
    na fase final das síndromes
    demenciais, 70
  excessivo de testes de
    diagnóstico, 121

≡ V
Variabilidade fisiológica, 141
Velocidade de marcha de 5
  metros, 75
Venlafaxina, 191
Vertebroplastia, 193
Vitamina D, 78, 95, 99, 100, 104
  definição e fisiologia da, 99
Volume de distribuição, 60
Vômitos, 180

≡ W
Whey protein, 86

IMPRESSÃO:

PALLOTTI
GRÁFICA

Santa Maria - RS | Fone: (55) 3220.4500
www.graficapallotti.com.br